Ama tu

CUERPO

Ama tu
CUERPO

El poder, la fortaleza y la ciencia para

lograr un cuerpo sano y maravilloso

CAMERON DIAZ

con la colaboración de SANDRA BARK

AGUILAR

Ama tu cuerpo

D.R. © Cameron Diaz
Título original: *The Body Book*, publicado en inglés por HarperCollins Publishers, Nueva York.

D.R. © De esta edición:
    Santillana Ediciones Generales, S. A. de C. V., 2014
    Av. Río Mixcoac 274, Col. Acacias,
    C.P. 03240, México, D.F.
    www.librosaguilar.com.mx
    f:/aguilar.mexico
    t: @AguilarMexico

Diseño de cubierta e interiores: Headcase Design.
Fotografías de cubierta: Mujeres que compartieron sus imágenes e historias para *The Body Book*, fo-
                    tografiadas por Cameron Diaz.
Ilustraciones: Patrick Morgan.
Traducción: Alejandra Ramos.

Agradecido reconocimiento por el permiso para reproducir los gráficos en las páginas 114 y 115: computadora clásica: Anteromite / Shutterstock, Inc; percolador retro: Frank Anusewicz-Gallery / Shutterstock, Inc.: MP3: Tetat Uthailert / Shutterstock, Inc; grabadora análoga clásica: Valentin Agapov /
Shutterstock, Inc; CDs y DVDs: Sarah2 / Shutterstock, Inc.; VHS: Mathieu Viennet/ Shutterstock,
Inc.; reloj y calendario en páginas 118 y 119 por Headcase Design.

Primera edición: Junio de 2014.

ISBN: 978-607-11-3243-7

Impreso en México

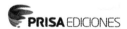
PRISA EDICIONES

Dedicado a tu cuerpo.

ÍNDICE

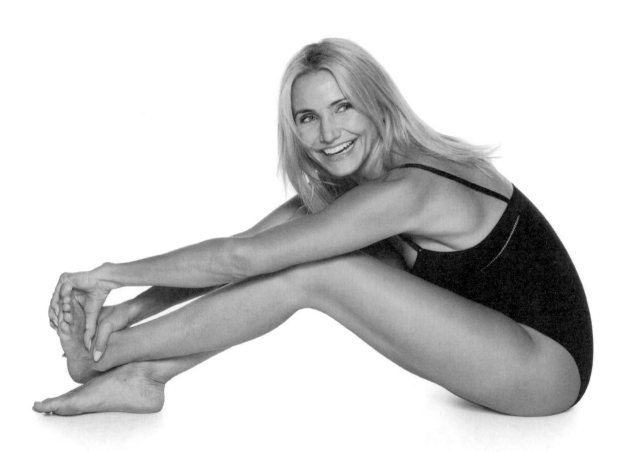

SABER ES PODER

¡Hola, señorita!

Gracias por abrir este libro. Antes de adentrarnos en el primer capítulo, quiero decirte por qué escribí esto, qué significa para mí y qué espero que signifique para ti.

Como seres humanos, cuando tenemos experiencias que nos dan mucha alegría y nos hacen sentir plenos, deseamos compartirlas con entusiasmo a los demás. Por ejemplo, cuando comes algo increíblemente delicioso y de inmediato miras a la persona que tienes junto y le dices: "¡Prueba esto!" O cuando escuchas una canción espectacular y la bajas de Internet para un amigo porque no puedes esperar a oírla juntos. O cuando te enteras de algo que te maravilla, que sientes tan grande e importante que quieres compartirlo, ¡con quien esté cerca!

Así me siento respecto a este libro. Todo en estas páginas es información que utilizo para vivir mi vida; información que me emociona y llena tanto que quiero compartirla contigo. Por eso lo escribí, porque educarte acerca de tu cuerpo es una de las cosas más importantes. Conforme leas estas páginas, aprenderás de nutrición, de cómo comer delicioso pero nutritivo. Aprenderás de ejercicio y cómo influye en tu cuerpo el movimiento. También aprenderás acerca de tu mente, para que seas consciente y encuentres tu disciplina interior. Porque la nutrición y el ejercicio, la conciencia y la disciplina no son sólo palabras: son herramientas. Son poder. Son formas de cuidarte a ti misma, que te empoderan para ser más fuerte, inteligente, segura y real contigo misma.

En el subtítulo de este libro están las palabras "cuerpo sano y maravilloso". Creo justamente eso: que tu cuerpo es increíble. En este momento, sin importar qué forma tenga, es una máquina increíble que hace muchísimas cosas geniales; desde usar el aire en el ambiente para mantener tu cerebro

Educarte acerca de tu cuerpo es una de las cosas más importantes que puedes hacer. Porque *nutrición, ejercicio, conciencia* y *disciplina* no son sólo palabras: son herramientas.

vivo, hasta convertir un plato de cereal en una explosión de energía que te permite correr por la calle persiguiendo el autobús. Y saber cómo cuidar tu cuerpo es la información más importante que puedes aprender *en la vida*.

Porque tu increíble cuerpo es el único que tendrás. El mismo que has tenido desde bebé lo habitarás cuando tengas 75 años. Y a lo largo del camino ha cambiado y continuará cambiando, pero sigue siendo tuyo. No importa qué forma adopte, cuánto lo ames o lo odies, si se siente cansado y desgastado o vigoroso y con vida, tu cuerpo es lo más preciado que tienes.

Tu cuerpo es tu pasado, presente y futuro. Lleva la memoria de tus ancestros, porque estás hecha de los genes que te dieron tus padres y a ellos, los suyos. Es la culminación de todo lo que alguna vez has comido, toda la actividad física que has o no hecho, todo el esfuerzo realizado por entenderlo y cuidarlo. Y qué tan bien lo cuides determinará qué tan bien vivirás tu vida. Así que no importa si quieres piernas más largas, caderas más estrechas, pechos más grandes u orejas más pequeñas, este libro es para ti. Es una guía para aceptar lo que tienes y *amarlo* con todo lo que representa, agradeciendo el impresionante vehículo físico que es. Es una guía para maximizar tu fuerza y resistencia para que tu cuerpo te lleve a donde tu vida exija: a tus éxitos, al amor de tu vida, a tus pasiones y aventuras. Tu cuerpo es lo que literalmente te llevará ahí; así que si quieres llegar a esos destinos increíbles, debes trabajar por el cuerpo más fuerte, capaz y poderoso que puedas. Tienes que aprender a vivir bien en tu cuerpo, único y hermoso.

Pero no puedes hacerlo si ignoras cómo. Desafortunadamente, como mujeres, estamos en constante presión por ser más hermosas, más delgadas, por vernos más jóvenes o ser más sexis, más rubias o más morenas. Como mujeres, la sociedad actual nos lleva a compararnos con otras mujeres, cuando lo que realmente necesitamos es concentrarnos en nuestras fortalezas, nuestras habilidades y nuestra propia belleza.

Por eso escribí este libro: para aprender juntas la ciencia detrás de las palabras, y para tener el poder que conlleva saber la verdad acerca de nuestros cuerpos, en vez de absorber los prejuicios y la desinformación que nos rodea. Yo no soy científica. No soy doctora. Soy una mujer que ha pasado 15 años aprendiendo de lo que mi cuerpo es capaz, y ha sido la experiencia más enriquecedora de mi vida. Todo lo que tengo, todo lo que soy se relaciona con mi conocimiento acerca de mi cuerpo. Y quiero que tú tengas lo mismo; que te conozcas a ti misma y a tu poder. Quiero que seas la mujer más poderosa, capaz y segura. Quiero que sientas lo que es tener una relación con tu cuerpo, sentirte conectada a él. Quiero que conozcas la alegría verdadera de vivir en un cuerpo que es tuyo y sólo tuyo, de saber lo increíble que se siente alimentarte con la comida correcta, de moverte y sudar, de darle verdadera importancia a tu cuerpo. Porque una vez que tienes ese conocimiento y vives en el cuerpo en que debes estar, encontrarás que tu energía no tiene límites y puedes ver y experimentar el mundo en una forma que no conocías. Y empezarás a usar tu energía en maneras que jamás imaginaste, sólo porque estabas demasiado enfocada en lo que creías que no podías tener ni hacer.

Como quiero todo esto para TI, hablé con expertos en nutrición, medicina, ejercicio, ciencia, salud y psicología; gente que ha dedicado su vida y su carrera profesional a entender y ayudar al cuerpo y a la mente humana a ser lo mejor que puedan ser. Es su conocimiento el que comparto contigo; es mi travesía aprendiendo y cuidando mi cuerpo, lo que te ofrezco para aplicar todo este entendimiento y disfrutar de sus beneficios.

Cuando termines de leer este libro, cuando hayas interiorizado esta información y esté realmente en ti, en tu cuerpo y en tus hábitos, ni siquiera pensarás en ella. Se convertirá en parte de *ti*. Se convertirá en ti. Cuando eso sucede, toda tu energía se transforma en energía positiva orientada a hacer, lograr, ser, crear cosas en el mundo, en vez de preocuparte por cómo te ves, por qué te sientes cansada, por qué esos kilos se aferran y te detienen. ¡Sólo piensa en todas las cosas increíbles que podrías lograr si te sintieras libre, poderosa y segura de ti misma!

Pero esa transformación no sucede en un día, una leída o una esperanza. La verdad: NO EXISTE un remedio mágico ni una pastilla mágica que te haga un ser humano sano y feliz en una noche. Ser sana significa no sólo aprender cómo funciona tu cuerpo y qué necesita para estar sano, también es aplicar ese conocimiento lo más consistentemente posible para tomar las mejores decisiones respecto a tu salud. Es una labor continua, no un trato único. Por eso el conocimiento es tan poderoso: cuando sabes algo de pies a cabeza, puedes ver todas las oportunidades de aplicarlo en cada acción diaria.

Ahora, esto es lo que el libro no es: no es un libro de dieta. No es un régimen de ejercicio. No es un manual para convertirte en una persona diferente.

Lo que *sí* es: una guía para *convertirte en ti misma*. Porque conforme aprendes más y más acerca de tu cuerpo, algo increíble sucede: te empiezas a transformar, en el interior y en el exterior. Empiezas a notar cómo las cosas sanas traen felicidad a tu vida, lo bien que se siente ser fuerte y capaz, cómo sentirte bien por dentro influye en todo lo demás en tu vida. Serás la mujer más hermosa, sana y segura que puedes ser. Y te mereces eso porque ERES MUCHO MÁS HERMOSA DE LO QUE IMAGINAS.

Cuando acabes este libro, estarás informada sobre cómo funciona tu cuerpo en un nivel básico. Serás consciente de cómo tu mente y tu cuerpo funcionan juntos. Serás poderosa porque entenderás lo increíble, espectacular y hermoso que tu cuerpo ya es, en este momento, en este segundo.

Así que me encantaría que usaras este libro como una guía para entender ese increíble cuerpo tuyo y ayudarlo a convertirse en lo que siempre debió ser. ¡Haz tuyo este libro! Ve por una pluma y empieza a escribir en los márgenes. Toma notas. Dobla las esquinas de las páginas. Haz preguntas. Busca respuestas. Y prepárate para conocer a tu verdadero, poderoso, sano, seguro, increíble *yo*.

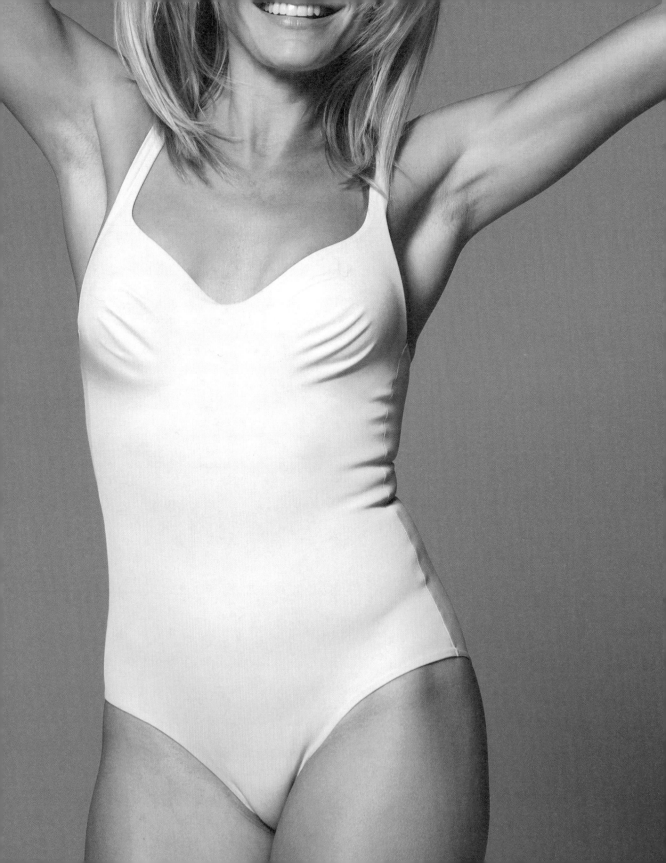

PARTE UNO

NUTRICIÓN

Ama tu hambre

CAPÍTULO 1

ERES LO QUE COMES

N UN TIEMPO LEJANO eras tan pequeña que ni siquiera eras visible al ojo humano. Eras sólo una célula en el vientre de tu madre, una mancha microscópica. Y después te convertiste en dos células... luego en cuatro... en ocho, y esas células siguieron multiplicándose, copiándose y diferenciándose hasta que te convertiste en un trillón de células, cada una con un propósito diferente: células cerebrales y de la piel; del corazón, del estómago y de la sangre; células que producen lágrimas y leche; células que te hacen sudar y hacen crecer tu pelo, y células que te ayudan a ver.

La mano que sostiene este libro empezó como un pequeño cúmulo de células. Tu cuerpo entero comenzó como un punto casi imperceptible y, de alguna forma, llegaste a ser este espécimen increíble y glorioso. ¿Cómo pasó eso? ¿Cómo te convertiste de un pequeño punto de vida en esta criatura viva, que respira, corre, ríe? ¿Cómo es que tus músculos y huesos crecieron a su tamaño actual? ¿Qué hay de órganos como tu cerebro y tu piel, o el más importante, tu corazón? ¿Qué hace que continúen creciendo y funcionando, y cómo es que son sanos o se enferman, son fuertes o débiles?

Hay una palabra que puede contestar todas estas interrogantes: NUTRICIÓN. Los nutrientes en los alimentos que consumes determinan la forma en que tus células se desarrollan, crecen y sobreviven (o no). Cuando eras un pan en el horno de tu mamá, tu desarrollo era, al menos en parte, resultado de su estilo de vida y de los nutrientes que daba a su cuerpo (la otra parte era genética, que ella no podía controlar). Y ahora, como un humano adulto hecho de trillones de células, tu salud depende de la nutrición que ofrezcas a tu cuerpo cada vez que comes.

PERDÓN, ¿QUÉ ES UNA CÉLULA?

Cuando empecé a escribir este libro y parecía investigadora secreta del cuerpo, fue una de las primeras preguntas que hice. ¿Qué es exactamente una célula? Una de las grandes cosas acerca de esa pregunta es que los humanos apenas supimos de su existencia hace 350 años. Antes de 1676, nadie tenía ni idea de las células, porque nunca nadie las había visto. Después, un tipo llamado Antoni van Leeuwenhoek miró un pedazo de tejido animal a través del microscopio más poderoso de la época y, para su sorpresa, descubrió que las cosas vivas estaban, de hecho, compuestas por micro "cuartos" a los que dio el nombre de células.

Tres siglos después, sabemos que la célula humana es una estructura viva, compleja, hecha de grasa y proteína (que son dos componentes claves de tu nutrición). Después de que comes y tu sistema digestivo hace lo propio con los alimentos, tus células entran en acción. Básicamente son microplantas procesadoras que usan el oxígeno para convertir los nutrientes de la comida en energía que tu cuerpo utiliza.

Tus células son abejitas trabajadoras. Algunas son los eritrocitos (o glóbulos rojos) que hacen que tu sangre sea roja. Otros son los osteoblastos, células que conforman tus huesos. Y todas tus células contienen tus genes, en forma de ADN. Eso significa que todo acerca de ti —desde el color de tu pelo y ojos, hasta tu tipo de sangre y propensión a algunas enfermedades— vive en tus células, incluyendo los folículos ováricos, que crean las células sexuales (también llamados óvulos y gametos femeninos): la colección de genes que puede heredarse a la siguiente generación.

Tus diferentes tipos de células trabajan juntas, como un equipo, para crear tu ser físico; cuando un miembro no funciona al cien, terminas en el consultorio del doctor. Por esto debes actuar como un servicio a domicilio para tus células, encontrando y consumiendo los alimentos más ricos en nutrientes, para que tus células hagan lo que quieran: protegerte, darte energía, curarte y mantenerte pensando y respirando. (Gracias, células cerebrales y pulmonares.)

Porque *eres lo que comes.*

ERES LO QUE COMES

¿Cuántos años tenías la primera vez que escuchaste esa frase? Yo la he oído desde niña, pero hasta que fui adulta entendí qué significa. Cuando era joven, sonaba como cualquier otra expresión que decían los adultos, no como una pieza de sabiduría que podía aplicar a mi vida. En ese entonces, no sabía cómo conectar los puntos. No sabía que todo lo que comía influía en cómo me sentía, más aún, que literalmente daba energía a las células que me daban energía a mí.

Hoy tengo más idea y sé lo que significa: que los alimentos que consumimos a lo largo del día crean nuestras experiencias diarias. Porque lo que comemos contiene vida: nuestra vida.

Puede que tus días estén llenos de energía y pensamientos claros, felicidad y gratitud, productividad y avance, o pueden ser el extremo opuesto. Aletargamiento, mente nublada, tristeza, arrepentimiento... básicamente un mal día lleno de oportunidades desperdiciadas. Me tardé mucho en entender esto, pero finalmente lo comprendí: si como *basura*, me voy a sentir *como basura*. Si consumo alimentos sanos, llenos de energía, me voy a sentir llena de energía.

Hoy, mañana y dentro de 20 años, tu nutrición merece atención y tiempo, porque la nutrición es salud, y la salud es todo.

> **Los alimentos que consumimos a lo largo del día crean nuestras experiencias diarias. Porque lo que comemos contiene vida: nuestra vida.**

¿QUÉ SIGNIFICA ESTAR SANO?

La palabra *salud* se dice con demasiada facilidad, así que vamos a dedicar un momento para dejar claro qué quiero decir cuando hablo de estar sana. Cuando me refiero a la salud, estoy hablando de tener un cuerpo que funciona óptimamente, que tiene energía para durar un día sin derrumbarse; un cuerpo que puede repeler enfermedades, despertar en las mañanas, salir de la cama, hacer el desayuno y ponerse en movimiento. Estoy hablando de tener una mente que puede ser clara y productiva, pensativa y feliz.

Si estás sana, eres increíblemente suertuda, y debes hacer lo que sea para mantener esa salud. Si no lo estás, debes hacer lo que sea necesario para cuidarte, darle a tu sistema inmunológico refuerzos, darte a ti misma cada ingrediente que tus células necesiten para que tu cuerpo funcione y te sientas lo mejor posible.

Cuando pienso en lo debilitante que es tener una gripe común, no puedo imaginarme lo que debe sentirse tener una enfermedad que altere o amenace tu vida. Cuando mi cuerpo no funciona como quiero, cuando no puedo pasar tiempo con mi familia y mis amigos porque mi cuerpo se duele cada vez que me muevo, LO ODIO. Aunque sé que en unos días voy a estar mejor, es frustrante. Es el sentimiento que me provoca hacer todo lo que pueda para mantener mi cuerpo sano.

No importa dónde empieces, una de las cosas más importantes que puedes hacer por ti mismo es amar tu hambre: comer por nutrición y darle a tu cuerpo y a cada una de sus células exactamente lo que necesita para ayudarte a prosperar.

Y eso incluye tus papilas gustativas.

CAPÍTULO 2

¡COMIDA, GLORIOSA COMIDA!

MO LA COMIDA, AMO cocinarla, comerla. Amo cocinar para mí y los demás; amo cuando vienen amigos y familia a cocinar para mí. Siempre estoy compartiendo recetas deliciosas con la gente que quiero. Nos llevamos comida, nos invitamos a cenar, vamos al súper cuando alguien no se siente bien. A veces invito a mis amigos a casa y cocinamos todos; cada quien hace algo que le encanta porque todos tenemos nuestra especialidad. Uno de mis recuerdos favoritos es una fiesta cubana que hice en mi casa la Navidad pasada. Mi mamá y yo nos pasamos el día entero cocinando el tradicional menú navideño: cerdo al horno, pollo rostizado, frijoles negros y arroz, ensalada de aguacate... es un menú creado con muchísimo amor. Invitamos a nuestros amigos y sus familias, ponemos una mesa enorme y todos los niños corren en el pasto, entre bocados, mientras los adultos prueban el banquete.

Siempre he disfrutado la carga emocional que obtenemos de mantenernos los unos a los otros con comida deliciosa. Hay algo tan cálido y pleno en que cocinen para ti, como feliz y gratificante en cocinar para los demás. Cuando era joven, todos los días después de la escuela, mi mamá llegaba de trabajar y nos poníamos al corriente en la cocina preparando la cena juntas. Esa cena alimentaba físicamente a nuestra familia, pero también me daba alimento emocional.

La comida está en todos los aspectos de nuestra vida. Comer puede tratarse de celebrar la cultura, la tradición o la religión. Los humanos comemos en las bodas, en los funerales, en los convivios y las cenas elegantes. Comemos en las citas, en las comidas de trabajo. La comida es parte de la vida familiar, como cuando cocinamos en fiestas grandes. Es parte de nuestro tejido social, como ver amigos para cenar después del trabajo. Y así, comida tras comida, nuestros platos definen nuestra salud.

Si queremos tener buena salud, debemos consumir alimentos buenos, reales, completos. Y si hay algo que me encanta es la buena comida; soy el tipo de mujer que, literalmente, lamería un plato. Lo genial es que podemos comer por nutrición y por gusto. Puedes comer lo que *a ti* se te antoje, pero darle a tu cuerpo los nutrientes *que él* necesita.

Comida real. Comida buena. Comida deliciosa. Comida sazonada, crujiente, gloriosa. Comida sana y feliz que ofrece a nuestro cuerpo los cimientos de nuestra vida, salud, energía y vitalidad.

LA COMIDA RÁPIDA NO ES COMIDA REAL

Cuando hablo de comer por nutrición y consumir *comida buena, real y sana*, me refiero a alimentos que crecen en la tierra sin intervención de la tecnología.

¿Cómo? Evitando la comida rápida y procesada. Escogiendo granos enteros, vegetales y frutas cercanos a su estado natural, cuando salieron de la tierra. Porque la comida rápida y procesada seguro empezó como alimento, pero cuando llega a ti, ha sido saturada con conservadores, pintada con colores artificiales y empapada con sabores artificiales, tanto que ya no es comida. En serio. Ni siquiera veo estos "productos alimenticios" como comida porque *no me dan salud*. Tampoco te la dan a ti; de hecho, como aprenderás, ni siquiera satisfacen tu hambre.

Conforme leas este libro, repasaremos por qué inventos modernos como las botanas procesadas y la comida rápida no son una buena fuente de nutrición y cuál es el impacto de vivir sin nutrición sobre tu salud (y tu vida).

Créeme, yo sé de comida rápida. Crecí comiéndola. Mi mamá cocinaba todas las noches y comíamos en casa, pero de adolescente fui adicta a la comida rápida. Mis amigos y yo pasábamos en el coche por la ventanilla de autoservicio de los restaurantes y yo pedía una hamburguesa doble con queso, papas fritas y aros de cebolla. Cuando estaba en preparatoria, un amigo de mi hermano trabajaba en Taco Bell. Todos los días después de la escuela iba y ordenaba un burrito de frijoles con queso y salsa extra salsa, sin cebolla. Y él me daba dos. Todos los días después de la escuela comía dos burritos y bebía una Coca-Cola. Todos los días, por tres años, eso comí. *Todos los días.*

Si eres lo que comes, yo era un burrito de frijoles con queso y salsa extra, sin cebolla.

Y mientras comí burritos, hamburguesas, aros de cebolla y papas a la francesa, tuve la piel horrible. O sea, mi piel era terrible, terrible. Me daba pena y hacía todo lo que podía para que se me quitara. Intenté cubrirla con maquillaje. Tomé medicinas y usé las recetas más fuertes sobre mi piel. Nada ayudó.

Los granitos se quedaron todo el tiempo que estuve en la preparatoria, hasta que cumplí 20 años, cuando empecé a modelar y actuar. Era todo un reto cubrirlos para las cámaras; era raro, embarazoso y frustrante, y siempre me sentía mal. Pero seguía comiendo porquerías, seguía los mismos hábitos alimenticios que cuando era chica y no sabía que la comida afectaba mi fuerza, mi energía, mi habilidad para funcionar... y mi piel. Nunca consideré que existiera una conexión entre lo que comía y cómo me sentía, o cómo se veía mi piel. Y era tan fácil pasar por el autoservicio y pedir una hamburguesa de pollo con queso y tocino... acompañada de papas a la francesa, aros de cebolla y aderezo *ranch*.

Iba tan seguido que todos me conocían.

Siempre fui una niña delgada, una adolescente delgada que se convirtió en una adulta delgada. Cuando me veían comer, la gente siempre me decía: "¡Qué suerte tienes! Puedes comer lo que quieras y sigues flaca." No estaba subiendo de peso y no tenía un microscopio para ver el interior de mi cuerpo y reconocer a mis infelices células. Así que jamás pensé que mi dieta fuera el origen de mis problemas. Pero la verdad es que todo lo que damos a nuestro cuerpo nos afecta, sin importar tu tipo de cuerpo. Algunas cosas afectan de manera positiva, como los alimentos sanos que nos nutren y nos dan energía para hacer lo que queremos. Algunas otras nos afectan negativamente, como la comida procesada que no tienen ni un nutriente pero sí todos los químicos, colorantes artificiales y conservadores que alteran nuestras hormonas e impiden que nuestro cuerpo funcione como debería. Así de simple.

Los problemas de mi piel siguieron hasta los últimos años de mis veinte, cuando empecé a cocinar y dejé de comer tanta porquería. Conforme mi estilo de alimentación evolucionó, y dejé de darle a mi cuerpo comida procesada, algo curioso pasó: mi piel empezó a limpiarse. Mi acné no había desaparecido por completo pero estaba bastante mejor. En retrospectiva, me doy cuenta de que no hubiera necesitado todas esas medicinas y cremas. No necesitaba estar enojada con mi piel o sentirme mal conmigo misma. Sólo necesitaba ES-CUCHAR A MI CUERPO. No tenía ese microscopio, pero el acné era la manera en que mi cuerpo me decía: "¡Alto! Dame lo que necesito para que pueda hacer mi trabajo." Cuando empecé a consumir alimentos sanos y dejé de lado la sal, el azúcar y lo frito de la comida rápida, mi sistema gradualmente empezó a encontrar balance y mi piel se veía mejor. Definitivamente es posible que los cambios hormonales y otros factores hayan influido en mi acné, pero también es absolutamente verdadero que hubo un cambio notable en mi piel cuando cambié mi dieta. Conforme hice más cambios, noté otras respuestas en mi cuerpo a lo que comía, por ejemplo, cómo se sentía mi estómago o qué tan inflamada estaba después de comer. Me di cuenta de que si ajustaba mi insumo de alimentos, afectaba no sólo mi piel, sino también mis niveles de energía y mis molestias estomacales... no sólo cómo me veía, sino cómo me SENTÍA. Si eres como yo, habrás experimentado ese sentimiento de incomodidad con tu cuerpo, de sentir que no vives en tu verdadero cuerpo. Bueno, si has comido alimentos procesados como yo hacía, *no* estás en tu cuerpo real. Pero puedes estarlo.

Experiencias como ésta fueron el verdadero inicio de mi viaje con la comida y la nutrición. Cuando supe que la respuesta a mis problemas no estaba en una crema ni en un cajón de medicinas, quise saber más. Tenía algunas amistades interesadas en nutrición y les pedí compartir sus consejos conmigo. Mientras más aprendía cuánto me afectaba la comida, más preguntas al respecto tenía, así que empecé a leer y a escuchar programas. Cuantas más respuestas tenía, más quería aprender. Todo lo que aprendía era una invitación a entender un poco más. Y aún ahora sigo buscando, escuchando y aprendiendo. Porque sé que la curiosidad cuenta, que tener un interés, hacer preguntas y seguir aprendiendo, tiene resultados.

Ahora que entiendo que la experiencia de toda mi vida es creada a partir de lo que como, me he transformado. Así que si hay algo con lo que batallas ya sea tu piel, tu peso, dolor de estómago o tu humor, en lugar de sumar cantidades de pastillas, cremas y otros remedios fáciles, empieza por la base: tu nutrición. Porque te juro que todo lo que comes tiene un impacto enorme en la persona que eres, mental y físicamente, y no sólo en las próximas horas, sino por el resto de tu vida. Mi experiencia como ser humano cambió cuando me di cuenta de que soy lo que como y cuando decidí dar lo mejor de mí misma a cambio de sentirme lo mejor posible.

Cuando eres joven, es el trabajo de tus padres mantenerte sano, que duermas bien, desayunes y vayas a la escuela con algo en tu lonchera. De alguna manera, cuando crecemos perdemos de vista estos pilares básicos de la salud, y los hábitos que necesitamos para ser felices y radiantes viajan en el asiento trasero, mientras vamos por la vida preocupándonos por trabajo -escuela-familia-amigos-pasatiempos.

La responsabilidad de ser sano está en tus manos, nadie más lo hará por ti. Así que pregúntate si quieres vivir en un cuerpo que te permita hacer las cosas que quieres, uno lleno de salud y capacidad, que te dé orgullo llamar propio. Porque es tu decisión.

Y lo más increíble es que no tienes que escoger entre salud y buena comida. Porque puedes consumir alimentos buenos para ti y que también sepan deliciosos. Tienes sabor y salud. La comida real es lo máximo: es placer, combustible, nutrición. Es familia y es vida.

Ahora que entiendo que la experiencia de toda mi vida es creada a partir de lo que como, me he transformado.

CAPÍTULO 3

CAZADOR, RECOLECTOR, AUTOSERVIDOR

TU CUERPO ES UNA máquina perfectamente diseñada. Igual a las que dan energía a tu vida, tu cuerpo necesita gasolina; pero no cualquier tipo. Si una luz roja se prende en el tablero de tu coche para indicar que estás a punto de quedarte sin gasolina, no comprarías un galón de jugo de tomate para llenar el tanque, ¿o sí? Por supuesto que no, sería ridículo. Los coches no funcionan con jugo de tomate, punto. Funcionan con gasolina, diesel y electricidad. Tus células también funcionan con gasolina y, al igual que tu coche, es importante darles el combustible correcto para que tengan un desempeño óptimo. Lo puedes llamar combustible, comida o nutrientes, pero la energía viene de lo que comes. Hace que todo lo que realices, pienses, digas, sientas o desees, sea posible. La comida te mantiene *vivo*.

Ahora, casi puedo escucharte decir: "¿Es broma, Cameron? Claro que la comida me mantiene viva. ¡Por eso como!" Bueno, sí; yo sé que sabes eso... pero, ¿entiendes la diferencia entre alimentos reales, que dan vida y los procesados, que tienen casi tantos nutrientes como el empaque de plástico en el que vienen envueltos? ¿Sabes cómo tu sistema extrae los nutrientes de la comida y cómo tu cuerpo los convierte en energía? ¿Sabes qué es *glucógeno* y su función en tu cuerpo? ¿Sabes que los carbohidratos son básicos para el sistema energético de tu cuerpo? ¿Que la mayor parte de la digestión se hace en tu intestino delgado, no en el estómago? ¿Que necesitas comer las cantidades correctas del tipo correcto de grasa si quieres mantenerte sano?

Pueden parecer temas de los que no necesitas preocuparte; pueden sonar muy científicos o quizá incluyan demasiadas instrucciones. Pero confía en mí: a lo largo de la historia humana, esta información —cómo alimentarnos para mantenernos vivos— ha probado ser más útil para nuestra especie que la invención de la pólvora, los cohetes espaciales o los mensajes de texto.

NUTRICIÓN ES SUPERVIVENCIA

Hace miles de años, la supervivencia humana dependía de la generosidad de la naturaleza y de nuestra habilidad para capturar o matar animales y cosechar plantas. Como cazadores-recolectores, se necesitaba de un conocimiento sofisticado de qué raíces y frutos eran seguros y cuáles venenosos. Se pasaba mucho tiempo descifrando cómo seguir la pista y matar bestias más poderosas que nosotros y, probablemente, más tiempo asegurando que siempre hubiera cerca una fuente confiable de agua.

Pueden parecer temas de los que no necesitas preocuparte; pueden sonar muy científicos o quizá incluyan demasiadas instrucciones. Pero confía en mí: a lo largo de la historia humana, esta información —cómo alimentarnos para mantenernos vivos— ha probado ser más útil para nuestra especie que la invención de la pólvora, los cohetes espaciales o los mensajes de texto.

Hoy, aunque vivimos en una sociedad que caza y acumula burritos que necesitan calentarse en el microondas en vez de búfalos que necesitan ser flechados, aún somos cazadores y recolectores. El problema es que estamos cazando y recolectando comida procesada; porque aunque somos humanos modernos con calefacción central en nuestras cuevas y una plétora de comidas listas en las cafeterías, aún somos humanos. Puedo pedir un taxi con un botón de mi *smartphone* pero tengo las mismas necesidades nutricionales que quienes descubrieron el fuego tallando dos palitos. La misma necesidad de energía y los mismos sistemas de respuesta interna que nos hacen ir tras la comida cuando la vemos. Además, tenemos el mismo objetivo en la vida: encontrar algo que comer.

Piénsalo, la mayor parte de tu vida gira en torno a encontrar comida. Puede ser que no estés blandiendo una flecha en medio del bosque, pero cuando eras un niño aprendiste a usar un tenedor para comer. Aprendiste a hablar para pedir comida (una primera palabra común entre los bebés es "más"). Después, aprendiste matemáticas para contar el dinero con el cual compras alimentos. Obtuviste una educación que te permitió tener un trabajo que te provee dinero para cumplir con las necesidades de tu vida... y con eso quiero decir *comida*. Claro, tener un techo es parte de ello pero si sólo tuvieras sufi-

Sólo porque puedes meterte algo en la boca, masticarlo, tragarlo y defecarlo después, no significa que sea comida. Sólo significa que puedes masticarlo, tragarlo y defecarlo.

ciente dinero para una cosa, sería comida. Todo lo que sabes y has aprendido regresa al núcleo de nuestra vida: comida.

Así que queda claro que saber qué alimentos consumir y cuáles evitar debe ser tan básico como atar tus zapatos, lavar tus dientes y decir el abecedario. Pero de modo sorprendente, parece que es de lo que *menos* sabemos. En las décadas pasadas, con el arribo de alimentos procesados, los humanos empezaron a atascarse de bombas preempacadas de grasa, azúcar y sal, en vez de comer alimentos sanos en cantidades sanas. El terrible resultado es que demasiada gente pasa los días consumiendo alimentos que les dan náuseas, los hinchan, los aletargan; alimentos que les hacen ganar peso y dejan brotes en su piel; comida que causa dolores de cabeza y acidez; que los manda al baño corriendo o impide su uso por completo.

Peor aún es que el resultado de todas estas comidas dañinas es una población creciente de gente enferma e infeliz que ni siquiera saben que lo que come la daña; es más, ¡ni siquiera están comiendo *comida*! Te voy a decir un secreto: sólo porque puedes meterte algo en la boca, masticarlo, tragarlo y defecarlo después, no significa que sea comida. Sólo significa que puedes masticarlo, tragarlo y defecarlo.

Es justo como cuando no tenía idea de por qué me sentía fatal o por qué mi cara siempre tenía granos; muchos de nosotros aún no hemos aprendido lo básico sobre cómo alimentar nuestro cuerpo. Hasta que aprendamos cómo funcionamos en cuanto animales humanos, seguiremos enfermándonos. Y la parte más alarmante es que los tipos de "enfermo" de los que hablo (hinchazón, acidez, problemas de la piel...) son síntomas de problemas mucho más grandes, del tipo de enfermedades que pueden matarnos y que, de hecho, nos matan a un ritmo alarmante. El mundo enfrenta una crisis de obesidad tanto en adultos como en niños que ha llegado a proporciones epidémicas.

En 2013, mientras escribo este libro, aproximadamente uno de cada tres estadounidenses es obeso. Eso aplica para niños también: el Centro para el Control de Enfermedades reporta que más de un tercio de los niños norteamericanos sufren de sobrepeso u obesidad. La obesidad adolescente se ha *triplicado* desde los años ochenta. Me sorprende, de hecho, que hasta hace poco la Asociación Médica Americana haya anunciado que, oficialmente, la obesidad es una enfermedad.

La obesidad y sus enfermedades cercanas son mortales. Nuestra generación atestigua un profundo cambio en la forma en la que los seres humanos viven en el planeta: por primera vez en la historia, más gente fallece de problemas relacionados con el *exceso* de comida que con la *falta* de ella.

A lo largo de la historia, los periodos de esperanza de vida han aumentado lenta y constantemente. Si fueras una veinteañera viviendo en 1750, podrías esperar vivir unos 10 o 20 años más. Hoy en día, una mujer de 20 espera vivir otros cincuenta años... si está sana. Pero la obesidad amenaza cambiar el incremento de esperanza de vida que se ha acumulado y meter reversa. De acuerdo con un estudio de 2005, publicado en el *New England Journal of Medicine*, ésta es la primera generación de niños estadounidenses cuya expectativa de vida es más corta que la de sus padres. ¿Lo entiendes? Por PRIMERA vez en la historia (sin contar las guerras y las plagas), nuestra expectativa de vida está acortándose, no alargándose. La calidad y la cantidad de la comida que consumimos en la dieta occidental está causándonos la muerte. ¡ES UNA LOCURA! ¿Por qué estamos usando la comida para matarnos, en vez de darle su verdadero propósito: mantenernos vivos y sanos?

Nuestro mundo actual está construido alrededor de la idea de la conveniencia. Puedes ir al supermercado y comprar frutas y verduras que alguien más ya sembró y cosechó por ti (y, normalmente, también mandó desde el otro lado del mundo para ti), la carne de los animales criados y matados para ti, y el pan que ya cocinaron por ti. También puedes escoger entre miles y miles de productos empacados para saciar todos tus posibles antojos y deseos. Pero si no viviéramos en una sociedad en la que puedes entrar a Wal-Mart y conseguir desde piñas hasta chuletas de cerdo, tendríamos que hacer todo el trabajo de producir comida nosotros mismos: sembrar, criar, matar, cocinar, hornear. De hecho, la búsqueda de nuestra cena se convertiría en nuestra vida entera, porque habría muy poco tiempo para hacer cualquier otra cosa.

Dado que la comida es esencial para la vida, buscarías y comerías alimentos sanos, llenos de la energía y los nutrientes que necesitas. Y una vez encontrados, comerías los más posibles. Tu cuerpo guardaría esa comida en forma de grasa para que cuando no hubiera suficientes alimentos disponibles, tuvieras una reserva de energía en la cual confiar. Estarías agradecido por la capa de grasa amortiguando tu cuerpo porque sabrías que la va a *usar* para sobrevivir en los inviernos, cuando nada crece, y cazar y recolectar cuando sí fuera posible.

En esos días, nuestra habilidad para comer, aun cuando no sintéramos hambre, podía salvar nuestras vidas. Después todo cambió. En vez de cazar y buscar comida, gradualmente comenzamos a cultivar nuestros propios alimentos y criar nuestros propios animales. Y la vida se volvió un poco más fácil. Pero no tanto, porque aún había muchísimo trabajo por hacer.

Si vivieras en los primeros años de la agricultura, tendrías que descifrar cuáles cosechas crecerían en tu ambiente y cómo las harías prosperar. Pasarías todo el tiempo en el campo, levantándote antes del amanecer. Te tomarías todo el cuidado en cosechar tus cultivos y atender correctamente a tu ganado. Te asegurarías de cultivar tantas plantas como pudieras y de que los animales criados para dar leche o carne fueran alimentados de manera sana porque, como los humanos, los animales son lo que comen. No tendrías otra opción, porque crear esta necesidad, que llamamos comida, necesita mucho empeño.

Finalmente, toda esa agricultura llegó a ciudades y pueblos donde, además de cazadores y recolectores, había carteros y poetas. Hoy en día, la responsabilidad de alimentar a la raza humana está dividida entre gente que cultiva todos esos nutrientes, dejando al resto de nosotros libres para perseguir nuestros placeres y objetivos, para los cuales no tendríamos tiempo si tuviéramos que cosechar nuestra propia comida. Ésa es la parte buena del asunto.

La parte mala es que conforme creamos más conveniencia en nuestra vida, dándole a otros la responsabilidad de nuestra comida, perdemos el conocimiento, la preocupación y la responsabilidad de nuestra propia nutrición. La hemos subcontratado. Hipócrates, el padre de la medicina occidental, dijo: "Dejen que la comida sea su medicina, y la medicina su comida." Y lo dijo hace más de 2 500 años; pero, de alguna manera, a través de los siglos, conforme nos hicimos más inteligentes en cosas como plomería, transportación y tecnología del barniz de uñas, nos volvimos ignorantes respecto a lo que nos mantiene vivos.

EL SIGLO PASADO EN LA ALIMENTACIÓN NORTEAMERICANA

Hace 100 años, los Estados Unidos no eran un lugar en donde pudieras encontrar tacos y comida china y pizza en cada esquina (la primera pizzería en Nueva York abrió en 1905). De hecho, no hubieras encontrado ninguno. Lo que sí hubieras hallado eran restaurantes pequeños, de los regionales, que ofrecían comida preparada de formas locales, con ingredientes locales. Nada de cadenas de comida rápida, nada de 30 minutos o la pizza es gratis.

Fue apenas hace un siglo que la tecnología permitió a las compañías empezar a producir alimentos. Alrededor de 1910, los anunciantes comenzaron a motivar a las amas de casa a dejar de cocinar su propio pan y ahorrar tiempo comprando pan de caja. En 1930, la cocina moderna, que permitía guardar comida por más tiempo y cocinar sin tanta molestia, hizo de la conveniencia una opción aún más viable. Esa misma década, Kraft introdujo al mercado cajas listas para cocinar macarrones con queso y Nescafé presentó el café instantáneo. En los cincuenta, las cenas empaquetadas reemplazaron las cenas hechas en casa y en los sesenta, la misma década que puso al *fondue* en el mapa, aparecieron las Pop-Tarts, Weight Watchers y las malteadas para adelgazar. ¿Ves cómo funciona? Más comida fácil, menos comida sana, y de pronto, todos necesitan ponerse a dieta.

En las siguientes décadas, los estadounidenses empezaron a comer más alimentos procesados y poniéndose a dieta como locos. ¿Te suena familiar? Por suerte, en los últimos años, se han escuchado voces sabias que nos dicen la verdad acerca de cómo los alimentos procesados dañan nuestra salud y por qué la comida sana es esencial para nuestro bienestar.

Década de 1900:

El primer auto económico. Los primeros límites de velocidad. Faldas más cortas. Miel Karo. Atún en lata. Electricidad en áreas urbanas. Bolsas de té. Chocolates Hershey's. Primera pizzería en Nueva York. Cornflakes. GMS.*

* Glutamato monosódico

Década de 1910:

Fiestas de coctel. Movimientos provoto femenino. Fleischmann Co. lanza una campaña nacional para pan de panadería. Campbell's promueve sus sopas como ingredientes para otras recetas. Oreos. Crema de bombones. Cupcakes de Hostess.

Años cuarenta:

Racionamiento. Jardines de la Victoria. M&M's. Cheerios. Sandía sin semillas. Queso parmesano de Kraft. Polvo para pastel de Pillsbury. Papas a la francesa congeladas. Crema batida en lata. Arroz instantáneo. Queso amarillo en rebanadas de Kraft.

Años cincuenta:

Rosa Parks. Guerra Fría. Barbies. Asados. Cenas empacadas. Pizza Hut. Polvos para pastel de Duncan Hines. Sweet'N Low. Dieta de la sopa de col. Dieta de la toronja. La primera bebida dietética: ginger ale sin calorías.

Años ochenta:

Jeans fosforescentes. *Jeans* deslavados. Hongos Portobello. Gardenburgers. Red Bull. Palomitas de microondas. Budín de Jell-O. Dieta Beverly Hills. Oat bran. The Olive Garden. Roll-Ups de fruta. Cenas congeladas de Healthy Choice.

Años noventa:

Tenis con luz en la suela. Beverly Hills 90210. McLean Deluxe, de McDonalds. Papas fritas de Lay's. Pringles sin grasa. Helado sin grasa. Comida lenta. Whole Foods se convierte en cadena nacional. Pan artesanal. Pizza con la orilla rellena. Barras Mars.

Años veinte:

Prohibición. Flappers. La dieta del cigarro. Kool-Aid. Refrigeradores con helados. Galletas de Niñas exploradoras. Paletas heladas. Cereal Wheaties. Queso Veelveta. Comida congelada. Pastillas Pez. Comida Gerber para bebés. Twizzlers.

Años treinta:

La Depresión. La cocina moderna, incluyendo refrigerador y estufa. Pan de caja rebanado. Twinkies. Crema de cacahuate Skippy. Galletas de chispas de chocolate de Nestlé. Helado Carvel. Macarrones con queso de Kraft. Nescafé. Spam.

Años sesenta:

Gloria Steinmen. Martin Luther King. Pantalones acampanados. Julia Child. *Fondue*. Caserolas. Catsup en bolsitas individuales. Tang. Desayuno instantáneo de Carnation. Pop-Tarts. Jarabe de maíz alto en fructosa. Weight Watchers. Malteadas dietéticas.

Años setenta:

Cubo de Rubik. Minivans. Sazonador para hamburguesas. Té Snapple. Mc-Muffins de huevo. Alice Waters abre Chez Panisse. Starbucks. Pop Rocks. Agua Perrier. Frascos de refresco reciclables. Helado Ben & Jerry's. Cookie Crisp. Dieta de la galleta, de la belleza y de Scarsdale.

Década del 2000:

Catsup de colores. Ensaladas premium de McDonalds. Bagel y queso crema de Philadelphia. Mercados de comida. Michael Pollan. Barras de leche y cereal. Pinkberry. Spam de pavo. Dieta South Beach. Dietas bajas en carbohidratos. Res alimentada con pasto, pollo sin enjaular, productos orgánicos.

Década de 2010:

Kale. Quinoa. Yogur griego. Camiones de comida. Vitamin Water Cero. Ensaladas de Applebee's, T.G.I. Friday's y California Pizza Kitchen, con más de mil calorías. Jugo de naranja bajo en calorías. Tocino de chocolate. Cake pops. Mini cupcakes. Dietas sin gluten. Dieta de jugos.

MÁS, MÁS, MÁS

De bebés, aprendimos a decir *más*, y desde entonces no hemos parado. Mira a tu alrededor, estamos inundados de comida. Restaurantes en cada esquina, alimentos procesados en todas las repisas del súper, comida en las gasolineras, comida que obtienes con sólo caminar cinco minutos. Barras energéticas que sustituyen a la comida real, aunque raramente contienen tantos nutrientes como una manzana. Y después, están los anuncios en todos lados de restaurantes que presumen platillos llenos de grasa, restaurantes que ofrecen 2x1 para comer como puerco un día y llevarte una segunda porción a casa para cenar al día siguiente (parece una ganga hasta que consideras cuánto tendrás que gastar después en bajar ese peso y manejar tu salud).

Sin un verdadero entendimiento de cómo funcionan nuestros cuerpos para procesar comida y lo que es comida de verdad, somos como pueblerinos viviendo bajo un hechizo que nos lleva repetidamente a tomar malas decisiones y preguntarnos por qué no obtenemos los resultados que queremos.

Hemos llegado a creer que más es mejor cuando se trata de comida, desde comprar todo en paquete en los supermercados como Costco, hasta las ofertas de 3x2. Es entendible que nos atraiga el *más*, después de todo, como cazadores y recolectores, tener más era el objetivo. Pero ahora vivimos en una cultura de excesos, no de carencias. Y todo eso que nos da MÁS nos deja con MENOS en otros aspectos: nutrientes. ¡Vivimos en cuerpos sobrealimentados y malnutridos! Es en serio: puedes comer en abundancia y estar malnutrido si lo que consumes no te provee de nutrientes o no ofrece *nutrición*.

Sin un verdadero entendimiento de cómo funcionan nuestros cuerpos para procesar comida y lo que de verdad es comida, somos como pueblerinos viviendo bajo un hechizo que nos lleva repetidamente a tomar malas decisiones y preguntarnos por qué no obtenemos los resultados que queremos.

Aprender la información correcta es como romper el hechizo. Aquí entenderás por qué algunos alimentos dan energía a tu cuerpo a lo largo del día y por qué otros te dejan exhausta antes de comer y deseando que el día se acabe a las tres de la tarde. Aprenderás cómo tomar las mejores decisiones alimenticias según tu tiempo, dinero y ambiente.

Si quieres sentirte más capaz y empoderada, toma en tus manos la responsabilidad de aprender acerca de nutrición.

Sé lo difícil que es estar en constante confrontación con todas las opciones grasosas y deliciosas a nuestro alcance 24/7 (veinticuatro horas al día los siete días de la semana). Cuando mi nariz capta esos olores, soy como un perro de caza: quiero encontrar de dónde viene, correr y ordenar. Pero después me recuerdo a mi misma cómo me sentiré si me como eso, y no es una imagen bonita. Quiero sentirme bien por dentro y por fuera, así que el único MÁS que quiero en mi vida es MÁS NUTRICIÓN.

CAPÍTULO 4

CÓMO AMAR TU HAMBRE

T E VOY A CONFIAR un secreto: a los humanos nos da hambre. Pasamos los primeros meses de nuestra vida llorando para que alguien nos alimente. Después nos dormimos y, cuando despertamos, tenemos hambre otra vez, así que lloramos un poco más. Los bebés no lloran porque están aburridos y quieren una botanita, ni porque unas papas fritas serían un gran acompañamiento, ni porque tengan antojo de un helado de chocolate con trozos de chocolate. Lloran porque sus células necesitan nutrientes para seguir creciendo y desarrollarse; el incómodo sentimiento de hambre es la manera en que nuestro cuerpo nos deja saber que necesita nutrientes.

Ahora eres capaz de alimentarte. Y tienes muchísimas oportunidades para hacerlo, porque a los humanos nos da hambre cinco o seis veces al día, todos los días de todas las semanas de todos los meses de todo el año. Eso suma más de dos mil veces al año que te da hambre. Eso es mucha hambre y muchas oportunidades para ayudarte o hacerte daño. Así que echemos un vistazo a lo que realmente es el hambre, por qué te da hambre y por qué *nunca debes ignorarla*.

¿QUÉ ES EL HAMBRE?

Como ya discutimos, tu cuerpo opera como una máquina muy elegante, y como cualquier máquina, necesita gasolina para funcionar. El hambre es el aviso de tu cuerpo para avisarte que ya casi no tienes gasolina. Igual que tu coche tiene un foquito rojo en el tablero que indica que el tanque está casi vacío, el hambre es la luz roja de tu cuerpo. Si ignoras esta advertencia o tratas de engañarla, no desaparece, sólo se intensifica. Ignórala lo suficiente y empezarás a perder fuerza y concentración. Te vuelves distraído, irritable e incapaz de hacer nada bien. Finalmente, cuando ya no puedes más, comes cualquier alimento sin importar qué es ni cómo sabe. Y como tu cuerpo estaba tan desesperado por combustible, tal vez comerás mucho más de lo que necesitas, sólo porque no alimentaste tu hambre al primer aviso de tu cuerpo.

Esto es lo que pasa dentro de ti durante este proceso: cuando tu estómago vacío empieza a gruñir, tus células están exhaustas de nutrientes, de la energía que necesitan para funcionar y tu cuerpo solicita una recarga. Esto es algo importante porque, mientras el hambre es 100 por ciento sana, algunos planes de dieta, revistas e incluso nuestra propia imaginación, parecen estar fijos en convencernos de que el hambre es algo que existe para engañarnos o confundirnos. Hay un hecho inapelable: el hambre es tu cuerpo pidiéndote que te cuides, que le des energía, para que vivas.

¿Alguna vez te has preguntado por qué, aun cuando alimentas tu hambre, te sientes otra vez hambriento en tres horas? Es muy simple: todo lo que haces requiere energía. Quemas combustible cuando estás sentado, de pie, corriendo, caminando, hablando. Sólo pensar requiere una cantidad impresionante de energía: 20 por ciento del suministro de energía de tu cuerpo se utiliza en tu enorme, hermoso y hambriento cerebro. Hasta quemas energía cuando duermes, porque tu corazón sigue latiendo y tu sangre fluyendo. La energía enciende tus acciones conscientes, como servirte un vaso de agua, y las inconscientes que te dan vida, como respirar y regular la temperatura. Cada momento de tu vida requiere energía. Por eso te da hambre. Y por eso alimentar tu hambre es necesario para tu existencia.

El hambre no es tu enemigo. Es una señal de la parte más profunda de tu ser, hacia la supervivencia. Por eso es *tan* importante escuchar tu hambre y rendirle honores escogiendo la mejor fuente de energía que puedas encontrar. ¡Qué revelación tan increíble! *Nunca más tienes que sentir hambre.*

ALIMENTA TU HAMBRE A PRIMERA HORA DE LA MAÑANA

Cuando era niña, mi mamá me levantaba todos los días a tiempo para que yo misma preparara mi desayuno. Hacerme unos huevos, servirme cereal con leche... lo que me diera tiempo, pero no podía irme de la casa sin desayunar. Conforme crecí, aunque no consumiera el mejor desayuno que podía, no se me permitía salir con el estómago vacío. El desayuno era parte de mi mañana: normal, esperado, regular. Era un hábito.

Dado que el hábito era una parte natural de mi vida, nunca pensé lo esencial que era para mi bienestar. No se me ocurría que sentirme prendida y despierta, lista para conquistar el mundo cuando salía de mi casa, era gracias a que mi cuerpo estaba lleno de combustible. (¡Gracias, mamá!)

Me fui de casa de mis padres cuando tenía 17 años. Por primera vez en mi vida tenía mi propio horario. Tenía un trabajo como modelo y vivía sola. Todo esto significaba que mi mamá ya no me despertaba. Yo me despertaba solita. ¡La adultez!

Bueno, más o menos. Mi rutina por las mañanas se estructuraba alrededor de maximizar el tiempo que pasaba en la cama. ¿A quién le importaban los Cornflakes cuando estaban en juego 10 minutos más abajo de las cobijas? Calculaba cuánto me tomaba despertarme, bañarme y salir corriendo por la puerta porque dormir era mi prioridad. ¿Qué podía ser más importante que dormir?

Sin importar si iba a una audición o directo al foro, sin mi alarma materna que me sacaba de mi hibernación con suficiente tiempo para preparar y comer el desayuno, desarrollé un nuevo hábito: saltarme el desayuno. En ese entonces no me daba cuenta del verdadero precio de esos 10 minutos extra de sueño. No me daba cuenta de que la nutrición que eliminaba era esencial para mi salud física y mental. Así que esto es lo que pasaba: después de una audición, iba a las oficinas de mi agencia de modelos y entraba al ritmo desquiciado del día. Con mi nivel de azúcar bajo, o me sentía ansiosa y preocupada, o vivía bostezando sin ser capaz de mantener una conversación. (¡¿Cómo podía estar tan cansada después de mis 10 minutos de sueño?!)

Y mi agente me preguntaba: "¿Ya comiste?" Y yo contestaba: "Mmm, no. No he comido."

Lo más loco es que hasta que ella me lo hizo notar, no me había dado cuenta de que la razón por la que no tenía energía y no pensaba bien, que estaba fuera de control, era que ignoraba mi hambre. Así que bajaba y pedía un *lunch* enorme: pollo, vegetales y puré de papas. Después de dos bocados, ¡ahh, estaba como nueva! Podía pensar otra vez. Respirar. Ser un ente humano.

Me llevó años conectar los puntos y darme cuenta de que la razón por la que mi mamá me hacía comer todas las mañanas antes de salir de casa era que tuviera combustible para sobrevivir a la mañana con la mejor cara. Tengo que decirte: una vez que comprendí la gran diferencia que hacía en mi día desayunar, cambió mi forma de ver la comida. Comprendí que los días que me saltaba el desayuno y me quedaba entre las cobijas, eran los días que tenía pensamientos oscuros y me sentía confundida. Lo que yo supuse confusión, en realidad era hambre; era yo ignorando la necesidad de energía que tenía mi cuerpo.

Y después, en cuanto comía, el sol salía de nuevo y mi cabeza y mi corazón se despejaban.

SÉ TU PROPIO EXPERTO EN ENERGÍA

Hoy en día, el desayuno es mi comida favorita. Me da el poder y la energía para ponerme mis tenis y hacer mi rutina de ejercicio cada mañana, para planear mi nutrición del resto del día. Unas horas después de desayunar, ya estoy comiendo colación para mantener mi energía alta. Me aseguro de que mi comida tenga vegetales, granos y pollo o pescado. Tengo otra colación en la tarde, una pieza de pollo si estoy en casa o arroz y lentejas que llevo en la bolsa, si sé que ese día andaré apresurada. Y después, en la cena, tomo en cuenta qué hice durante el día, cuánta energía necesitaré el resto de la noche. En general, no necesito tantos carbohidratos para la energía nocturna como para la diurna, así que me concentro en cenar vegetales y una porción pequeña de proteína.

¿Cómo empiezas tu día? ¿Comes un desayuno sano, como avena, huevos y verduras? ¿Llevas contigo colaciones sanas como nueces y fruta, para darte un golpe de energía entre comidas? ¿Empacas un *lunch* sano si sabes que no tendrás opciones buenas durante el día? Si no, no te estás proporcionando la energía necesaria para terminar el día. Y la energía es lo que hace que el mundo funcione, no importa si eres una *laptop*, un celular o un ser humano.

En serio, quiero decir que ya estás acostumbrada a ponerle atención a la energía. ¿No me crees? Piensa en tu celular. ¿Sales de casa sin que esté cargado y listo para aguantar el día entero prendido? Por supuesto que no. Siempre te aseguras de cargarlo. Si empiezas a quedarte sin batería y no llevas tu cargador, buscarás desesperada algún lugar donde cargarlo. De hecho, la idea de que tu celular se quede sin pila te pone los pelos de punta... es más, seguro lo miraste ahora para ver qué tanto estaba cargado para seguir mensajeando a tus amigos y subir fotos a Instagram. ¿O no?

Exactamente así es como necesitas pensar en la energía de tu cuerpo. Debes empezar el día con una batería cargada al 100 por ciento y desarrollar una conciencia de cómo baja tu nivel de energía para recargarlo cuando sea necesario. Comer alimentos sanos y consumir todos los nutrientes esenciales es como conectar tu iPhone: recargas toda tu vida.

CAPÍTULO 5

COMERSE EL SOL

A HISTORIA DE VIDA en este planeta es la historia de la energía: encontrarla, usarla, cuidándonos con ella. ¿De dónde viene esa energía? ¿Del espacio exterior?

De hecho, sí. Viene del Sol.

La fuente de casi toda la energía en nuestro planeta es el Sol. Quemamos madera y carbón para conseguir calor; el Sol hace que los árboles crezcan y el carbón deriva de árboles y plantas que murieron hace millones de años. El combustible fósil también viene de los rayos del Sol transformando la presión y las corrientes de aire. ¿Y qué pasa cuando conectas tu celular para cargarlo? Bueno, la electricidad es una versión refinada del combustible, el carbón y el viento.

Sin energía, tendrías frío, hambre y un teléfono muerto. Toda esta energía, la que nos calienta, carga nuestros celulares y la que comemos viene del sol.

Cuando me siento en un restaurante y pido una ensalada de jitomate y albahaca, sé que su crecimiento fue alimentado por el Sol. Cuando una vaca come pasto que crece en el campo, consume la energía del Sol. A tu vez, cuando comes una hamburguesa con una guarnición de ensalada, o un filete con vegetales asados, consumes energía del Sol. Esa energía solar llega a nosotros en forma de macronutrientes —carbohidratos, proteínas y grasas— que nos dan energía, fuerza, vitalidad. En pocas palabras: los nutrientes del Sol nos dan vida.

Dado que nuestras fuentes de energía vienen del Sol, sería muy conveniente que toda la que necesitamos la obtuviéramos echados en una hamaca en la playa. Pero eso no funciona precisamente así. Por suerte para ti, plantas, algas y algunas bacterias llamadas cianobacterias, tienen la increíble habilidad de convertir esa energía solar en su propia energía vital, a través de un proceso llamado fotosíntesis (foto = luz, síntesis = unir).

La energía de las plantas es lo que hace que las cerezas y el betabel sean tan deliciosamente dulces, y también lo que activa tus funciones corporales. Cuando comemos plantas y animales (que a su vez consumen plantas), obtenemos energía solar en forma de macronutrientes. Existen tres tipos: *carbohidratos*, *proteínas* y *grasas*.

Estos macronutrientes proporcionan energía y también contienen diversos *micronutrientes*, de los cuales hay dos tipos: *vitaminas* y *minerales*. Los micronutrientes nos dan todo lo que esperarías en un multivitamínico, pero cuando lo obtienes de alimentos, son mucho más efectivos que en una pastilla. Hablando de tragar píldoras, no nos olvidemos del agua. Aunque no está considerada ni macro ni micronutriente, sí se considera un *nutriente*. Los tres macronutrientes, los dos micronutrientes y el agua conforman los seis esenciales para sobrevivir.

CÓMO LA LUZ DEL SOL SE CONVIERTE EN ENERGÍA

¿Alguna vez te has preguntado de dónde vienen los carbohidratos? Los carbohidratos, la energía básica en los fertilizantes, son una combinación de dióxido de carbono, agua y luz del Sol. Como debes saber, en el planeta Tierra, el aire es agradable, una mezcla que da vida de nitrógeno (cuatro quintos), oxígeno (un quinto), un poco de dióxido de carbono y algunos otros gases. Para producir energía propia, las plantas usan sus hojas para absorber dióxido de carbono (CO_2) de aire y agua (H_2O) de sus raíces. Cuando esas moléculas de dióxido de carbono y de agua alcanzan la superficie de hojas y flores, se exponen a la luz solar, lo que causa una reacción química que rompe el CO_2 y el H_2O en sus partes más básicas y las reensambla como carbohidratos, empezando por el azúcar simple, conocida como glucosa.

LA GRAN CUESTIÓN DE LOS MACRONUTRIENTES

Necesitas demasiados macronutrientes para mantenerte con vida. Cada delicioso bocado de comida que toca tus labios está hecho de carbohidratos, proteínas o grasas; idealmente, de una combinación de los tres. Estos macronutrientes tienen propiedades y roles diferentes dentro de la compleja máquina que es tu cuerpo, pero todos llevan energía que tu cuerpo utiliza como combustible.

Los carbohidratos complejos, las proteínas magras y las grasas sanas que vienen de alimentos sanos son esenciales en las proporciones apropiadas, porque juntos contienen las bases de tu vida. Nos nutren a nivel celular.

Los alimentos como arroz, granos enteros y vegetales proporcionan carbohidratos que tu cuerpo convierte en glucosa, para darte energía. El pescado, el pollo y los frijoles ofrecen proteína, que tu cuerpo descompone en aminoácidos para reparar los músculos. Las grasas sanas (o insaturadas) como nueces y aceite de oliva dan a tu cuerpo los ácidos grasos que necesita para absorber las vitaminas y los minerales que te mantienen sano.

Algunas veces, sentirás que sólo comes para satisfacer tus antojos por algo dulce, crujiente o salado, pero el verdadero propósito de la comida es nutrir tus codiciosas células. Porque ellas necesitan combustible para sobrevivir. Aun las bacterias, las células más pequeñas, necesitan combustible, y las humanas son 10 veces más grandes que las bacterias.

EL KILOMETRAJE DE LOS NUTRIENTES

Los macronutrientes son a los humanos como la gasolina (o la electricidad) a los autos. Cuando llenas el tanque de tu coche, tienes una idea de cuántos kilómetros podrás recorrer si estás en carretera o ciudad. Carbohidratos, proteínas y grasas, todos por igual, tienen rangos de energía que nos ayudan a determinar qué tan lejos nos llevarán antes de sentir hambre y necesitar nutrientes para darnos energía.

Los rangos de energía que usamos para la comida se llaman *calorías*. Es correcto, calorías. No miden qué tanto engorda la comida, sino qué tanta energía tienen los alimentos.

| CARBOHIDRATOS ofrecen **4 CALORÍAS** por gramo |
| PROTEÍNAS ofrecen **4 CALORÍAS** por gramo |
| GRASAS ofrecen **9 CALORÍAS** por gramo |

Como puedes ver, las grasas ofrecen más calorías por gramo que las proteínas y los carbohidratos; por esa razón, decimos que tienen más densidad energética. En otras palabras, menos es más. Si quieres sentirte energizada y sana, debes comer carbohidratos para prender el fuego, proteína para mantenerte estable todo el día, grasas para añadir sabor y agua para mantenerte hidratada. Si consumes diversos alimentos, obtendrás suficientes vitaminas y minerales. Si tomas mucha agua, esas vitaminas y minerales llegarán a tus células. Entonces, tendrás energía constante a lo largo del día.

Así es como pienso en mi comida y mi nutrición. Jamás pienso en las calorías porque son algo curioso. En la década de los veinte, la palabra se introdujo al vocabulario popular y, desde entonces, nos obsesionamos con ella. Pero las calorías NO son una medida precisa de tu nutrición. Dan energía pero si sólo tienes energía sin el resto de la nutrición necesaria, no sobrevivirás mucho tiempo.

NO TODAS LAS CALORÍAS SON IGUALES

Si los macronutrientes representan el combustible, los micronutrientes son CALIDAD. Hacen la diferencia entre el combustible que le da poder a tu vida y la gasolina barata que tapa el motor y te quita velocidad. Por ejemplo, las uvas tienen calorías *y* nutren. El refresco de uva *sólo* tiene calorías y nada de nutrición. Lo mismo pasa con el jitomate vs. catsup, manzana vs. jugo de manzana, o los tacos de frijoles que haces en casa, usando col en vez de tortilla vs. esa cosa que compras en los restaurantes de comida rápida.

Los alimentos naturales que crecen en la tierra contienen vitaminas y minerales. La comida procesada algunas veces tiene minerales y vitaminas, el simple acto de procesarla le roba nutrientes y fibra. Cuando los nutriólogos hablan de la diferencia entre alimentos procesados e integrales, o naturales, utilizan los términos *calorías altas en nutrientes* y *calorías vacías*. Mientras más nutrientes ofrezca una caloría, más densidad de nutrientes tiene. Las vacías son, bueno, CALORÍAS VACÍAS. Las porquerías procesadas no ofrecen nutrientes de calidad... así que sólo obtienes de ellos calorías.

¿Qué significa esto para ti? Que puedes tragar un día entero de calorías —a veces en una sentada— sin obtener *ni uno de los nutrientes que tu cuerpo necesita*. Aunque tu estómago se sienta repleto, tus células no han obtenido lo que necesitan para funcionar, para que te sientas bien y des fuerza a tu salud.

Si respondes al sentimiento de hambre comiendo alimentos altos en calorías pero bajos en nutrientes como comida procesada, comida rápida y postres sumamente dulces, no "satisfaces", sino que le niegas a tu cuerpo la nutrición que verdaderamente necesitas para funcionar. Pero cuando comes cerezas, en vez de pay de cereza, uvas en vez de refresco de uva, zanahorias en vez de pastel de zanahoria y tacos de lechuga en vez de burritos empacados —en otras palabras, comida alta en nutrientes—, cada bocado enciende tu motor.

DI NO A LO *LIGHT*

En las últimas décadas de dietas y locuras para perder peso, cada uno de los macronutrientes ha sido sometido a campañas de difamación. Primero, en la década de los ochenta, la gente se puso en contra de la grasa, asegurando que causaba enfermedades y aumento de peso. ¿Te acuerdas de todos esos productos sin grasa que estaban en el marcado? Galletas dulces y saladas, helado, hasta queso sin grasa, por el amor de Dios. Bueno, nada es "sin", querida.

Cuando quitaron las grasas, las sustituyeron por azúcar, lo que sólo hacía a la gente engordar. Sin mencionar que las grasas (sanas, de comida natural) son *buenas para ti*. Después los carbohidratos fueron los malos de la historia y todo mundo se puso a dieta baja en carbohidratos (la cual, irónicamente, era alta en grasa), olvidándose por completo de que los carbohidratos complejos y los granos enteros, como arroz café o quinoa, no son los mismos carbohidratos que encuentras en las papitas o en la pizza. Recientemente ha habido una tendencia a cortar la proteína animal que, una vez más, en cantidades moderadas es sana (y un lindo pedazo de salmón es muy diferente a la proteína que ofrece una ventanilla de autoservicio).

Estas tendencias han sido confusas y peligrosas para cuerpo y mente. A los treinta, la mayoría de nosotros hemos absorbido tanta desinformación que no sabemos qué creer. Aceptémoslo: si las tendencias de dieta fueran efectivas, todos estaríamos comiendo galletas sin grasa y bajas en carbohidratos, con nuestros bikinis diminutos, en vez de tirar el dinero a la basura en un programa de dieta tras otro. Es hora de aprender (otra vez) nuestra biología básica.

LOS MICRONUTRIENTES: CANTIDADES PEQUEÑAS, GRANDES RESULTADOS

No necesitas micronutrientes en la misma cantidad que macronutrientes, pero ambos son esenciales para tu salud. Si comes variedad de frutas y verduras todos los días, probablemente tengas suficientes vitaminas y minerales. Si no las consumes con regularidad, necesitas comer ensaladas ya. Y asegúrate de que tengan mucha lechuga.

Como discutiremos en los próximos capítulos, los micronutrientes son nuestros aliados indispensables y mientras más consumas alimentos vivos y coloridos, más vivo y energizado te sentirás. Si en tus comidas faltan frutas y vegetales frescos, si tienes una deficiencia de vitaminas y minerales, una amplia gama de condiciones aparecen, desde depresión hasta degeneración muscular y pérdida del pelo. ¿Te parece serio? Lo es. Pero puedes librar esas consecuencias si te pones las pilas con un plato lleno de brillantes tonos verdes, rojos y amarillos.

De niños, nuestro crecimiento dependía de nuestro insumo de micronutrientes, ahora de adultos, también nuestra salud depende de eso. La salud de tus huesos, músculos, visión, función cerebral, sistema inmunológico, depende de los micronutrientes, vitaminas y minerales que consumes en cada sentada.

Y EL NUTRIENTE MÁS IMPORTANTE DE TODOS: AGUA

El agua no tiene calorías pero quizá sea el nutriente más importante porque es una parte esencial de las reacciones químicas que te dan vida. No te da combustible. Pero esas dos moléculas de hidrógeno, combinadas con una de oxígeno, tienen un papel increíble en tu salud. El agua te ayuda a regular la temperatura corporal actuando como un refrigerante para tu sistema interno. Transporta nutrientes a tus células y limpia cualquier producto de desecho. Sin agua, no puedes convertir los carbohidratos, las proteínas y las grasas en energía útil que impulsa cada respiración.

NUTRICIÓN VEGETARIANA

Los vegetarianos obtienen su energía sólo de las plantas. Hay muchas razones por las que las personas optan por una dieta vegetariana; puede ser que amen las vacas demasiado para comérselas o de verdad aman el sabor de los vegetales. Quizá piensen que es mejor para su salud, su alma, el planeta o su cartera.

Dentro del reino sin carne, hay más de un estilo de alimentación:

- Algunas personas comen lácteos y huevos aparte de frutas y verduras (lacto-ovo-vegetarianos).
- Algunos lácteos pero no huevos (lacto-vegetarianos).
- Algunos huevos pero no lácteos (ovo-vegetarianos).
- Algunos comen plantas y se abstienen de cualquier producto derivado de un animal, incluyendo huevos, lácteos y miel (veganos).

En definitiva, recomiendo tener un amigo vegetariano. En serio, algunos han desarrollado un verdadero talento para convertir frutas y verduras frescas en comidas deliciosas, sustanciosas y comería-más-si-no-estuviera-tan-llena. Como una consumidora de pollo y carne que ama los vegetales, me he dado cuenta de que mis amigos vegetarianos me presentan nuevas variedades de vegetales y me enseñan formas increíbles de cocinarlos y prepararlos.

Al final, si coqueteas con ser vegetariano o has comido así por décadas, enfrentarás los mismos retos que los demás: asegurarte de consumir diversos alimentos frescos y sanos que dan a tu cuerpo los nutrientes que necesita.

CAPÍTULO 6

LOS CARBOHIDRATOS COMPLEJOS SON ENERGÍA

———

C UANDO VEO UN PLATO de avena, una guarnición de camote o un elote amarillo, pienso en energía. Cuando veo un plato de arroz integral o quinoa (un ingrediente que confunde a la gente por su preparación y pronunciación; las respuestas son: se cocina en 12 minutos y se pronuncia kínua), veo el tipo de alimentos que hacen felices a mis papilas gustativas y veo mi capacidad de trabajar 12 horas al día en el set, grabando una película o surfeando; caminando por la ciudad, pasándola bien con amigos o cualquier otra cosa que me plazca hacer, incluyendo escribir este libro. Todo lo que hacemos requiere energía física y poder mental.

Me encanta estar activa y mentalmente presente y consciente. Por lo tanto, amo los carbohidratos. ¡Los amo! ¡¡LOS AMO!! Me da la energía para hacer todo lo que me gusta. Escoger el tipo *correcto* de carbohidratos me permite aprovechar al máximo mi día. Los carbohidratos correctos son fuente de comida sana: granos integrales que permanecen como los creó la naturaleza, no la orilla de una pizza o un pretzel; frutas frescas no hechas jugos y nadan en azúcar; vegetales que se comen frescos o cocinados con aceite de oliva o alguna otra grasa saludable.

TU CEREBRO EN CARBOHIDRATOS

Tu cerebro, tu sistema nervioso y tus glóbulos rojos dependen de los carbohidratos como su mayor fuente de combustible. Tus músculos usan carbohidratos para quemar energía. No importa si juegas tenis, andas en bici o bailas como loca, haces un examen, escribes un guión o metes algoritmos en una computadora: necesitas carbohidratos para seguir.

De hecho, los nutriólogos y dietistas generalmente recomiendan que los carbohidratos provean casi la mitad (45-65 por ciento) de nuestra energía diaria total (o calorías).

¿Por qué la gente le tiene tanto miedo a los carbohidratos?

Bueno, en algún momento (seguro por una locura de dieta) la gente empezó a confundir carbohidratos complejos —que se encuentran en granos, vegetales, frutas y legumbres— con los carbohidratos simples de los granos refinados y la comida chatarra llena de azúcar. Los carbohidratos complejos sostienen tu vida sana, enérgica, mientras que los simples son una fuente de calorías vacías. Adicionalmente, los simples son engañosos porque cuando comes algo refinado y sin fibra, puedes comer, comer, comer y no sentirte lleno, lo que significa que ganas peso sin saber que estás comiendo de más... lo cual es fatal. Doblemente. Yo sé que si como un plato grande de pasta blanca, refinada, sólo con salsa de tomate, me cansaré inmediatamente después de comer y me dará hambre al poco tiempo. Pero si como un plato de pasta integral con brócoli y calabacines salteados y pollo a la parrilla, tendré energía por varias horas y un estómago lleno. Y si quiero satisfacer mi energía y mi hambre aún más, haría un platillo con arroz integral y quinoa. Porque los granos integrales no están procesados y, como ya discutiremos, son una fuente más duradera de energía que los carbohidratos refinados.

LA VERDAD ACERCA DE LOS GRANOS INTEGRALES

Los granos integrales son las semillas de las plantas: completas, sin nada extra y nada menos. Una semilla tiene varias partes: el endospermo, salvado (o cascarillo) y germen. El endospermo es muy almidonado y no ofrece mucha nutrición. El salvado, la cascarilla exterior, contiene fibra. El germen es donde están los nutrientes, como hierro y vitamina B, que incluyen niacina.

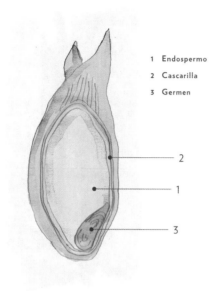

1 Endospermo

2 Cascarilla

3 Germen

Los granos integrales pueden comerse completos, como arroz integral, o *cortarse*, como trigo o bulgur. También pueden molerse en harina y usarse para hacer todo, desde pasta hasta masa de pizza. Si mueles las bayas de trigo entero en harina, tendrás harina de trigo integral, hecha de todas las partes de la semilla.

¿Ubicas la harina blanca que la mayoría de la gente usa para hacer galletas de chocolate? Bueno, es harina de trigo *refinada*. Aunque su vida empezó como planta, en un campo, con un endospermo, cascarilla y germen, cuando se convierte en galleta fue procesado para quitarle cascarilla y germen, dejando sólo el endospermo. ¿Me explico? La fibra y la nutrición han sido arrancadas, dejando sólo el almidón del endospermo. Incluso eso es, por lo regular, desteñido para que se vea blanca como la nieve. Después se le inyecta de vuelta un poco de nutrición que venía empacada en ese pequeño grano perfecto. Le quitan lo bueno y después lo intentan reemplazar. Una locura.

Es la diferencia entre granos REFINADOS e INTEGRALES. Piensa en el arroz. El arroz blanco que viene con tu comida china ha sido despojado de cascarilla y germen, dejando sólo el endospermo almidonado, que no es muy nutritivo, para que te lo comas con brócoli en salsa de ajo. Si pides arroz integral, obtienes fibra, nutrición y energía. Y la energía es lenta, constante, no un avalancha pasajera. Los carbohidratos complejos están hechos de un hilo de moléculas de carbohidratos. Tu cuerpo trabaja duro para separar las moléculas, lo cual lleva tiempo, dándole una fuente de energía mucho más duradera.

Los carbohidratos simples están hechos de una o dos moléculas de azúcar.
Los complejos son cadenas unidas de tres o más.

CARBOHIDRATO SIMPLE

CARBOHIDRATO COMPLEJO

Con eso en mente, ¿no tiene más sentido comer y disfrutar granos integrales que granos procesados "fortificados"? Obtienes fibra. Obtienes nutrición. Obtienes variedad de alimentos diferentes y tu cuerpo tiene energía duradera. Con los granos integrales, tu plato estará lleno de color y tú, de vitalidad. El arroz integral, rojo, negro, salvaje. Trigo entero. Mijo. Avena. Yum.

ALGUNOS DE MIS CARBOHIDRATOS FAVORITOS

Hay muchas opciones de carbohidratos complejos. Aquí una lista corta de lo que siempre puedes encontrar en mi cocina y en mi plato.

FRUTA	VERDURAS	GRANOS	LEGUMBRES	PASTA
toronja	kale	quinoa	garbanzos	arroz negro
jitomate	espinaca	arroz integral	frijol negro	couscous
manzana	camote	avena	lentejas, alubias	quinoa

BUENO Y, ¿QUÉ ES LA FIBRA?

La gente habla mucho de la fibra cuando se trata de salud y de perder peso; así que veamos qué hace realmente la fibra.

Es un tipo de carbohidrato complejo que los humanos pueden digerir; se encuentra en plantas como frutas, verduras y granos. Aunque nuestros cuerpos no pueden descomponerlo, es importante consumir alimentos ricos en fibra porque precisamente eso que no digerimos ejercita nuestro tracto digestivo y elimina el desecho corporal. La fibra también reduce nuestro riesgo de enfermedades como diabetes, problemas cardíacos y cáncer de colon, ayuda a promover un peso sano y mantiene adecuados tus niveles de colesterol.

Las mejores fuentes de fibra no vienen hechas polvo en un frasco o inyectadas en una galleta (¡o bebida!). Simplemente son alimentos integrales, deliciosos. Cuando tu dieta está compuesta por ingredientes nutritivos de los que hemos hablado, no hay forma de que te pierdas de fibra fabulosa.

¿Cuánta fibra es suficiente? Se estima que cuando cazábamos y recolectábamos nuestra comida, comíamos 100 gramos de fibra al día. En esta época, la cantidad recomendada para mujeres jóvenes y adultas es un cuarto de eso: 25 gramos, o 26 para adolescentes. El consumo de comida rápida y procesada es una de las razones por las que estamos comiendo menos fibra así que, para cumplir con nuestra cuota diaria, es importante consumir alimentos de

CAJITAS INFELICES

La textura de la comida congelada es mejor si no tiene demasiada fibra. Los productores de comida rápida se aseguran de que los alimentos congelados sean bajos en fibra para que sepan exactamente igual cada vez.

la misma manera que la naturaleza los empacó. Y la naturaleza también nos dio una excelente herramienta para poner en marcha las primeras etapas de la digestión: nuestros dientes. Conforme masticas y deshaces la comida, con las enzimas de amilasa en tu saliva, la fibra empieza a deshacerse para que, cuando el resto de la comida baje por tu tracto digestivo, tu cuerpo tenga mejor oportunidad de extraer nutrientes. Así que tu mamá tenía razón: siempre mastica bien la comida.

Si hoy desayunaste avena, comiste manzana a media mañana y tu comida fue sopa de frijol y ensalada, ya rebasaste tu objetivo de fibra. Y eso es una buena noticia también para tus niveles de energía porque la fibra ayuda a regular el nivel de azúcar en la sangre, manteniéndote sin bajas y altas en la montaña rusa de azúcar que producen los carbohidratos procesados.

ENZIMAS son las proteínas que ayudan a tu cuerpo a construir moléculas y deshacerlas. Las enzimas se usan en procesos como la digestión y, de acuerdo con *Gulp*, el libro de Mary Roach, también pueden encontrarse en detergentes de ropa porque "digieren" las manchas de ropa, ¡y las quitan!

LOS DOS TIPOS DE FIBRA

FIBRA INSOLUBLE

- **También conocida como:** celulosa y hemicelulosa.
- **Se encuentra en:** granos integrales como avena, cebada y trigo; semillas y nueces; vegetales como calabacín y apio; frutas como uvas y pasas.
- **Qué hace:** dado que la fibra insoluble no puede ser digerida por el cuerpo, ayuda a poner la comida y los desechos en movimiento en el sistema digestivo (como una esponja para tus entrañas). Una vez escuché que el brócoli es la escoba de la naturaleza; siempre me hace reír ¡porque es verdad! Conforme tu cuerpo procesa la comida en nutrientes, puede usar la parte de arriba de los brócolis que aún no han sido digeridos para barrer el resto del desecho en tu colón. ¡Increíble!

FIBRA SOLUBLE

- **También conocida como:** pectina, mucílago, lignina.
- **Se encuentra en:** granos, como avena; legumbres, como lenteja y frijol; frutas, como manzana y naranja; vegetales, como pepino y zanahoria.
- **Qué hace:** la fibra soluble se absorbe en tu cuerpo y disminuye la velocidad de la digestión para una absorción máxima de los nutrientes. Cuando te inflamas o tienes gases después de comer alimentos altos en fibra, es porque la bacteria en tu sistema está convirtiendo las fibras solubles en gas.

La canasta de pan calientito, recién hecho y en el centro de la mesa, se ha convertido en tema de conversación. Mucha gente lo rechaza no por miedo a los carbohidratos, más bien al gluten.

Entonces, ¿qué es el gluten?

Gluten es la palabra en latín para "pegamento" y es una proteína encontrada en el trigo y en otros granos que le da al pan su textura correosa. De acuerdo con el Consejo de Granos Integrales, todo el trigo contiene gluten, incluida escandia, kamut, faro, sémola, bulgur, cebada, centeno y triticale. Los granos que no contienen gluten son amaranto, trigo sarraceno, maíz, mijo, avena, quinoa y arroz.

Algunas personas evitan el gluten porque es un vehículo directo a la inflamación crónica (ver p. 52), otras porque tienen sensibilidad o intolerancia al gluten, llamada enfermedad celíaca. Una alergia al gluten puede causar todo, desde indigestión hasta salpullido, depresión y dolor en las articulaciones. La Fundación Nacional de Celiaquía dice que aunque tres millones de estadounidenses tienen la enfermedad, sólo 5 por ciento está diagnosticado. Si crees que tienes alguna sensibilidad, habla con tu doctor.

DIVIÉRTETE CON LOS CARBOHIDRATOS

Siempre intento encontrar nuevos sabores y divertirme con los carbohidratos. Por ejemplo, prefiero lo salado a lo dulce, así que en la mañana cuando desayuno avena, en vez de comerlo con algo dulce, hago un brebaje delicioso de calabacín salteado con berza, chalote caramelizado y claras de huevo. Lo cubro con ponzu (salsa japonesa hecha de vinagre de arroz y cítricos) o jugo de limón. Es un desayuno delicioso y con todos los sabores salados que me encantan. Inventé este platillo para comer avena en la mañana porque es una fuente increíble de carbohidratos complejos.

Lo mismo con la pasta que quiero a la hora de la comida. Voy a comer pasta, sí o sí. Pero en vez de pasta de harina blanca, preparo pasta integral o de quinoa, salteó espinaca y jitomate fresco y ajos o chalote, termino con parmesano y limón. Cumplo con mi antojo de pasta pero obtengo los nutrientes de espinaca, jitomate, ajo y jugo de limón.

Me encanta que, además del placer que es comer pasta, los carbohidratos que consumo dan a mi cuerpo y a mi cerebro los nutrientes que necesita para aguantar toda prueba. Puedes crear la experiencia que quieras con la comida que se te antoja.

CAPÍTULO 7

EL AZÚCAR NO ES UN NUTRIENTE

¿**TE ENCANTA LA COMIDA** dulce? Si eres como la mayoría, la respuesta es sí. Y resulta que hay una razón biológica para eso: los alimentos dulces son venenosos.

Nuestro ancestros amaban lo dulce porque sabían que si los alimentos eran dulces, era seguro comerlos. La dulzura era una señal de que la planta era comestible (la mayoría de las plantas venenosas para los humanos saben amargas). La dulzura también es una indicación de que la planta es alta en glucosa, lo que significa mucha energía. Es una respuesta natural, y lo sabemos porque los bebés aman los alimentos dulces. Conforme los padres buscan diversificar la dieta de los bebés, generalmente deben ofrecerles los alimentos nuevos 10 veces antes de que el niño los acepte. Pero si el alimento es dulce, ¡lo prueban a la primera! (Y seguro piden más.)

Entonces sí, los humanos aman lo dulce, y ese amor es puro y natural... si hablas de duraznos, cerezas y sandía. El azúcar que contienen las frutas —fructosa— es sana si comes la fruta COMPLETA (incluyendo la cáscara) y obtienes todas las fibras, nutrientes y minerales. Pero cuando el azúcar se extrae de las plantas dulces y es añadido a otros alimentos (como pan o cereal), no tiene ninguno de los beneficios nutricionales. Ése no es más que AZÚCAR AÑADIDO y sólo ofrece calorías vacías.

Los dentistas odian el azúcar porque pica tus dientes, los doctores te advierten porque está relacionada con la obesidad y las maestras de kínder le temen porque hace que los niños reboten contra las paredes. Debes ponderar y reflexionar respecto a tu relación individual con el azúcar. Personalmente creo debes cortar con el azúcar. Inmediatamente.

Pero, antes, tengo una confesión. Es algo importante admitirlo en público, porque la mayoría de la gente no se siente igual. Pero ahí va, impreso en tinta, para no arrepentirme: no me gusta el azúcar.

De verdad no. Las cosas dulces no me hacen regresar por más. Lo salado, lo que engorda, lo grasoso, sí. Lo dulce, no.

Ya lo dije. Se siente bien quitarme ese peso de encima. Toda mi vida, la gente me ha visto con incredulidad cuando amablemente declino sus ofertas de cosas dulces. "¿Ni siquiera este dulce delicioso?" No, gracias, no me gustan los dulces. "¿Y esta mermelada de frambuesa?" No, gracias, a menos que la embarres en un pan salado y le pongas tres cucharadas de nata. O a menos que la conviertas en frambuesas de verdad, que me encantan. "¡¿Ni siquiera helado?!", me preguntan. Bueno, ok. Confieso, el helado sí me gusta. Pero sólo si tiene algún ingrediente salado; como el de caramelo salado.

Así que ya lo sabes: no me gusta la comida dulce. Y mientras más sé de los peligros del azúcar, más agradecida estoy de que no se me antoje.

Porque el hábito del azúcar es malo; lo he visto lastimar amigos, contribuyendo a su adicción a la comida y a la diabetes y a 10 kilos extras de los que siempre quieren deshacerse. Mientras más aprendo de esto, más cuenta me doy de que mi aversión natural al azúcar es, probablemente, uno de los pilares de mi salud.

AZÚCAR, AZÚCAR EN TODOS LADOS

Hay muchos tipos de azúcar: el que está en la leche, el de las frutas y verduras, el que está en bolsitas en la cafetería. ¡No todas los azúcares son creados igual! Aquí va una lista de azúcares comunes, naturales y procesadas (que se convierten en añadidas en la comida empacada):

GLUCOSA: la glucosa está presente en casi todo lo que comes, desde frutas y verduras hasta galletas, pasteles y dulces. Está en el cereal del desayuno. En el queso. Ya hablamos mucho de la glucosa, pero seguiremos haciéndolo porque es el azúcar más abundante en la comida y se usa como fuente de combustible para todos los organismo, incluido el nuestro. Cuando comes carbohidratos complejos, tu cuerpo los transforma en la glucosa que necesitas para vivir.

FRUCTOSA: es el azúcar de las frutas. Cuando comes frutas ricas en fibra, tu cuerpo absorbe el azúcar para energía; la fibra evita que tu sistema se sature de azúcar porque disminuye el ritmo de tu digestión. Por eso como fruta. Como manzanas todo el tiempo. La fruta es el sistema que la naturaleza tiene para repartir energía, además de que ofrece dulzura deliciosa.

Ahí lo tienes: no me gusta la comida dulce. Y mientras más aprendo de los peligros del azúcar, más agradecida estoy de no sentirme atraída por ella.

SACAROSA: la sacarosa es el botecito de azúcar blanco y fino que la mayoría de la gente usa para endulzar el café. También se encuentra en el azúcar moreno, la miel (de abeja y de maple) y la melaza. La sacarosa es, de hecho, una combinación entre glucosa y fructosa. Cuando añades sacarosa a la comida, agregas dulzura que realza o esconde su sabor. Pero también añades calorías y agotas tu sistema digestivo. Estudios muestran que cuando ingieres sacarosa, sus azúcares evaden las células que te dicen que estás lleno; esto quiere decir que, sin saberlo, comes de más.

LA RELACIÓN ENTRE INSULINA Y AZÚCAR

La insulina es una hormona que lleva la glucosa a tus células. Conforme el azúcar entra en tu torrente sanguíneo de los alimentos que consumes, tu páncreas secreta insulina, que regula el azúcar en la sangre sacando la glucosa y llevándola a tus células. Cuando comes demasiado azúcar, obligas a tu páncreas a meter quinta y producir altos niveles de insulina para compensar. Si regularmente comes mucho azúcar, con el tiempo los niveles elevados de insulina pueden terminar en una condición llamada resistencia a la insulina. Cuando te conviertes en resistente a la insulina, tus células pierden su capacidad de respuesta frente a la presencia de insulina; como resultado, necesita más para absorber glucosa de tu sangre. Así que tu páncreas bombea más insulina, una y otra vez. La resistencia a la insulina se ha relacionado con el desarrollo de enfermedades cardíacas y es precursora de la diabetes tipo 2.

En los últimos 200 años, los estadounidenses se han enamorado del azúcar. Y el resultado nos está matando. Comer azúcares añadidos te hace ganar peso. Provoca que tu cuerpo guarde grasa en tu panza. Evade tu hormona natural y tu sistema de "estoy llena" y te anima a comer de más. Engaña a tu cerebro para pensar que tienes MÁS hambre. Y conduce a obesidad, problemas cardiacos y diabetes. ¡Los números son impactantes!

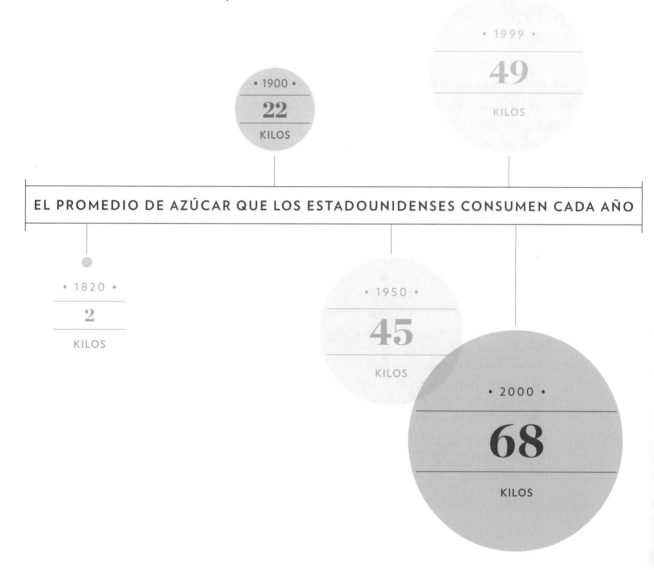

• 1999 •

49

KILOS

• 1900 •

22

KILOS

EL PROMEDIO DE AZÚCAR QUE LOS ESTADOUNIDENSES CONSUMEN CADA AÑO

• 1820 •

2

KILOS

• 1950 •

45

KILOS

• 2000 •

68

KILOS

CÓMO EL AZÚCAR SE CONVIERTE EN AZÚCAR

El azúcar blanco, granulado, fácil de servir, viene de una planta: de la caña de azúcar o de la remolacha azucarera. La caña de azúcar en su forma natural —densa, espesa, de tallos altos, que cuesta mucho trabajo dominar— puede ser deliciosa. Una vez que abres el duro exterior de la caña, encuentras una fibra correosa que no puedes morder, que tiene un jugo dulce y ligero que puedes chupar de la fibra. Las remolachas azucareras parecen raíces blancas y crecen bajo tierra.

Esas plantas son diferentes a las bolsas de azúcar de mesa, resultado de intensas rondas de procesamiento. El jugo que se extrae de las plantas se hierve en miel, que se evapora hasta que se convierte en cristales y después gira alrededor de un centrifugador gigante en el que se extraen las partes húmedas, dejando cristales de color muy claro. Después, el proceso se repite dos veces: hervir, evaporar, cristalizar, centrifugar. La melaza, un jarabe muy espeso, oscuro y dulce, usado para cocinar y hornear, es lo que surge cuando el jugo cristalizado de la caña de azúcar o de la remolacha se centrifuga. El azúcar "crudo" o "turbinado" ha sido procesado una vez menos que el azúcar refinado, así que conserva algo del color de la melaza. En realidad no está cruda puesto que ha sido hervido, cristalizado y centrifugado al menos dos veces.

QUÉ POCO DULCE

Todos hemos visto los paquetitos brillantes de no-azúcar cerca del azúcar de verdad en las cafeterías. Si buscas deshacerte de tu hábito por lo dulce, no sumes otro cambiando del azúcar a estos endulzantes (que *no tienen nutrición*). Simplemente no lo hagas. Los endulzantes artificiales, sin nutrientes y bajos en calorías, son frecuentemente añadidos a los alimentos como refrescos de dieta, yogur *light*, budín y dulces sin azúcar para incrementar su dulzura sin añadir calorías.

Yo digo: no los comas. Acostumbrar a tus papilas gustativas a la dulzura delicada de las frutas naturales es la forma de mantener tu cuerpo sano y disfrutar la comida. Y además, esos endulzantes admiten lo que realmente son: ARTIFICIALES. Están fingiendo. Porque contienen muchísimos químicos que se originaron en la naturaleza hace mucho, pero ya no se usan como la naturaleza pretendía. Si de verdad necesitas algo dulce y la fruta no te satisface, come azúcar refinado y no esas imitaciones baratas.

Quizá has oído hablar de la inflamación y lo peligroso que es para tu salud a largo plazo. Bueno, hay dos tipos de inflamación: una que ayuda a tu cuerpo y otra que es peligrosa y dañina. La inflamación aguda surge cuando te cortas o padeces dolor de garganta; la hinchazón que surge es un ejemplo de inflamación, la respuesta salvavidas de tu sistema inmunológico para protegerte. Tu sistema inmunológico es como la fuerza de seguridad de tu cuerpo. Cuando siente la presencia de un intruso, manda un ejército de glóbulos blancos a un área específica para protegerte del daño. Esa respuesta inflamatoria asegura que una pequeña cortada no se convierta en herida infectada.

El otro tipo de inflamación es la crónica, y algunos médicos creen que produce un ambiente en que las enfermedades —desde obesidad, diabetes y enfermedades cardíacas de las que tanto hablamos, hasta depresión o cáncer— pueden prosperar. La inflamación crónica está relacionada con la ingesta de comidas procesadas, azúcares añadidos y poco ejercicio.

La actividad física regular de intensidad moderada puede reforzar tu sistema inmunológico, protegiéndote de gripas y otras infecciones. La actividad física intensa a veces puede estimular una respuesta inmune, que contribuye a la inflamación crónica (de esto hablaremos más en el capítulo 20). ¿Cómo puedes protegerte de la inflamación crónica?

- **Quítate del sillón:** ser sedentario —especialmente las mujeres— incrementa los biomarcadores (moléculas cuya presencia indica la posibilidad de desarrollar varias enfermedades) para la inflamación.
- **Aumenta tu consumo de frutas y verduras:** especialmente aquellos ricos en vitamina C y betacaroteno. Estos antioxidantes altos en nutrientes ayudan a tu cuerpo a minimizar la respuesta de estrés.
- **Aumenta tu consumo de ácidos grasos omega 3:** incluye pescado en tu dieta un par de veces a la semana. Añade nueces a tu avena en el desayuno. Pon aguacate en tu ensalada.
- **Duerme lo suficiente:** la falta de sueño puede asociarse con más inflamación. Trata de dormir de siete a nueve horas cada noche.
- **Evita el peso extra, especialmente alrededor de tu abdomen:** la grasa de la panza está más estrechamente relacionada con la inflamación que cualquier otra grasa corporal.
- **Revisa tus rutinas de ejercicio en tiempos de estrés:** las rutinas de alta intensidad y larga duración pueden ser contraproducentes y ocasionar mucha inflamación. Las rutinas de intensidad moderada, como andar en bici por una hora, pueden ser mejores y controlar la inflamación.
- **Mantén tu mente positiva:** reducir los niveles de estrés también es una parte importante para prevenir la inflamación.

EL GRAN PROBLEMA DEL JARABE DE MAÍZ ALTO EN FRUCTOSA

Entonces, está el azúcar procesada y después el jarabe de maíz alto en fructosa, que viene del maíz. Que, como probablemente sabes, es dulce pero no es *tan* dulce. ¿Cómo lo convierten en esa cosa pegajosa que los productores llevan décadas poniéndole a nuestra comida?

Bueno, empecemos en la década de los setenta, cuando los productores querían gastar menos dinero en ingredientes para sus alimentos y bebidas procesados. Crece tanto maíz en Estados Unidos que, financieramente hablando, podían usarlo como fuente de azúcar. El único problema era que el jarabe de maíz no era tan dulce como el azúcar... así que los productores crearon jarabe de maíz *alto en fructosa*. O sea, jarabe de maíz en esteroides.

El uso y la producción de este jarabe han incrementado dramáticamente en las últimas tres décadas y tienen mucha atención mediática porque su uso abundante coincide con el rápido aumento de la obesidad. Lo importante es recordar que *todos* los azúcares añadidos, ya sea de mesa (sacarosa), jarabe de maíz alto en fructosa, miel de abeja o de maple, pueden dañar tu cuerpo a largo plazo.

LEE LAS ETIQUETAS

Para estar un paso adelante (y muy lejos) del azúcar añadido, siempre revisa la información nutrimental. Verás enlistados los "azúcares totales", pero esa no es la mejor forma de saber si el alimento contiene azúcar añadido. Te voy a decir por qué: esa leyenda incluye *todos* los azúcares, naturales y añadidos, y sólo queremos alejarnos de los *añadidos*. Si el alimento no contiene azúcar natural de las frutas o de la leche, entonces el enlistado corresponde a añadidos. Pero si ves la información nutrimental de una fruta o de un producto lácteo, como salsa de manzana o yogur, el número que ves es la suma total de ambos azúcares.

Debes saber que los productores de comida intentan ocultar cuánta azúcar estás comiendo utilizando diferentes tipos, para que sea menos obvio que el ingrediente principal es AZÚCAR.

Aquí hay algunas variedades de las que debes cuidarte:

azúcar morena	jugo de caña evaporado	azúcar invertida
bastones de cristal	fructosa	lactosa
caña de azúcar	concentrado de	
endulzante de maíz	jugo de frutas	
jarabe de maíz	jarabe de maíz	
fructosa cristalina	alto en fructosa	
dextrosa	miel	

¿QUÉ AÑADE EL AZÚCAR AÑADIDO?

Típicamente es una buena idea escoger alimentos sanos como ensaladas, fruta y yogur. Pero también asegúrate de que no sólo parecezcan sanos. Los azúcares añadidos pueden convertir algo sano en dañino. Por ejemplo, el yogur natural tiene 17 gramos de azúcar, lo cual está bien porque es azúcar de la lactosa, es decir, natural. Pero cuando el yogur tiene fruta, que casi siempre significa azúcar añadido, puede subir hasta 47 gramos de azúcar; 30 gramos de azúcar artificial. Si comes yogur natural con un puño de arándanos, tienes yogur, fruta, tu antojo dulce sin azúcar añadido y todo es feliz. Aquí hay más ejemplos de cómo suma el azúcar añadido.

TIPO DE COMIDA	VERSIÓN SANA	VERSIÓN CON AZÚCAR AÑADIDA
Aderezo de ensalada (1 cucharadita)	Aceite y vinagre: 0.5 g	Mil islas: 2.5 g
Yogur (1 taza)	Natural: 17 g	Con fruta en el fondo: 47 g
Bebidas (1 taza)	Agua: 0 g	Gatorade: 13 g
Avena instantánea (1 paquete)	Natural: 0.5 g	Con pasas y especias: 15 g
Crema de cacahuate (2 cucharaditas)	Natural: 2 g	Crema de cacahuate con pedazos de cacahuate: 4 g

CÓMO EVITAR LOS AZÚCARES AÑADIDOS

Creo que podemos evitar el añadido a menos que nos demos el gusto de morder un alimento particularmente dulce. Éstas son algunas estrategias para combatir el hábito por lo dulce:

- **Rebaja el azúcar que *tú* usas:** deja de ponerle azúcar a los platillos que preparas, como cereal, avena, café y té.
- **No tomes bebidas azucaradas:** ¡no lo hagas! Una bebida deportiva de 600 ml o un vaso de agua de sabor contiene alrededor de siete cucharadas de azúcar artificial.
- **Usa especias:** aprende a usar canela, nuez moscada, vainilla y cardamomo para añadir dulzura. Una manzana rebanada y espolvoreada con cardamomo es una botana deliciosa.
- **Escoge fruta en vez de dulces:** ¿alguna vez has visto que la mayoría de los dulces vienen en colores y sabores de frutas? Los dulces son básicamente fruta falsa que quiere ser, saber y oler como fruta. En serio: una naranja en temporada es igual de rica que un dulce y hasta sabe más a naranja que una paleta. Porque *es una naranja*.
- **Cuídate de los impostores:** debes estar al pendiente de los culpables de los azúcares añadidos. Sólo porque no sepa dulce no significa que no tenga ingredientes artificiales. Por ejemplo en:

catsup	cereal	salsa *barbecue*
pretzels	barras proteínicas	yogur
mantequilla	bebidas deportivas	aderezo
de nuez	avena instantánea	granola
barras de cereal	salsa de espagueti	

Amo la fruta pero *nunca* le pondría una cucharada de azúcar moreno o de jarabe de agave a mi té verde. Sí, me gusta el sabor del té tal cual. Pero más importante, esas cucharadas no son tan inofensivas como parecen.

Sin el beneficio de la fibra para desacelerar las cosas, el azúcar entra en el torrente sanguíneo con prisa. Tu cuerpo responde mandando muchísima insulina para que tus células absorban la glucosa y la usen como energía. Tú experimentas este proceso celular como el emocionante sentimiento que te da después de comer muchísimos dulces, seguido de un bajón de energía que sólo te hace pensar que necesitas una siesta: altibajos emocionales que te hacen cuestionar tu propia existencia y un dolor de estómago que te llena de arrepentimiento.

Entonces, ¿cuánto azúcar es mucho azúcar? Hay lineamientos diferentes; la Asociación Americana del Corazón sugiere que las mujeres no deberían consumir más de seis cucharadas al día. Pongamos eso en perspectiva: un refresco de 600 ml contiene casi veinte cucharadas.

¿Mi lineamiento personal? Compartir un postre con amigos de vez en cuando. Pero, del diario, la fruta es mi premio dulce.

CAPÍTULO 8

LA PROTEÍNA ES FUERZA

CUANDO PIENSO EN PROTEÍNA, pienso en asados, en banquetes cubanos y en mi botana favorita de quinoa, lentejas y arroz integral. Me encanta cenar (¡o desayunar!) pollo rostizado. A la hora de la comida, quizá un delicioso filete de pescado asado... También me encanta tener una olla con frijoles negros hirviendo, perfectos para hacer tacos y disfrutarlos con arroz integral. De hecho, me encantan todos los frijoles y, por supuesto, como cualquiera que haya puesto un pie en mi casa, además de lentejas de todos los colores. Y quienes han venido a desayunar saben que siempre habrá huevos. Revueltos, fritos, estrellados, en una *frittata*... como se te ocurra, ¡se servirán huevos!

La palabra *proteína* significa "de primera importancia"; y ciertamente es importante para tu salud. Las proteínas están hechas de aminoácidos y son tan vitales para tu salud que regularmente se les llama "los ladrillos de la vida".

EL VIAJE DE AMINOÁCIDOS

Cuando comes proteína, tu cuerpo la descompone en sus elementos más pequeños: aminoácidos, que son moléculas usadas para construir y reparar las células en tu cuerpo, incluido tu ADN. Los científicos no se ponen de acuerdo en la cantidad exacta de aminoácidos que existen pero se cree que hay alrededor de 20, que se combinan para hacer proteínas. Como mujer adulta, tu cuerpo puede formular casi dos tercios de ellos. Dos tercios es

PROTEÍNA PARA LAS PLANTAS

Las plantas necesitan proteína también. La proteína vegetal requiere de nitrógeno, que las plantas absorben de la tierra. (A pesar de que las cuatro quintas partes del aire en este planeta son nitrógeno, las plantas no pueden absorber el nitrógeno del aire.) Y la proteína es muy importante para las plantas, en parte porque ayuda a dar soporte estructural a sus tallos para inclinarse hacia la luz del sol y así conseguir su dosis de glucosa.

bueno pero, desafortunadamente, no es suficiente. Hay ocho aminoácidos que *tenemos* que obtener de los alimentos, y son esenciales. Cada día, tu cuerpo requiere de estos aminoácidos para mantener tu salud.

Como hemos afirmado, cuando comes carbohidratos y grasas, tu cuerpo puede almacenar el exceso para utilizarlo después (quieras o no). Pero la proteína es diferente. Los aminoácidos no pueden almacenarse en el cuerpo, así que la mejor forma de comer proteína no es sentarte como un hombre de las cavernas y comer una res entera, más bien hay que comer porciones pequeñas de forma constante a lo largo del día. De esa forma, los aminoácidos siempre están disponibles para que tu cuerpo los utilice.

¿QUÉ TANTO ES SUFICIENTE?

Cuando oyes a la gente hablar de nutrición, todos se refieren a comer "suficiente" proteína. ¿Qué es suficiente?

La proteína debería ser 35 por ciento de tus calorías diarias totales, lo que significa: un tercio de tu desayuno, tu comida y tu cena debería ser proteína sana. Los niños, adolescentes y mujeres embarazadas necesitan más porque la proteína apoya el crecimiento y el desarrollo. Para el resto de nosotros, comer suficiente proteína asegura construir y mantener nuestros huesos y músculos, los anticuerpos que nos conservan sanos, las hormonas que afectan nuestro humor y las enzimas que hacen posible la digestión. Sin proteína, no podrías ir a citas románticas, enamorarte, abrazar a alguien o sentir que tu corazón se sale del pecho cuando besas.

La cantidad de proteína que cada uno de nosotros necesita es diferente porque nuestros requerimientos proteínicos se basan en nuestro peso corporal y actividad física. Después de todo, está bien que no sea una ecuación "uni-talla" porque tu peso determina tus células. Y si eres superactivo físicamente —entrenas para una maratón, por ejemplo— tu cuerpo está constantemente construyendo y reparando músculo, así que necesitarás más proteína que quien corre cinco kilómetros a la semana.

Básicamente, mientras más activo estés, más entrenamiento de fuerza haces, más pesa tu cuerpo, más proteína necesitas para soportarlo, sane y se regenere. La siguiente tabla te dirá cuánta proteína quieres consumir, basado en tu actividad y tu peso.

LOS SUPLEMENTOS PARA ENFLACAR

Los suplementos de proteína pueden estar de moda entre atletas que buscan construir y reparar músculo rápidamente, pero la mayoría de los individuos sanos —hasta los vegetarianos— no necesitan este tipo de suplementos. Kathleen Woolf, profesora en la Escuela Steinhardt de Nutrición, de la Universidad de Nueva York, aconseja a las mujeres comer proteína constantemente a lo largo del día. "Si comes una variedad de alimentos ricos en proteína, no necesitas ningún tipo de suplemento", indica.

SI ERES MEDIANAMENTE ACTIVO

Si tus hábitos de ejercicio incluyen correr dos medias horas a la semana, una hora de yoga y media de pesas, por un total de dos horas y media en la semana, puedes considerar que eres medianamente activo. No importa si haces cinco sesiones de 30 minutos o tres de 50, *medianamente* activo significa que haces alrededor de dos horas y media de ejercicio a la semana.

TU PESO	TU REQUERIMIENTO DIARIO DE PROTEÍNA
45 kilos	36 gramos
50 kilos	42 gramos
60 kilos	47 gramos
65 kilos	53 gramos
70 kilos	58 gramos
80 kilos	64 gramos

SI ERES MUY ACTIVO

Significa que entrenas alrededor de cinco horas cada semana. Pueden ser cinco sesiones de una hora o seis de 50 minutos, pero recuerda: mientras más entrenes, más fuerza utilizas, así que debes incluir más proteína en tus comidas.
Por lo anterior, debes tomar en serio los números de abajo. Si estás en un entrenamiento serio, habla con tu entrenador y tu doctor acerca de lo que tu cuerpo necesita.

TU PESO	TU REQUERIMIENTO DIARIO DE PROTEÍNA
45 kilos	55-77 gramos
50 kilos	63-89 gramos
60 kilos	71-100 gramos
65 kilos	79-112 gramos
70 kilos	87-124 gramos
80 kilos	95-135 gramos

TRADUCIENDO NÚMEROS EN COMIDAS

Si eres medianamente activo y pesas, digamos 60 kilos, la tabla en la página 60 indica que debes consumir aproximadamente 47 gramos de proteína al día.

Lo que debes hacer con ese número es dividirlo en tres. Como la proteína debe estar repartida a lo largo del día, equivale a 15 gramos, más o menos, cada comida. Aquí va un ejemplo de cómo puedes satisfacer tu necesidad de proteína en el transcurso del día.

DESAYUNO: dos claras de huevo, una yema, un puño de queso rallado, equivalen a 15 gramos.

COMIDA: ensalada con media taza de garbanzos, otra media de arroz integral, kale, jitomate, pepino, perejil y jugo de limón, son como 11 gramos de proteína.

COLACIÓN: un puño de almendras unas horas después de la comida suma siete gramos más de proteína, lo cual te daría unos 33 gramos acumulados a la mitad del día.

CENA: llena tu plato con 50 gramos de salmón y ensalada de espinacas y lentejas; llegarás a los 47 gramos.

Cuando quiero saber exactamente cuánta proteína estoy consumiendo, leo las etiquetas o busco en línea el valor proteínico de los alimentos. Pero, honestamente, después de un tiempo de comer proteína regular y conscientemente, incluir la cantidad correcta en cada comida es algo que haces sin pensar.

TU DOSIS DE PROTEÍNA

Por suerte para ti, hay tantos alimentos que contienen proteína que no es difícil incorporarla en tus comidas. El siguiente recuadro enlista los gramos de proteína en algunos alimentos comunes. Rápidamente verás lo fácil que es incorporar fuentes sanas de proteína en tu dieta diaria.

ALIMENTO	PORCIÓN	PROTEÍNA
pechuga de pavo	83 gramos	36 gramos
salmón	83 gramos	22 gramos
pollo, sin piel	83 gramos	21 gramos
carne molida	83 gramos	21 gramos
atún	83 gramos	20 gramos
queso cottage	½ taza	13 gramos
edamame congelados	1 taza	12 gramos
hamburguesa sin carne (vegetales o de soya)	1 porción (70 gramos)	11 gramos
tofu	½ taza	10 gramos
lentejas, hervidas	½ taza	9 gramos
almendras crudas	¼ taza	7 gramos
leche *light* (1%)	1 taza	8 gramos
crema de cacahuate	2 cucharadas	8 gramos
queso (amarillo, manchego, brie, roquefort y suizo)	28 gramos	7 gramos
pasta	1 taza	7 gramos
frijoles negros	½ taza	7 gramos
huevo	1	6 gramos
quinoa	½ taza	4 gramos
brócoli, hervido	½ taza	3 gramos
salchicha alemana	1	6 gramos
arroz, blanco o integral	½ taza	3 gramos
couscous	½ taza	3 gramos
pan integral	1 rebanada	3 gramos
avena	½ taza	3 gramos

COMPLETA TUS PROTEÍNAS

Cuando hablamos de proteínas COMPLETAS, nos referimos a tener una reserva de aminoácidos lista para que tu cuerpo la use en la combinación necesaria. Puedes obtener tu proteína de origen animal o vegetal. Toda la que comas, no importa su origen, va a deshacerse en aminoácidos. Tu cuerpo puede usarlos para construir músculo, crear enzimas o formar hormonas, pero cada uno de estos procesos requiere diferentes aminoácidos, así que si alguno falta, toda la operación fracasa. Cuando comes proteínas completas, das a tu cuerpo *todos* los aminoácidos necesarios.

Las proteínas animales son geniales porque son una fuente completa de proteínas. Por ejemplo, carne roja, pollo, pescado, huevos, leche y queso. Las plantas también son una buena fuente de proteína porque contienen aminoácidos; pero cada planta tiene una composición diferente de éstos. Cuando combinas los vegetales correctos, se unen para formar una proteína completa. Por ejemplo, las legumbres con granos integrales como arroz y quinoa, se combi-

BUFFET INTERNACIONAL DE AMINOÁCIDOS

Por siglos, las culturas a lo largo de Estados Unidos y del mundo han emparejado deliciosas combinaciones de proteínas vegetales y granos. Llámalo intuición nutricional si quieres, pero estas simples combinaciones son una gran forma de maximizar los beneficios de las proteínas vegetales.

- **Tacos:** la comida mexicana combina tortillas de maíz con frijoles.
- **Succotash:** los nativos norteamericanos unen maíz con frijoles.
- **Sushi:** los japoneses combinan arroz con soya.
- **Estofado de cacahuate:** la gastronomía africana occidental incorpora arroz y cacahuates.
- **Arroz cajún:** con frijoles rojos, es el platillo oficial en Nueva Orleans.
- **Dal:** lentejas hindúes servidas sobre arroz.
- **Chana masala:** plato hindú con garbanzos y arroz.
- **Mujadara:** platillo sirio de lentejas y estofado de arroz.
- **Gallo pinto:** platillo de desayuno originario de Costa Rica, arroz y frijoles.

Personalmente, los huevos son una de mis fuentes favoritas de proteína. A mucha gente le causa conflicto comer mucho huevo porque les han dicho que son altos en colesterol. Bueno, el hecho es que la clara es proteína pura. La yema contiene grasa (y algo de colesterol), como todos los alimentos. Piénsalo: si esa yema se convirtiera en un pollito, es su nutrición lo que hace que crezca un pollo de una célula. A menos que tu doctor te haya pedido que dejes de comer huevo porque tienes el colesterol muy alto, no tengas miedo de este ingrediente barato y fácil de preparar. Si ya comes huevo, sólo asegúrate de comer más claras que yemas.

Cuando tengo antojo de omelette, por cada tres huevos uso sólo una yema. Así, tengo el sabor y la nutrición de la yema y una dosis extra de proteína. Añade kale y parmesano, con una guarnición de quinoa y yum. ¡Es la comida o cena perfecta, cargada de proteínas!

nan en una fuente completa de proteínas. (Revisa el recuadro de la página anterior para conocer más proteínas en los vegetales.)

CÁRGATE DE PROTEÍNAS

Aprecio mucho los alimentos cargados de proteínas porque son salados y deliciosos... y porque la proteína ayuda a mi cuerpo para muchas cosas. Cada vez que levanto una pesa, hago un abdominal o mantengo una postura en tabla; cuando cargo a mi sobrina, subo mi maleta por las escaletas o ayudo a alguien con las bolsas pesadas, la proteína que como en el día me da recursos para cuidar mis huesos y músculos; me aguanta para que pueda apoyarme y apoyar a la gente cercana.

Porque quiero ser tan fuerte y sana como sea posible, tan continuamente capaz como sea posible. Porque ser capaz es mi prioridad número uno, me aseguro de comer proteína de diversos orígenes, desde claras de huevo en el desayuno, lentejas y arroz integral en la comida y quinoa con pescado o pollo en la cena. Porque la proteína contiene los ingredientes que permiten que mi cuerpo se repare. La proteína nutre mi yo físico.

La proteína es la fuente de mi fuerza.

CAPÍTULO 9

LA GRASA ES ESENCIAL

¡AH, GRASAS! LAS AMO tanto como los demás; quizá aún más. Son ricas, satisfacen, nutren y llenan. Hay tanta alegría en las grasas y en la cremosidad y ricura que añaden a cada comida que es genial que haya grasas BUENAS para nosotros. Tan buenas, de hecho, que deberían ser 20 o 35 por ciento de nuestro insumo diario de energía.

Estoy hablando de los ácidos grasos esenciales. Son los que mantienen nuestro pelo y nuestra piel radiantes, y además mantienen la función de nuestros órganos (especialmente cerebro e hígado). Las grasas también proporcionan una buena compañía a vitaminas y minerales que obtenemos de las plantas, algunas de las cuales no son usadas por nuestras células a menos que se unan con grasas. Los ácidos grasos esenciales son justo eso: *esenciales* para nuestra salud.

Por supuesto, también hay grasas no tan buenas —incluidas las derivadas de proteínas y productos animales (como lácteos)— y otras temibles como las saturadas, que son elaboradas químicamente por la industria alimenticia para extender el anaquel de productos, sobre todo de botanas (ya hablaremos de eso). Pero, por ahora, nos enfocaremos en las grasas que nos encantan. Recuerda, la cantidad correcta de grasa es un componente necesario para tu dieta; te da energía y nutrientes esenciales como vitaminas A, D y E.

¡Yuju, grasas!

Cuando comemos vitaminas derivadas de plantas y animales, nuestro cuerpo las absorbe y usa de manera diferente. Algunas vitaminas son solubles en agua, lo que significa que se disuelven y el cuerpo no las mantiene por mucho tiempo. Las vitaminas complejo B y C son ejemplos de solubles en agua.

Las otras vitaminas son solubles en grasa: pueden ser disueltas y absorbidas por el cuerpo sólo en la presencia de grasa. Piensa en el aceite de oliva, en la arúgula o en el queso mozzarella con jitomate. Las vitaminas solubles en grasa pueden almacenarse en tu cuerpo por semanas o meses. Las vitaminas A, D, E y K son de este tipo.

AMIGOS DE LA GRASA

Desde la década de los ochenta, la grasa se ha hecho de mala reputación. Si ahora estás en tus veintes, significa que durante tus años formativos, mientras aprendías acerca de nutrición y salud y descifrabas cómo debías comer, el mundo a tu alrededor estaba poniéndole cuernos y trinche a la grasa, convirtiéndolo en un demonio del infierno destinado a tu destrucción (o, por lo menos, a restar posibilidades de ponerte unos *jeans* pegaditos). Esta demonización de la grasa no sólo fue engañosa, también tuvo el efecto accidental de hacer formas ricas de grasa (como el pastel de queso, los *sundaes* de helado o las papas a la francesa con queso), tan seductoras que, aunque *de verdad de verdad* lo quieres, sabes que, definitiva y absolutamente, no deberías.

Así que clarifiquemos qué es la grasa y dejemos el tema en paz. Primero te ofrezco cinco datos acerca de la grasa y por qué es buena para ti.

- La grasa realza el sabor y la textura de la comida y permite que especias, hierbas y sabores cautiven tu paladar.
- La grasa evita que tu piel se haga rasposa, casi de cartón.
- La grasa ayuda a tu cuerpo a absorber vitaminas.
- La grasa te proporciona el combustible que necesitas para pasar el día.
- La grasa estimula el cerebro.

Las dos cosas más importantes que debes recordar de la grasa es que todo consiste en seleccionar los TIPOS correctos y tener cuidado de CUÁNTA estás consumiendo. Cuando se trata de la cantidad, la moderación es clave.

Cuando comes más grasa de la recomendable, puedes aumentar el riesgo de desarrollar obesidad y problemas cardiacos. Dado que las grasas tienen más densidad de energía que las proteínas y los carbohidratos, una pequeña cantidad hace grandes cosas. Como todo lo demás en la vida, mucho de lo bueno puede ser bueno, mucho.

LAS GRASAS QUE AMAMOS

Cuando se trata de escoger tus grasas, quieres enfocarte en la variedad de *no saturadas*, que a temperatura ambiente son líquidas. Como con muchos otros nutrientes, tu cuerpo los necesita pero no los produce, así que es esencial obtenerlos de la comida.

Hay dos tipos de grasas no saturadas: poliinsaturada y monoinsaturada. Las primeras se encuentran principalmente en aceites vegetales (como cártamo, ajonjolí, soya, maíz y girasol), en nueces y semillas. Estas grasas tienen diversos beneficios, desde proteger tus músculos hasta ayudar a la coagulación sanguínea.

Las grasas monoinsaturadas se encuentran en alimentos como aceite de oliva, colza, cacahuate, aguacates y nueces. Estas grasas son benéficas para tus niveles de colesterol sanguíneo y regular la insulina y el azúcar en la sangre.

OMEGA 3 PARA VEGETARIANOS

Los omega 3 están compuestos de tres tipos de ácidos grasos: alfa-linolénico (ALA), ácido eicosapentanoico (EPA) y ácido docosahexaunocio (DHA).

- El pescado y los aceites de pescado proporcionan EPA y DHA pero estas fuentes pueden no ser apropiadas para un vegano o un lacto-ovo vegetariano.
- La linaza, las nueces, los frijoles de soya, el aceite de canola y el alga marina son ejemplos de fuentes vegetales de omega 3.

Como con los aminoácidos esenciales, nuestros cuerpos no producen estos ácidos grasos esenciales y no podemos vivir sin ellos; entonces, necesitamos obtenerlos de nuestra alimentación.

Seguramente has oído hablar de los ácidos grasos omega 3, dentro de los ácidos grasos esenciales que necesitamos. Los omega 3 son grasas no saturadas que normalmente se encuentran en pescados grasosos como salmón, atún y verdel, así como en algunas fuentes vegetales (mira la siguiente tabla). Ahora seguro entiendes todo el drama alrededor de estas grasas: ¡son superestrellas! Desde protegerte de enfermedades cardíacas y Alzheimer hasta incrementar tu poder cerebral, los omega 3 son las mejores grasas que puedes escoger.

A LAS GRASAS NOS LIMITAMOS

Cuando escogemos nuestras grasas, es mejor limitar la cantidad de las grasas *saturadas*, los ácidos grasos *trans* y el colesterol. Éstas pueden significar una amenaza para la salud de nuestras arterias; usualmente, se encuentran en la comida rápida y procesada, en los lácteos como mantequilla, queso y leche, en los productos de carne, en el aceite de coco y el de palma (en los dulces procesados). Hay alrededor de 24 grasas saturadas diferentes y no todas son malas para ti. Por ejemplo, el aceite de coco tiene grasa saturada, pero también incrementa tu nivel de "buen" colesterol y tu función tiroidea.

Cuando me doy el lujo de comer grasas no saturadas, normalmente es una pieza de puerco cubano o una hamburguesa deliciosa. Pero no como eso todos los días. ¿Y las hamburguesas de comida rápida? Bueno, de vez en cuando me da un antojo brutal y me doy permiso; compro la hamburguesa y papas más pequeñas y disfruto el sabor del momento. Pero siempre sé que en los siguientes 30 minutos estaré sobándome la panza: lleva el peor golpe para que mi boca pruebe el sabor de la nostalgia. Pero no es algo que tenga seguido, prefiero cocinarla yo o ir a un restaurante que haga sus hamburguesas con ingredientes frescos. La carne y el queso frescos, de calidad, ofrecen a tu cuerpo nutrición, pero la comida rápida son sólo calorías vacías.

Hablando de lo natural contra lo artificial, no hay NADA natural en las grasas *trans*. Literalmente son creadas por el hombre y no son buenas. Todos los alimentos naturales se echan a perder en algún punto, así que los productores de alimentos inventaron una grasa que ayudara a sus productos a mantenerse frescos por meses. Básicamente, añaden moléculas de hidrógeno al aceite vegetal para esta grasa sólida, estable, que dura meses en el anaquel. La margarina y la manteca vegetal contienen grasas *trans* y ambos se usan en la comida rápida y procesada, especialmente en los alimentos que compras en las misceláneas y en las gasolineras (papitas, pasteles, galletas, etcétera). Estas grasas no tienen salvación. No hay cantidad aceptable.

COCINAR CON GRASA

En casa, me gusta cocinar con aceite de oliva si preparo vegetales asados y pescados; y le pongo también al aguacate, con parmesano. Cuando se trata de freír, me gusta más el aceite de semillas de uva. ¿Qué aceite deberías usar? Es una cuestión de sabor y humeo.

Los aceites pueden tener puntos de humeo bajos, medios o altos, y se refiere a la temperatura en que el aceite empieza a humear. Ese punto nos indica qué tan bien maneja el calor cada aceite. Los de humeo bajo no soportan el calor y se reservan para aderezos y dips. Los de medio son ideales para cocinar y hornear a diario mientras los de humeo alto pueden aguantar temperaturas muy altas, así que puedes subir la flama y sellar un pedazo de pescado o de carne.

ACEITES CON PUNTO DE HUMEO BAJO

Funcionan mejor para: aderezos, marinados, dips.

- **Aceite de nuez:** sano, con mucho sabor y delicioso cuando se usa sobre verduras o aderezar ensaladas.
- **Aceite de linaza:** es idea para aderezos o mezclar en un *smoothie*; es una gran fuente de omega 3.
- **Aceite de oliva extravirgen:** procesado rápidamente después de recolectar olivas, con mucho sabor y excelente como ingrediente final o *dip*.

ACEITES CON PUNTO DE HUMEO MEDIO

Funcionan mejor para: saltear, hacer salsas, hornear y sofreír.

- **Aceite de oliva:** mi opción general para todo; es perfecto para cocinar proteínas y vegetales.

- **Aceite de colza:** versátil y buena fuente de grasas monoinsaturadas; tiene un sabor ligero que funciona bien para cocinar pero también sirve para cubrir tu asador.
- **Aceite de coco:** le da a la comida un sabor ligero de coco; funciona bien con curry y tofu.
- **Aceite de semilla de uva:** se extrae de las semillas de uva durante el proceso para hacer vino; tiene un sabor terrenal y es una gran opción para saltear.
- **Aceite de ajonjolí:** sabor delicioso que da profundidad a los platillos tipo asiáticos.

ACEITES CON PUNTO DE HUMEO ALTO

Funcionan mejor para: sellar, freír y dorar.

- **Aceite de cártamo:** una buena fuente de vitamina E, con sabor leve; puede usarse en todo, desde preparar curry hasta hornear.
- **Aceite de girasol:** lleno de vitaminas A, D, E; buena opción para freír.
- **Aceite de cacahuate:** monoinsaturado, contiene ácidos grasos esenciales, da sabor de cacahuate a la comida; otra opción perfecta para freír.

¡ELIGE BIEN!

Piensa en las grasas como un puñado de personas en una fiesta. Algunas son maravillosas y valen tu tiempo; otras son fastidiosas; es tu trabajo juzgar a cada quien basado en sus méritos. Mientras algunas grasas —saturadas y *trans*— son del tipo seductor, pero eventualmente destructivo, con quien no deberías estar; los otros son los vecinos lindos de quien tu mejor amiga sigue esperando (con razón) que te enamores.

Así que, aceite de oliva, ¡sí! Me encantaría pasar más tiempo contigo. Margarina, no, me temo que el viernes estoy ocupada lavándome el pelo. Con tantas grasas sanas que escoger, siempre tendrás algo delicioso y lleno de vitaminas y minerales.

CAPÍTULO 10

COMIENDO ESTRELLAS

███████████

CUANDO COCINO HUEVOS RICOS en proteína en sartén de hierro, bañado en aceite de oliva y los revuelvo con la grasa sana del aguacate, carbohidratos complejos en forma de pan de centeno y todos los nutrientes de un jugo de naranja fresco y brillante, obtengo un delicioso desayuno.

También una ración completa de vitaminas y minerales, incluyendo algunos del hierro del sartén, que se absorbe en los huevos en cantidad mínima. Además, los huevos contienen hierro, magnesio y calcio. El aguacate, potasio, fósforo y zinc, además de muchísimas vitaminas.

Porque cuando comes plantas, o animales que comen plantas, no sólo estás comiendo el Sol, también las estrellas. El calcio, el magnesio y el hierro que se absorben de la tierra por las plantas que después se comen los animales y las personas, son los mismos minerales que encuentras en las estrellas. ¡También son los que conforman el 4 por ciento de nuestros cuerpos!

Dado que la mayoría de los alimentos están, o estuvieron hace poco, vivos, sus nutrientes y vitaminas son orgánicos. Los minerales no están vivos. Se llaman sustancias *inorgánicas* para distinguirlos de los materiales más complejos, con base de carbón: los *orgánicos* que conforman los seres vivos. Todas estas vitaminas y minerales, como verás, son absolutamente necesarios —en los niveles correctos— para mantenernos sanos. Son tan buenos en hacer su trabajo que te protegen contra varias enfermedades (de las que probablemente jamás has oído hablar), gracias a las manzanas, los plátanos y la espinaca que comes diario.

¿QUÉ PASA CUANDO NO TE COMES LAS ESTRELLAS?

Una breve lección de historia: hace cien años, los estados del sur de Estados Unidos fueron azotados por una plaga misteriosa. Llamaron a la enfermedad pelagra; quienes eran atacados por ella sufrían cambios en la piel: su textura se volvía gruesa y extraña. Se volvían locos y muchos fallecieron.

Para 1914, cien mil personas estaban infectadas, ¡pero nadie sabía por qué! Se suponía que era algo contagioso, pero los doctores no podían ofrecer pruebas concluyentes; hasta que un hombre, llamado Joseph Goldberger, se interesó. Fue al sur y entrevistó a las víctimas de pelagra, poniendo atención en sus respuestas. Finalmente, Goldberger creyó tener la respuesta. A partir de sus conversaciones con los enfermos, sabía que la mayoría era pobre y con una dieta restringida que básicamente consistía en pan de maíz, melaza y grasa de puerco. No comían nada, o muy pocos vegetales y frutas.

La causa de la enfermedad, dedujo, era mala nutrición.

¿Te gusta tener la piel suave? ¿Te gustar pensar claramente? ¿Ver claramente? Entonces come frutas y verduras.

Para que la gente de verdad creyera que la pelagra era resultado de mala nutrición y no de un contagio, Goldberger hizo un experimento. Encontró una prisión en la que los enfermos estaban sanos y comían muchas frutas y verduras; cambió su dieta para imitar a la de las víctimas de la enfermedad y, en meses, todos los presos tenían pelagra. Cuando los volvieron a alimentar con productos agrícolas, ¡su salud mejoró!

Al final, la hipótesis de Goldberger se confirmó. La pelagra no era contagiosa; era resultado de una deficiencia nutricional. Murió antes de que el nutriente deficiente fuera descubierto —niacina, vitamina B_3— pero estaba en lo correcto respecto a frutas y verduras. La ausencia de niacina afectaba la piel de la gente y sus cerebros. Y acababa con su vida. Aunque la niacina aún no había sido identificada como vitamina, estaba claro que verduras y frutas sanaban. Razón por la cual tus padres toda la vida te dicen que comas frutas y verduras.

FRUTAS + VERDURAS = MICRONUTRIENTES

Desde que era niña, la gente ha tratado de llevarme a la barra de ensaladas. Apuesto que a ti también. Quizá hiciste caso y le entrabas con alegría al plato lleno de coles de bruselas. O quizá tu perro siempre tenía, misteriosamente, una guarnición de ensalada bajo la mesa, donde tus papás no lo veían. De cualquier forma, ahora que eres adulto, comer frutas y verduras debería ser parte de tu rutina diaria.

¿Te gusta tener piel suave y tersa? ¿Te gusta pensar claramente? ¿Ver claramente? ¡Entonces come frutas y verduras!

Mientras más aprendo de vitaminas y minerales, más me doy cuenta de lo suertuda que soy de vivir en un lugar en que frutas y verduras están disponibles a lo largo del año. Simplemente consumirlas me da montones de calcio para mis huesos, hierro para mi sangre y vitamina C para mi sistema inmunológico. Y esté de viaje, entrenando o memorizando guiones, todas esas ensaladas de espinaca, de arúgula, los platos de cerezas o brócoli, maíz, berenjena y jitomates me hacen sentir más aguda, fuerte y capaz.

LO QUE TIENES EN COMÚN CON LAS PLANTAS

Igual que nuestros cuerpos almacenan azúcar como carbohidratos y grasas, las plantas almacenan glucosa extra, como almidón y grasa. Piensa en los vegetales dulces, como zanahorias y betabel: su dulzura viene de azúcar almacenada. En el otro lado del espectro, están los cremosos aguacates y el coco, ejemplos de plantas que almacenan la energía extra como grasa.

FABRICANTES DE HUESOS

calcio, vitamina D, fósforo, magnesio

A lo largo de mi vida, con toda mi actividad física, tengo suerte de haberme roto sólo dos huesos. Bueno, sin incluir mi nariz, que me he roto cuatro. Pero me bastó con romperme un hueso para saber lo importante que es consumir suficientes "fabricantes de huesos"; especialmente conforme crezco. Como aprenderás con detalle en el capítulo 18, nuestros huesos están en constante acomodo porque células viejas se pierden y nuevas se crean. Así que darle a nuestro cuerpo los nutrientes que necesita para tener huesos sanos —calcio, vitamina D, fósforo y magnesio— es fundamental si quieres mantenerlos de adulto. Si te alimentas sanamente, probablemente obtienes suficiente fósforo y magnesio; pero muchas mujeres no obtienen la cantidad adecuada de calcio de los alimentos así que pueden considerar un suplemento.

FUENTES SORPRENDENTES DE CALCIO

Cuando la gente piensa en obtener suficiente calcio, comúnmente recurren a los lácteos. Pero los vegetales de hoja verde (brócoli, kale, col china) y otros productos ofrecen una buena dosis de calcio. Así que en vez de un vaso de leche...

- Leche de soya, una taza: 300 mg (¡tanto calcio como en la leche de vaca!)
- Soya, una taza: 261 mg
- Brócoli, una taza: 180 mg
- Frijoles blancos, ½ taza: 100 mg
- Kale, una taza: 90 mg
- Almendras, una onza: 80 mg

NUTRIENTE	QUÉ HACE	EL NÚMERO MÁGICO [1,2,3,4]	EFECTOS DE SU DEFICIENCIA	DÓNDE OBTENERLO
CALCIO	Estructura ósea Contracción muscular Transmite impulsos nerviosos Secreción de hormonas	1 000 mg al día pero no más de 2 500	Crecimiento atrofiado (niñez) Masa ósea reducida (adultos) osteoporosis (edad avanzada)	Leche y productos derivados, vegetales verdes, legumbres, tofu, pescado (con huesos)
FÓSFORO	Estructura ósea y dental Balancea PH Reacciones enérgicas Forma la membrana de las células y el material genético	700 mg al día pero no más de 4 000	Debilidad muscular y dolor de huesos (pocas veces ocurre por una dieta pobre; se debe más bien a un abuso de alcohol y medicamentos que inhiben el fósforo	Carne, pescado, pollo, huevos, leche y productos derivados
MAGNESIO	Estructura ósea y dental Produce proteínas Contracción muscular Coagulación sanguínea	310 mg al día pero no más de 350[5]	Debilidad muscular Confusión Crecimiento atrofiado en los niños	Vegetales de hoja verde, granos integrales, nueces, semillas, mariscos, frijoles, chocolate, cocoa
VITAMINA D	Huesos sanos Regula los niveles de calcio en la sangre Producción de serotonina	15 μg al día pero no más de 100	Raquitismo infantil (huesos débiles, piernas sambas) Osteogénesis (huesos débiles y quebradizos)	Leche fortificada, huevos, mantequilla, pescado (salmón, sardinas, arenque), exposición a la luz del Sol

[1] Consumo de Referencia Alimenticio (CRA) para mujeres de 19 a 30 años.
[2] Dosis Diaria Recomendada (RDA).
[3] Consumo Adecuado (AI).
[4] Nivel Superior de Ingesta Tolerable (UL).
[5] El UL para el magnesio aplica sólo con el consumo de suplementos dietéticos o uso farmacológico, no de comidas y bebidas.

VITAMINAS FELICES

Nuestro humor a veces se relacionado con los micronutrientes. Por ejemplo, la vitamina D juega un papel importante en la producción de serotonina, hormona que promueve los sentimientos positivos en nuestro cerebro. Una deficiencia de vitamina D se asocia con mal humor y falta de energía. O sea: sin vitamina D, no somos felices.

Por suerte, los humanos podemos consumirla u obtenerla del Sol. Aunque no podemos recargar nuestra energía directamente de los rayos del Sol, sí podemos recargar nuestra dosis diaria de vitamina D, porque nuestros cuerpos la toman del Sol. Una breve corrida en la mañana y no sólo cargas pilas y sudas, ¡además obtienes vitaminas!

De la misma manera que las plantas usan la luz para crear combustible a partir de la fotosíntesis, tu piel usa la luz del Sol para fotosintetizar la vitamina D. Un medio día de verano, tu cuerpo sólo necesita 20 minutos al Sol para producir 20 000 UI (unidades internacionales) de vitamina D... y cuando consideras que lo recomendado diariamente para personas de menos de 50 años es 200 UI, está claro que el Sol es el mejor abastecedor (siempre y cuando no llueva).

También puedes comer tu vitamina D, en caso de que te atrape una tormenta. Alimentos como leche fortificada, huevos, mantequilla y pescado, son excelentes fuentes de vitamina D. Si sospechas que no obtienes suficiente, tu doctor puede hacerte un examen simple. Y si tienes problema con el Sol o con comer, puedes tomar un suplemento.

Pero recuerda, una vez que obtienes tu dosis de D, tienes que proteger tu piel. Si planeas estar en el Sol más de veinte minutos, asegúrate de aplicar bloqueador solar en todas las partes de tu cuerpo expuestas.

LOS CREADORES DE SANGRE

hierro, cobre, ácido fólico, B$_{12}$

Piensa en la sangre que corre por tus venas como un río muy ocupado: se usa para transportar muchas cosas diferentes a varios lugares lejanos. Tu sangre lleva oxígeno a todo tu cuerpo, regresa el dióxido de carbono a tus pulmones, reparte nutrientes a tus células y transporta productos de desecho para eliminarlos. Tu cuerpo necesita hierro, cobre, ácido fólico y B$_{12}$ para crear glóbulos rojos sanos que hagan éstas y otras labores.

La deficiencia más común de nutrientes es la de hierro, que causa anemia: las mujeres son más propensas que los hombres, por cierto. Las causas más comunes de deficiencia de hierro es pérdida de sangre, falta de hierro en la dieta o tener un desorden intestinal —como la enfermedad celíaca— que impida la absorción correcta de hierro. Las mujeres embarazadas, vegetarianas y con menstruaciones muy pesadas, tienen más riesgo de desarrollar anemia, cuyos síntomas pueden incluir cansancio, mareo, falta de aire, pies y manos frías y taquicardia. Si sientes que puedes estar anémica, ve al médico.

VEGETARIANAS: INYECTEN HIERRO

Si eres vegetariana, deberías consumir casi el doble de la ingesta diaria de hierro para prevenir deficiencias. Las mejores fuentes vegetales de hierro incluyen legumbres, soya, tofu, nueces, fruta seca (como duraznos), vegetales de hoja verde, espinacas, berza, kale, nabo y cereales fortificados. Pero los amantes de lo verde deben tomar precauciones extras. El cuerpo no es tan bueno para absorber hierro de las fuentes vegetales pero la vitamina C ayuda en ese proceso. Así que exprime un poco de jugo de limón en tu kale hervido, haz una ensalada con espinaca y fresas o pon jitomates guisados encima del tofu (en la página 79 hay una lista de alimentos que contienen vitamina C). Siempre trata de combinar el hierro con algún alimento rico en vitamina C, para el máximo beneficio nutricional.

Obtener suficiente B12 también puede ser difícil para vegetarianos porque sólo se encuentra en productos animales. Es responsable de algunas funciones bastante importantes como mantener tu tejido nervioso; si pasas demasiado tiempo sin consumirlo, podrías dañar tu sistema nervioso. Los vegetarianos deben buscar productos fortificados en B12, como cereales y levadura nutricional; también considerar suplementos. Tu médico podrá darte una inyección de B12.

NUTRIENTE	QUÉ HACE	EL NÚMERO MÁGICO [6,7,8,9]	EFECTOS DE SU DEFICIENCIA	DÓNDE OBTENERLO
ÁCIDO FÓLICO	ADN y glóbulos rojos Metabolismo de los aminoácidos	400 µg al día pero no más de 1 000[10]	Anemia, debilidad, fatiga, dolor de cabeza, dificultad para concentrarse, aftas, dar a luz a un infante con defectos en el tubo neural	Vegetales de hoja verde, cítricos, vísceras, legumbres, semillas, cereales y granos fortificados
VITAMINA B12	Usa el ácido fólico correctamente Descompone grasa y aminoácidos Mantiene el tejido nervioso	2.4 µg al día	Anemia, fatiga, memoria de corto plazo, daño nervioso que lleva a parálisis	Carne, pescado, pollo, leche, cereales y granos fortificados; sólo se encuentra en productos animales
HIERRO	Forma hemoglobina, la proteína que lleva el oxígeno a los glóbulos rojos Forma mioglobina, la proteína que lleva oxígeno a los músculos	18 mg al día pero no más de 45	Anemia, debilidad, fatiga, dolores de cabeza, piel pálida, poca resistencia a temperaturas bajas, habilidad disminuida para hacer ejercicio, funciones cognitivas deficientes	Carne, pescado, pollo, granos integrales, huevos, legumbres, frutas secas, cereales y granos fortificados
COBRE	Usar el hierro Defiende el cuerpo de las moléculas inestables	800 µg al día pero no más de 10 000	Anemia, anormalidades óseas	Vísceras, mariscos, nueces, semillas, granos integrales

[6] Consumo de Referencia Alimenticio (CRA) para mujeres de 19 a 50 años.

[7] Dosis Diaria Recomendada (RDA).

[8] Consumo Adecuado (AI).

[9] Nivel Superior de Ingesta Tolerable (UL).

[10] El UL para el magnesio aplica sólo con el consumo de suplementos dietéticos o uso farmacológico, no de comidas y bebidas.

Si es necesario, puede darte un suplemento de hierro pero no lo hagas sin un diagnóstico médico; demasiado hierro en tu cuerpo causa presión en tu hígado.

Las mujeres que desean tener hijos querrán considerar cuánto ácido fólico obtienen de su dieta. Muchas mujeres lo suplementan antes y durante el embarazo para evitar malformaciones.

LOS ANTIOXIDANTES

vitamina C, vitamina A, selenio, betacaroteno, vitamina E

Algunas veces me gusta comer rebanadas de manzana con mantequilla de almendra. Si corto la manzana y después contesto el teléfono, cuando regreso esa manzana roja por fuera y blanca por dentro se empieza a ver un poco... café.

Ese proceso es el resultado de algo llamado oxidación. ¿Qué tiene que ver la manzana con la carne de tu cuerpo? Bueno, cuando te expones a humo de segunda mano o aire contaminado, un proceso similar pasa en tu cuerpo. En el caso de las células de la manzana, no pasa nada. Pero cuando se trata de *tus* células, debes poner más atención. Claro, tu cuerpo está constantemente regenerando células así que mientras la manzana se pone café y vieja, tú reemplazas las células viejas con nuevas. Pero algunas veces, en las células dañadas las moléculas se "abollan", pierden un electrón o dos y se convierten en los que llamamos *radicales libres*. Sin una parte de ellas —por decirlo de alguna manera— sale a reclamar lo perdido, algunas veces dañando otras células e iniciando una cadena de sucesos celulares que pueden conducir a una enfermedad... como problemas cardíacos, cáncer, artritis, cataratas y diabetes. Los radicales libres continúan la oxidación a un nivel celular, lastimando a otras y, en esencia, envejeciendo el cuerpo (incluida tu piel).

Entonces, ¿qué puedes hacer al respecto? Puedes ayudar a tu cuerpo proporcionándole ANTIoxidantes en forma de naranjas, zanahorias, vegetales de hojas verdes, granos integrales, fresas, nueces... los mismos alimentos de que ya hemos hablado.

Las vitaminas C, A, E, el selenio y el betacaroteno son parte del ejército antioxidante que protege tu cuerpo del daño. Los antioxidantes, como su nombre indica, protegen de la oxidación.

LOS ANTIOXIDANTES

NUTRIENTE	QUÉ HACE	EL NÚMERO MÁGICO [11,12,13,14]	EFECTOS DE SU DEFICIENCIA	DÓNDE OBTENERLO
VITAMINA C	Crea colágeno Apoya al sistema inmunológico Absorbe el hierro	75 mg al día pero no más de 2 000	Escorbuto (encías sangrantes, sangrado focalizado, crecimiento óseo anormal), mala cicatrización, anemia, depresión	Cítricos, vegetales verdes, papas, melón, fresas y jitomate
VITAMINA E	Levanta el sistema inmunológico Protege a la vitamina A y a los ácidos grasos poliinsaturados de la oxidación	15 mg al día pero no más de 10 000[15]	Quiebre de glóbulos rojos, anemia, daño nervioso, debilidad muscular, degeneración muscular, mastitis quística crónica	Aceites vegetales, aderezos, margarina, nueces, semillas, vegetales verdes
SELENIO	Protege las membranas celulares Apoya al sistema inmunológico Regula la función tiroidea	55 µg al día pero no más de 400	Enfermedad de Keshan (cardíaca), enfermedad de Kashin-Beck (una forma de artritis), inmunidad disminuida	Vísceras, mariscos, granos integrales, carne, vegetales
VITAMINA A	Ajusta tus ojos a los cambios de luz Reproducción Crecimiento óseo	700 µg al día[16] pero no más de 3 000	Ceguera nocturna, funciones inmunes disminuidas, degeneración de córnea (termina en ceguera), pérdida del cabello	Leche fortificada, queso, crema, mantequilla, huevos, hígado
BETA-CAROTENO	Protege las membranas celulares Protege los ojos Apoya al sistema inmunológico	No establecido	No conocidos	Espinaca y otras verduras de hoja verde, brócoli, zanahorias, chabacano, melón, camote, calabaza

[11] Consumo de Referencia Alimenticio (CRA) para mujeres de 19 a 50 años.

[12] Dosis Diaria Recomendada (RDA).

[13] Consumo Adecuado (AI).

[14] Nivel Superior de Ingesta Tolerable (UL).

[15] El UL para la vitamina E (como tocoferol) aplica sólo a las formas sintéticas obtenidas de suplementos dietéticos, alimentos fortificados o una combinación de ambos.

[16] Equivalentes de retinol (ER). 1 ER = 1 µg retinol, 12µg beta-caroteno, 24 µg alfa-caroteno o 24 µg criptoxantina.

Por ejemplo, la vitamina E está en la membrana de tus células. Cuando un radical libre intenta dañarla, la vitamina E recibe el golpe. La vitamina C ayuda al cuerpo a absorber el hierro, disparar tu sistema inmunológico y juega un rol importante en mantener la piel realmente sana. El selenio también es genial para tu sistema inmunológico, al igual que el betacaroteno. Además, éste protege tus ojos y las membranas celulares; tu cuerpo lo convierte en vitamina A, que te ayuda a ajustarte a los cambios de luz y promueve la buena visión.

Consumir una dieta rica en antioxidantes es una de las cosas más importantes para protegernos del comienzo de enfermedades y, además, nos hace sentir y ver más jóvenes.

LAS VITAMINAS DE LA ENERGÍA

tiamina[2], riboflavina[3], niacina[4] y vitamina B_6

Soy una mujer ocupada y necesito mucha energía para todo lo que mi calendario indica. Siempre estoy en otro avión, en otra junta, filmando, entrenando, corriendo, comprando comida o cocinando. Hay tanto que ver y experimentar que necesito la energía máxima si quiero lograr lo máximo.

Ya hablamos de cómo la energía viene de los macronutrientes, carbohidratos, proteínas y grasas. Pero no lo hacen solos: los micronutrientes también juegan un rol en ese proceso, especialmente las vitaminas B. Tiamina, riboflavina, niacina y B6 son cuatro de las ocho B utilizadas por el cuerpo para convertir los carbohidratos en glucosa, que produce energía. Las vitaminas B son los conejitos Energizer de los micronutrientes y ayudan a desempeñarte físicamente de manera óptima. La tiamina, o B1, ayuda a tu cuerpo a descomponer los azúcares y es importante para un sistema nervioso sano. La riboflavina, o B2, debe consumirse diario. Ayuda a tu cuerpo a producir glóbulos rojos y es importante para piel, uñas y pelo. La niacina, o B3, mejora la circulación y produce hormonas contra el estrés y para la actividad sexuale. Finalmente, la B6 rechazar las infecciones, mantiene los niveles de azúcar en la sangre y crea hemoglobina para los glóbulos rojos.

---

[2] vitamina B1
[3] vitamina B2
[4] vitamina B3

LAS VITAMINAS DE LA ENERGÍA

NUTRIENTE	QUÉ HACE	EL NÚMERO MÁGICO [17,18,19,20]	EFECTOS DE SU DEFICIENCIA	DÓNDE OBTENERLO
TIAMINA	Obtiene energía de los carbohidratos y proteínas Manda mensajes a tus nervios	1.1 mg al día	Apatía, pérdida de la memoria de corto plazo, confusión, irritabilidad, debilidad muscular, daño al tejido del corazón	Granos integrales, puerco, jamón, hígado, vegetales verdes, nueces
RIBOFLAVINA	Metaboliza la energía de la comida Metaboliza otras vitaminas (ácido fólico, B6, B3)	1.1 mg al día	Inflamación de la boca, piel y ojos, dolor de garganta, lengua magenta, grietas en las orillas de los labios	Leche y lácteos, productos integrales, vísceras
NIACINA	Convierte los carbohidratos, grasa y alcohol en energía	14 mg al día pero no más de 35[21]	Pelagra: diarrea, vómito, depresión, fatiga, salpullido en áreas expuestas al Sol	Levadura de cerveza, carne, pescado, pollo, hongos, legumbres, granos integrales
VITAMINA B6	Metaboliza los aminoácidos Descompone el glucógeno	1.3 mg al día pero no más de 100	Dermatitis, anemia, depresión, confusión y convulsiones	Alimentos animales como carne, pescado y pollo; cereales y granos fortificados, frutas no cítricas, vegetales

[17] Consumo de Referencia Alimenticio (CRA) para mujeres de 19 a 50 años.
[18] Dosis Diaria Recomendada (RDA).
[19] Consumo Adecuado (AI).
[20] Nivel Superior de Ingesta Tolerable (UL).
[21] El UL para niacina aplica sólo a formas sintéticas obtenidas de suplementos vitamínicos y alimentos fortificados.

Éste es un caso en que el equipo B es de importancia A. Son los campeones de la digestión, tu ejército de energía. Cada vez que voy a bailar, nadar o sudar, el equipo B me echa porras. ¿Quieres tener más energía, buena memoria y buenos ánimos? Entonces necesitas muchísimos vegetales de hoja verde, granos integrales, pescado, hongos y lácteos de alta calidad.

LOS HIDRATANTES

sodio, potasio y cloruro

Me encanta la sal y el agua y, por suerte para mí, esas cosas van juntas. El sodio, que es la mitad de la sal, ayuda a mantener el balance de líquidos en el cuerpo. Demasiada sal te hace sentir hinchada porque el exceso de sodio hace que tu cuerpo retenga agua; pero en la cantidad correcta, el sodio es integral para tu salud, porque es uno de los electrolitos.

Probablemente has visto varias aguas y bebidas deportivas que presumen de electrolitos añadidos. Entonces, ¿los electrolitos son algo que tu cuerpo necesita o que los mercadólogos quieren hacerte creer que necesitas para que les regales más dinero? Aunque no lo creas, son muy importantes. Son micronutrientes como sodio, potasio y cloruro, compuestos que ayudan con el balance líquido del cuerpo y aseguran que los líquidos que tomas se distribuyan de manera correcta dentro y fuera de tus células. Los electrolitos también transmiten impulsos nerviosos en el cuerpo, mandando señales para que tus músculos se contraigan y puedas caminar o abrir un bote de mermelada.

Ten en mente que el sodio es importante para tu salud, pero las cantidades altas se asocian con hipertensión, enfermedad que eleva la presión sanguínea en las arterias y hace que el corazón trabaje mucho más de lo que debería. Por eso comer demasiada sal es malo. El lado bueno es que comer muchos alimentos ricos en potasio, como plátanos, ofrece protección contra la hipertensión. Como en otras áreas de la nutrición, muy poco no es suficiente y demasiado es más de lo que tu cuerpo puede manejar. ¿La solución? Balance, balance, balance.

DISMINUIR EL SODIO

77% de la ingesta de sodio de una persona promedio proviene de alimentos procesados o de comidas en restaurantes.

LOS HIDRATANTES

NUTRIENTE	QUÉ HACE	EL NÚMERO MÁGICO [22,23,24,25]	EFECTOS DE SU DEFICIENCIA	DÓNDE OBTENERLO
SODIO	Mantiene en equilibrio los fluidos fuera de las células Ayuda a los nervios a transmitir información Contracción muscular	1 500 mg al día pero no más de 2 300	Calambres, dolor de cabeza, mareo, fatiga, pérdida de apetito, apatía mental	Sal de mesa, salsa de soya
POTASIO	Mantiene en equilibrio los fluidos dentro de las células Ayuda a los nervios a transmitir información Contracción muscular Es bueno para la presión sanguínea	4 700 mg al día	Debilidad muscular, confusión, pérdida de apetito	Frutas, verduras, carne, granos y legumbres
CLORURO	Juega un papel en el balance de líquidos Ayuda a formar ácido estomacal	2 300 mg al día pero no más de 3 600	No sucede comúnmente	Sal de mesa, salsa de soya, carne, leche y huevos

[22] Consumo de Referencia Alimenticio (CRA) para mujeres de 19 a 50 años.
[23] Dosis Diaria Recomendada (RDA).
[24] Consumo Adecuado (AI).
[25] Nivel Superior de Ingesta Tolerable (UL).

Cuando se trata de comida, me encanta la intensidad. El sabor agudo del ajo, el rojo vibrante de los jitomates, el sabor fuerte y amargo de la arúgula... y, por suerte para mí, además de que esos ingredientes agregan sabor y color, me hacen mucho bien. El sabor del ajo, el color del jitomate, el sazón de la arúgula: todas esas cualidades provienen de los *fitoquímicos*, compuestos benéficos y naturales de las plantas. Es increíble que las mismas cosas que hacen hermosos y deliciosos los alimentos, sean sustancias que ayudan a tu cuerpo a rechazar enfermedades. Por ejemplo, el licopeno, que hace rojos a los jitomates, promueve la salud cardíaca. La alicina, que se encuentra en el ajo, tiene propiedades antimicrobiales. Y se cree que el indol de la arúgula ayuda a prevenir cáncer.

Así que siéntete libre de usar el color como indicador de la densidad nutritiva en frutas y verduras. Mientras más verde sea la hoja de una lechuga, más nutrientes tiene. Cuando pienses en los ingredientes para tu ensalada, acuérdate de que es una gran oportunidad para llenarte de micronutrientes. Prueba picar brócoli crudo, espinaca, lechuga, col roja y jitomate lo más pequeño que puedas, con aguacate encima y semillas de girasol, garbanzos o frijoles negros, para la proteína. Sírvelo sobre arroz integral para obtener tus carbohidratos completos. Exprime limón encima y añade un poco de aceite de oliva —para ayudarte a absorber todas las vitaminas solubles en agua—, sal, pimienta y tienes una *excelente* comida llena de fitonutrientes.

¡No tengas miedo de mezclar! Mientras más, mejor. A los vegetales les encanta juntarse y tienen la increíble habilidad de ir bien dentro de tu cuerpo y de tu boca. Experimenta con combinaciones diferentes de verduras y agrega fruta... puede ser espinaca con fresas o almendras y chalote. O arúgula con frijoles negros, cebolla roja y mango. O fruta seca, para un toque dulce.

Y sea cual sea tu verdura, fruta, grano o combinación favorita, el mejor aderezo siempre es el más simple y fácil: el jugo de un limón fresco, un chorrito de aceite de oliva, sal y pimienta (si te gusta). Revuélvelo y ¡estás en el paraíso! Es muy simple. Si quieres ser más aventurera, experimenta con especias y hierbas, como ajo recién rallado, albahaca fresca, orégano seco, o bien, hojuelas de chile. El punto es sólo jugar un poco y combinar muchos fitonutrientes diferentes... pero que sepan bien.

Hace poco cociné para mis sobrinas y una de ellas me preguntó: "Tía, ¿cómo sabes qué hacer para que la comida sepa rica?" Y yo le dije: "Porque hice la prueba. Pensé en lo que quería comer, busqué una receta en internet y encontré cómo hacerlo. Así que seguí cocinando hasta que sabía exactamente cómo me gusta."

Ella me dijo: "Bueno, creo que tienes razón."

Es el secreto para alimentarte bien: tomarte el tiempo de crear comida que amas y al mismo tiempo asegurarte de que te proporciona lo necesario para estar sana.

La siguiente es una lista muy útil de alimentos altos en vitaminas, minerales y fitoquímicos. Como regla general, mientras más color tenga tu platillo, más amplio el rango de nutrientes que contiene.

VERDURAS	FRUTAS	LEGUMBRES	SEMILLAS Y NUECES	GRANOS INTEGRALES
arúgula	manzanas	garbanzos	semillas de	arroz integral
espárragos	zarzamoras	frijol de soya	girasol	avena
col china-brócoli	arándanos	frijoles negros	nueces	quinoa
coles de bruselas	frambuesas		linaza	
coliflor	toronja roja			
apio	uvas rojas			
pimientos	fresas			
berza	sandía			
berenjena				
kale				
hongos				
perejil				
chiles				
espinaca				
calabaza				
jitomate				
berro				
calabacín				

Así que llena tu plato con hojas verdes, granos integrales, nueces y semillas crujientes, pimientos amarillos, berenjenas moradas, sandías rosas y frambuesas rojas. El arcoíris de tu plato significa que tu salud es de oro.

Y si crees tener alguna deficiencia o preguntas cómo complementar tu dieta, no dudes hablar con tu médico, ¡para eso están! Quizá la curiosidad mató al gato pero el deseo de saber QUÉ y CÓMO, mantiene SANAS a las mujeres.

CAPÍTULO 11

EL AGUA ES
VIDA

TODAS LAS NOCHES, ANTES de dormir, lleno una botella de agua y la dejo en el mueble de mi baño. Lo primero que hago en la mañana después de lavarme los dientes es tomármela, porque sé que durante la noche, mientras duermo, mi respiración reseca mis pulmones. ¡Imagínate la cantidad de agua que pierdes en ocho horas de respiración profunda! Dado que no podemos reponerla dormidos, es importante hidratarnos en cuando despertamos.

Una vez que me tomo el agua, lo siento inmediatamente. Paso de ser una flor marchita a una rejuvenecida por la lluvia. Todas mis células se llenan de agua y me siento vibrante de nuevo. Mis ojos y mi nariz se humedecen, mi garganta no se siente tan seca y rasposa y, lo mejor de todo, el agua pone en acción mi tracto digestivo. Cuando la botella se vacía, la relleno y me la acabo de nuedo durante la mañana. Me gusta tomarla a temperatura ambiente; algunas veces sola y otras con una rebanada de limón. La lleno varias veces al día y me aseguro de tenerla cerca. Ese insumo constante de agua a lo largo del día mantiene mi mente clara y mi cuerpo en movimiento, sin mencionar que pone una sonrisa en mi cara porque cuando tu boca está seca, es difícil abrir los labios y revelar tus dientes.

Pero esa primera botella… esa primera botella de agua en la mañana es mi despertador. Me la tomo completa. Y además, dejándola en mi mueble ni siquiera debo pensar en eso: me la tomo hasta que mi sistema entero está despierto y me siento nutrida y rehidratada, en vez de seca y rasposa, como el desierto del Sahara.

Porque el agua es vida. Tu vida. Mi vida. Toda la vida del planeta. Una receta tan simple —dos átomos de hidrógeno y uno de oxígeno— conforma más de la mitad de tu peso corporal. ¡En serio! De 50 a 70 por ciento, más de la mitad de ti está hecha de agua. Y la mayoría de ese líquido —dos tercios, de hecho— está en tus células. El otro tercio se reparte entre tus vasos sanguíneos, tejidos y órganos de tu cuerpo. Y sin ella no podrías vivir por mucho tiempo, así que una fuente de agua ha sido prioridad del ser humano a través del tiempo. No importa dónde nazcas, el acceso al agua fresca y limpia es una de las partes más importantes del día, todos los días. Es algo en lo que tú y yo no pensamos pero, tristemente, mucha gente alrededor del mundo sí.

Hay mucho azul en el mundo, pero eso no significa que haya exceso de agua potable. Sólo 1 por ciento es agua fresca, potable. La mayor parte de la que ves en el mundo jamás llegará a tu vaso.

Las tres cosas más importantes para la supervivencia del hombre son comida, refugio y agua. Necesitamos todos los nutrientes para estar vivos, pero el agua es esencial. Si estuvieras atorada en un lugar con lluvia y sin comida, probablemente vivirías un mes, lo más que el cuerpo sobrevive sin comer. Si estuvieras perdida en el desierto sin agua, no pasarías de la semana. *El agua es más importante para sobrevivir que la comida.*

MONITOREA TU HIDRATACIÓN

- **Checa tu sed:** tener sed no sólo significa que necesitas agua, sino que la has necesitado durante cierto tiempo. La sed es la forma de tu cuerpo para indicar que ha pasado mucho tiempo.
- **Checa tu orina:** ¿qué color tiene tu orina cuando despiertas y a lo largo del día? Generalmente, amarillo pálido significa que estás bien hidratada. Un color amarillo oscuro y una frecuencia irregular sugiere deshidratación.

¿QUÉ TANTA NECESITAS?

Tu consumo de agua debe emparejarse a la pérdida de agua de tu cuerpo cada día (vía sudor, orina, etcétera). Cuando pierdes demasiada y no has bebido la suficiente, puedes deshidratarte. Demasiada sed, boca y piel seca, un latido rápido, debilidad y confusión son síntomas de deshidratación. ¿Recuerdas que dijimos que el agua era el regulador de la temperatura? Bueno, cuando te deshidratas, tu temperatura corporal puede subir a niveles peligrosos, dañando riñones y otros órganos.

Un signo claro de deshidratación es dolor de cabeza muy fuerte, de esos que no te dejan pensar bien. En vez de correr por el ibuprofeno, bebe un par de vasos de agua antes y fíjate si funciona. Si es así, no te caería mal tomarte un vaso más, para prevenir; porque la hidratación es esencial para todas las partes de tu cuerpo.

Tu cuerpo necesita alrededor de 10 vasos de agua al día para mantenerse hidratado. La cantidad precisa dependerá de tu edad, salud, nivel de actividad, entorno (probablemente necesites más agua si vives en Arizona que en Alaska) y dieta (frutas y verduras están normalmente hechas de 90 por ciento agua, así que cuando te comes un durazno jugoso, un pepino o una ensalada de jitomate, estás absorbiendo el agua. La hidratación es un beneficio más de comer esos deliciosos alimentos y otro gran ejemplo de "eres lo que comes".

Recuerda, tu mejor fuente de agua es el agua. No las bebidas energéticas. No té helado o limonada. No café, no alcohol, no jugo y, definitivamente, no refresco. Cuando pienses "Necesito tomar algo", haz de ese algo *agua*. Si te encantan las bebidas y prefieres algo más que agua simple, exprime un poco de limón o naranja en tu vaso, o apachurra unas frambuesas y échalas en tu botella de agua. Es divertido jugar con las frutas para ver qué sabores resultan. Además, obtendrás los nutrientes de la fruta.

¿Ese primer trago de agua en la mañana? Revitaliza todo mi cuerpo. En cuanto el litro de agua está en mi cuerpo, lo siento trabajar. Puedo sentir mis células llenándose como flores.

CAPÍTULO 12

EL CAPÍTULO DE LA DIGESTIÓN

TE PARECES MUCHO A un gusano de tierra. No lo tomes de modo personal, yo también me parezco. Nos encanta hacernos manicure y pedicure y emocionarnos con un par de zapatos nuevos, pero si se trata de poner comida y líquidos en la boca, los dejamos caer por un tubo larguísimo diseñado para ingerir, procesar y desechar la comida. Como tu abuela probablemente decía: "Entra por un lado y sale por el otro."

Entre la entrada y la salida de ese tubo —que mide *nueve* metros y vive todo apachurrado dentro de tu cuerpo— sucede una proeza increíble, porque me imagino que no mides nueve metros. A lo largo de ese tuvo, tu cuerpo tiene un equipo perfectamente organizado de trabajadores eficientes que convierten los alimentos en combustible, un proceso que se lleva 72 horas (dependiendo, claro, de tu cuerpo, cuánto y qué has comido).

De acuerdo con el doctor Alejandro Junger, autor de *Intestino sano vida sana*, tu sistema digestivo es el epicentro de tu salud. Es en donde tu cuerpo obtiene nutrición y es parte de tu sistema inmune. Tiene la responsabilidad de procesar lo que comes y extraer los nutrientes para distribuirlos en todo tu cuerpo. Mientras más sano esté tu sistema digestivo, mejor procesa la comida, deshace los nutrientes en unidades pequeñas y absorbe esa nutrición para enviarla a tus células. Todo lo que no se digiere y absorbe —incluyendo las toxinas que te enferman— es eliminado de tu cuerpo.

EMPIEZA AQUÍ

La digestión comienza en tu boca. La misma que habla, besa y se ve maravillosa pintada de rojo, también es útil para la digestión. Tienes esos lindos dientes blancos que rasgan y cortan la comida en pedazos manejables. Masticar es lo que empieza la digestión: todo ese movimiento de la boca —lo que tu maestra de biología llamaba masticación— hace que la comida se reduzca en tamaño pero aumente la superficie para que el resto de tu tracto digestivo haga su tarea Y cuando comes algo delicioso y tu boca se hace agua, esa saliva está llena de amilasa, enzima que empieza a descomponer los carbohidratos, desde que masticas. Aprecia esa saliva porque hace que la comida sepa bien: la humedad ayuda a tus papilas gustativas a recibir todo el sabor. (Y aunque éste es el capítulo de digestión, aceptemos que el sabor importa.)

Una vez que tragas la comida, la mandas por el agujero de tu esófago, directo a tu estómago. Con frecuencia nos referimos al estómago cuando hablamos de comer, así que te sorprenderá saber que sólo una mínima parte de la digestión sucede ahí. El trabajo de nuestro estómago no es digerir, es mezclar y agitar la comida con jugos gástricos llenos de enzimas que rompen la proteína y las grasas antes de que esa mezcla pase al intestino delgado, donde sucede la mayor parte de la digestión y la absorción.

El estómago es un órgano maravilloso pero sólo puede procesar una cantidad determinada cada vez. Por eso, si uno come un plato gigante de quesos (esto es puramente hipotético, por supuesto), puedes sentir un dolor de estómago marca diablo. Porque no vacía todo a la vez, lo hace lentamente; cuando comes porciones razonables, hace su trabajo de modo efectivo (y evitas tirarte en el sillón por horas hasta que se baje la panza).

Una vez que la comida llega al intestino delgado, empieza el verdadero trabajo. Los micronutrientes, como vitaminas y minerales, ya son lo suficientemente pequeños y no tienen que ser descompuestos. Los macronutrientes necesitan un poco más de trabajo. En el intestino delgado, el páncreas añade enzimas pancreáticas para que las partículas de comida —masticadas, salivadas y mezcladas con jugos gástricos— se descompongan en partículas aún más pequeñas. Estas enzimas están hechas de proteínas. Las vellosidades, diminutos dedos que salen de las paredes interiores del intestino, secretan más enzimas que ayudan con las etapas finales de la digestión. Y más ayuda llega de los millones de bacterias diminutas que viven en tu tracto digestivo y ayudan al cuerpo a sacar todos los nutrientes de los alimentos que consumes (en el capítulo 13 veremos esto más a detalle).

Finalmente, después de una breve estancia en el intestino delgado:

- Esa baguete, un carbohidrato, se convierte de azúcares grandes a pequeñísimas unidades como glucosa, fructosa y galactosa. Esos azúcares serán usados como energía o almacenados como grasa.
- Esa pechuga de pollo, una proteína, se deshace en sus mínimas unidades —aminoácidos— y en péptidos. Esos aminoácidos ayudan a construir músculos más fuertes.
- La mantequilla que embarraste en el pan, una grasa, libera cadenas de ácidos grasos, que producen energía y absorben vitaminas y minerales.

Para ser utilizados por el cuerpo, azúcares, aminoácidos y ácidos grasos, tesoros de la digestión, deben ser absorbidos por las células intestinales. Ahí continuarán hacia el tren digestivo. La siguiente parada es la limpieza, el hígado, justo arriba de tu estómago, y tiene misiones importantes en tu cuerpo. Guiado por la insulina que tu páncreas libera en respuesta a la glucosa en tu sangre, el hígado almacena el glucógeno (glucosa que se almacena a largo plazo) para usarlo después. También descompone las sustancias tóxicas y almacena la cantidad correspondiente a un año de vitamina A y vitamina B12, un mes de vitamina D y algo de vitamina K, hierro y cobre.

Además, el hígado recibe los pedidos de sangre rica en nutrientes que acaba de absorberse en la pared intestinal. Esos nutrientes serán procesados por el hígado: los ácidos grasos se digieren, los azúcares se convierten en glucosa y los aminoácidos se separan del amoniaco (que se convierte en urea y se elimina en tu orina).

En la etapa final de este ciclo energético, tu sangre entrega estos nutrientes, además del oxígeno, a las células. Tu mitocondria —la central eléctrica de tus células— rompe los nutrientes para dotar a las células con energía pura. Ese proceso requiere oxígeno.

Si alguna vez haces una fogata, sabes que no es posible prenderla sin oxígeno. El aire rico en oxígeno aviva las llamas, porque el fuego es producto de la energía: la madera se quema y la energía se libera en el aire y puede quemar tu mano o hervir agua. Tu cuerpo crea energía de forma similar.

Cuando el glucógeno se quema en las células con la ayuda del oxígeno, se descompone en dióxido de carbono y agua y, en el proceso, se crea algo llamado adenosín trifosfato, o ATP. La creación de ATP es el último objetivo de todo el ciclo comida-digestión-energía: como la energía producida por el fuego, ATP es la que pone en marcha los procesos celulares. Coloquialmente se le conoce como divisa de energía en la vida, porque el ATP proporciona

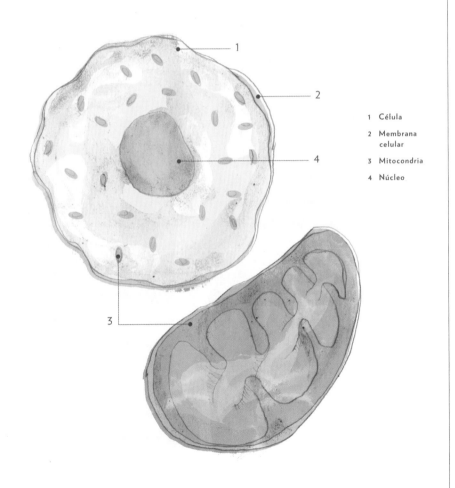

1 Célula

2 Membrana
  celular

3 Mitocondria

4 Núcleo

energía casi para todo lo que hacemos. Cada vez que te ríes, que tu corazón late, cada pensamiento que tienes, cada movimiento de un músculo, la réplica de tu ADN, todo está alimentado por ATP. ¿Y los derivados de la respiración celular, el dióxido de carbono y el agua? Bueno, el dióxido se libera cada vez que exhalas. Y eliminas agua y otros productos de desecho en tres formas...

SPP: SUDOR, PIPÍ, POPÓ

El proceso de digestión crea desechos que deben ser eliminados. Hay tres formas principales para que tu cuerpo elimine toxinas y desechos: sudor, pipí y popó. Por eso es tan importante tomar mucha agua, comer alimentos ricos en fibras y sudar por lo menos una vez al día. Porque no sólo proporcionas energía a tu cuerpo, lo ayudas a desintoxicarse.

SUDAR ES *COOL*

Más que *cool*, es fresco. El objetivo principal de sudar es regular la temperatura del cuerpo. Después de todo, tu cuerpo produce calor así que debes eliminar el exceso. Sin el sudor, tu cuerpo no puede enfriarse.

Tienes dos tipos de glándulas de sudor: ecrinas y apocrinas.

- **Brazos, piernas y torso:** *glándulas ecrinas*
  Están en todo tu cuerpo. Cuando tus brazos sudan después de una clase de spinning, se trata de tus glándulas ecrinas. Esas gotas de humedad son básicamente agua, con algo de sal, potasio, amonio, urea —lo que se libera cuando digieres la proteína— y ácido úrico, derivado de comer alimentos como anchoas, frijoles secos y chícharos.

- **Axilas olorosas:** *glándulas apocrinas*

¿Hueles eso? El bello y reluciente sudor en tus bícepss y muslos no es lo que te hace oler después de hacer ejercicio. En serio, huele tu brazos. Nada. El olor viene de tus glándulas apocrinas, localizadas en axilas e ingle; ese sudor está lleno de ácidos grasos que la bacteria que vive en esas áreas ama metabolizar. Así que cuando hueles a calcetín sucio, no es porque tu cuerpo esté liberando toxinas terribles; es un proceso natural derivado de esa bacteria diminuta que se alimenta de tu sudor. Lavarse con un jabón antibacterial ayudará a combatir los bichos.

PA-PIPÍ-RI-PAU

Hacer pipí, visitar el cuarto de damas, encontrar el sanitario... no importa si esperas 20 minutos en la fila o estás al natural en medio de un lago: un sistema urinario sano y funcional debe apreciarse, y si alguna vez has tenido una infección sabes de qué hablo.

El *sistema urinario* consiste de riñones, vejiga y uréter, tubos que conectan ambos y eliminan la orina del cuerpo.

Los *riñones* son dos órganos en forma de frijol justo encima de la cintura, a cada lado de tu columna vertebral. Como parte de tu sistema urinario filtran la sangre, retienen proteínas, glóbulos rojos y otras cosas que necesitamos, eliminan los productos de desecho y las toxinas de nuestra orina. Básicamente, los riñones hacen la orina. El uréter son los tubos delgados que salen de los riñones y los conectan a la vejiga. La *vejiga* es el órgano que retiene la orina hasta que es expulsada de tu cuerpo a través de la *uretra*, tubo por el cual sale del cuerpo.

Como mencioné en la página 88, ponerle atención a tu pipí —cuánta y su color— es un indicador importante de tu nivel de hidratación. Si el reloj da las doce del día y aún no has ido al baño desde tu café mañanero, asegúrate de tomar un par de vasos de agua y come frutas y verduras a la hora de la comida.

QUÉ CAGADO

Vamos a hablar de caca, nena. Sí, me oíste bien. Mira, es una parte natural y necesaria del ser humano. Yo sé que a mucha gente no le gusta hablar de sus movimientos intestinales, pero te voy a decir porqué necesitamos hacerlo: es un indicador clave de tu salud general. Así que superemos el cociente "eww" y el factor de modestia y familiaricémonos con lo que sale de nuestro bello nalgatorio. Porque la caca no es "eww". Es conocimiento.

La caca es el desecho de nuestro cuerpo; lo que sobra de la comida ingerida después de que nuestro cuerpo absorbió nutrientes y energía. Además de esos desechos, también contiene los de los jugos digestivos y las enzimas, así como cualquier contaminante potencial que podría causar enfermedades.

Todos somos diferentes cuando se trata del tiempo para digerir la comida y eliminar los desechos. Algunas personas consideran normal hacerlo tres veces al día mientras otros cada tercer día. Pero lo más importante es saber qué es lo normal para *ti*.

¿Conoces tu popó para saber lo suficientemente bien si cambia de forma gradualmente o de repente? Si no, ve la taza antes de jalar la palanca, porque esa información ¡puede salvar tu vida! Sí, puede ser importante para ti. Puede indicar si tienes una enfermedad grave o sólo un bicho en la panza. Si no tienes el hábito de ver antes de jalar, estoy segura de que habrá oportunidad en el futuro. Sólo dedica diez segundos para ver y hacer una nota mental del tamaño, forma, tono y olor, antes de mandarlo lejos para siempre. Mientras más sepas, más sabes de tu salud. Y *eso* siempre merece atención. Aquí un par de normas generales:

Los humanos se tiran un promedio de 20 pedos al día. Sí, tú también.

EL TEST DE COLOR

Lo que comes determina tamaño, color, consistencia y cantidad de tu popó. ¿Quieres una prueba? Come un plato de betabel y pon atención a las próximas veces que te sientes en el trono. Los betabeles dan a los movimientos estomacales un tono rosa oscuro o rojo, así que es fácil ver cuánto tiempo les toma pasar por tu sistema.

SUELTA Y ACUOSA: Si sueles ir una vez al día y, de repente, vas cuatro veces al día y las heces son sueltas y acuosas, sabrás de inmediato que algo no va bien. Podrías estar luchando contra una infección bacteriana o infección viral. La deposición suelta y acuosa puede ser signo de un exceso de fibra o una posible infección bacteriana o viral. Y la diarrea puede causar deshidratación, por lo que debes asegurarte de beber mucha agua. Dado que la diarrea generalmente dura pocos días, si se alarga puede ser indicación de algo más serio, como un parásito, lo cual sabrás si asistes al médico después del tercer día.

BOLITAS OSCURAS Y SECAS: si eres alguien que va al baño una o dos veces al día y de pronto pasan dos días sin ir, es señal de estreñimiento. Es tu cuerpo haciéndote saber que debes echar un ojo a lo que has comido, cuánta agua has tomado y cuánto ejercicio has hecho estos últimos días. Quizá no has comido suficiente fibra, tomado suficiente agua o hecho suficiente ejercicio.

Si sufres de estreñimiento crónico y nunca hablaste con un doctor porque te da pena, no está bien, señorita. Haz una cita ahora. Si el estreñimiento es algo nuevo, mantente alerta y si persiste más de dos días, debes ver al doctor. Una obstrucción en tus intestinos no será la conversación más *sexy* para una primera cita romántica, pero es algo de lo que debes enterarte y la popó —o la falta de— es una excelente primera pista.

Si eres propensa al estreñimiento, puedes pensar que la única solución es usar laxantes, supositorios o lavados de colón pero estas "soluciones" pueden empeorar las cosas si tu cuerpo se vuelve resistente a su ayuda. Es un ciclo vicioso en el que definitivamente no debes entrar. Lo que necesitas es echarle un vistazo serio a la cantidad de fibra en tu dieta, a tu consumo de agua y a la cantidad de actividad física. El estreñimiento puede desbalancear la proporción de bacteria buena y bacteria dañina en tu tracto digestivo, creando un ambiente propenso a enfermedades. Y lo peor de todo: te sientes fatal todo el tiempo.

No importa lo que esté pasando con tu sistema digestivo en este momento, tomar mucha agua siempre es una buena idea. Puede evitar deshidratación por la diarrea y mejorar el estreñimiento manteniendo tu popó húmeda y moviéndola por el tracto digestivo con facilidad. Una vez que llega al colon, éste absorbe el exceso de agua para hidratarte y ayudar a tus heces a salir de la forma más, mmm, cómoda posible.

Uno de los trucos, como he dicho, es ese litro de agua que pongo en mi baño antes de irme a dormir. La mañana siguiente, después de lavarme los dientes, me lo tomo entero lo más rápido que puedo. Déjame decirte: despierta el tracto intestinal muy rápido. Si tomas un vaso de agua grande en la mañana y después te mueves y respiras, funciona como una llamada para que el colon empiece a sacar la materia almacenada en el recto.

Y eso, querida lectora, es la onda.

CAPÍTULO 13

DI "HOLA" A TUS PEQUEÑOS AMIGOS

¿QUÉ SIENTES CUANDO ESCUCHAS la palabra *bacteria*? Si eres de las que carga una botellita de gel antibacterial en tu bolsa y otro bote en el coche, por si acaso, puede que ya te sientas rodeada de bichos. Si eres del tipo que cree en la "regla de los cinco segundos" para comerse las palomitas que se cayeron al piso, probablemente no te inmutas al oír *bacterias*. De cualquier forma, es un hecho que el planeta Tierra, el hábitat natural de los humanos, es también el de las bacterias.

El piso está lleno de bacterias, el agua está llena de bacterias, también el aire. ¿Y sabes qué más? Tú.

¡¿QUÉ, QUÉ?!

Es en serio. Diferentes tipos de bacterias residen en cada esquina de este planeta, desde el barandal de la escalera que usaste en la mañana y los lugares más profundos, calientes e inhóspitos cerca de los conductos volcánicos, hasta abajo del océano, pasando por la parte de atrás de tus orejas. Cada capa de nuestro mundo está llena de bacterias, incluyendo tu piel y tu sistema digestivo. Y ni mil botes de gel antibacterial van a deshacerse de ellas. Y está bien.

De hecho, está más que bien porque la bacteria de nuestro mundo ayuda a mantener la vida como la conocemos.

Imagínate: hace mil millones de años, más o menos, el aire de este planeta era una mezcla venenosa de nitrógeno y dióxido de carbono. El nitrógeno es inofensivo pero si respiramos demasiado dióxido de carbono, puede matarnos. Por suerte, un grupo de bacterias llamadas cyanobacterias ayudó a cambiar el balance del aire en la Tierra de humos mortales a la mezcla de oxígeno que respiramos hoy. Sin la cyanobacteria, este planeta nunca hubiera sido capaz de mantener nuestras vidas. Hoy aún nos ayuda convirtiendo el dióxido de carbono en el oxígeno que necesitaremos en la próxima inhalación. Las bacterias son nuestras amigas.

BIENVENIDO A TU MICROBIOTA

Tu cuerpo está hecho de billones de células humanas y también es hogar de billones de bacterias: organismos mínimos, de una sola célula. Algunas nos dan dolor de estómago pero, más importante, otras apoyan a nuestros sistemas inmunológico, digestivo y cardiovascular. Tu cuerpo es básicamente una pequeña civilización de bacterias: más de cien billones de células. De hecho, tienes 10 veces más células de bacterias que de humanas en tu cuerpo. ¡Diez veces! Tu nariz es una colonia por lo de menos tres tipos. Tus oídos tienen su propia bacteria y tu sistema digestivo también: más de mil tipos diferentes pueden hacer hogar ahí. Esto se llama *microbiota*.

Las que conforman tu microbiota están vivas, como tú, pero cada una tiene sólo una célula. Son tan mínimas que podrías alinear mil de ellas en la goma de un lápiz. Y hay suficientes en tu cuerpo para sumar tres o cuatro kilos —si las juntaras todas y las pusieras en una báscula—, lo mismo que pesa un Chihuahua miniatura. Antes de que esta información te dé asco, piensa en esto: esa colonización es, en parte, la razón de que tu piel no se quiebre, de que tu sistema inmunológico combata otro tipo de bacteria, de que tu cuerpo digiera un sándwich y obtener nutrición extra de esa guarnición de ensalada de arúgula.

Y hay algo aún más padre: la composición bacterial no es igual para nadie. Tu microbiota, tu propia combinación personal de microbiota, es únicamente tuya.

BACTERIAS PERSONALIZADAS

Tu sistema digestivo está lleno de bacterias, que también se llaman *flora intestinal*. Y, como hemos discutido, son algo bueno. Tu flora intestinal ha estado contigo mucho tiempo, desde que hiciste tu entrada triunfal a este mundo.

Pero cuando eras una cosa pequeñita en el vientre de tu madre, no tenías bacterias en tu cuerpo. No necesitabas ninguna porque no hacías ningún tipo de digestión; toda tu nutrición venía de mamá.

Si naciste de manera natural —esto lo aprendí de la doctora Maria Gloria Domínguez-Bello, científica e investigadora en la Universidad de Nueva York—, tu primera bacteria digestiva vino directamente de tu madre. Si naciste por cesárea, tus primeros microbios vinieron de las personas que te tomaron en sus manos por primera vez. Tu desarrollo microbial también se afectó si te alimentaron con pecho o mamila; ambos métodos influyen de diferente manera.

Conforme creciste y comiste más alimentos, conociste más gente, fuiste a más lugares, tu microbiota nació y creció según el ritmo y la forma de tu vida. Cuando cumpliste dos años y medio, tu sistema digestivo seguramente se veía como el de un adulto.

Tu microbiota actual es resultado de diversos factores: la bacteria que te heredó tu madre, el ambiente en que vives y bajo cuánto estrés estás. También influye lo que comes, si tiene o no conservadores, contaminantes, como antibióticos y hormonas de crecimiento de las vacas y otro ganado.

Esto es lo que debes tomar en cuenta: tu microbiota puede multiplicarse pero también disminuir. En eso nos enfocaremos porque la salud de las bacterias de tu sistema digestivo está directamente relacionada con el resto de tu salud general. Investigaciones han demostrado que tu salud digestiva está unida a tu salud inmunológica: de hecho, tu estómago influye más sobre tu sistema inmune que sobre cualquier otra parte de tu cuerpo. Una panza sana es tu *principal* arma contra los organismos que portan enfermedades. Por eso la salud de tu sistema digestivo —que incluye tu microbiota— es tan importante.

EL PROBLEMA CON LOS ANTIBIÓTICOS

Algunas bacterias —como las que causan dolor de garganta— pueden enfermarte. Esto probablemente ya lo sabes. Pero hay algo que quizá no sepas: esas mismas bacterias pueden estar presentes en tu cuerpo aunque no estés enfermo. La diferencia entre que las bacterias te enfermen o no, no es su *presencia*: es una serie de factores como qué tan sano estás, qué tan fuertes son tu sistema inmune y esa cepa de bacterias. ¿Suena como una guerra? Más o menos lo es, entre bacterias externas, potencialmente peligrosas y bacterias residentes, protectoras, parte de tu respuesta inmunológica general.

Cuando tu cuerpo es atacado por bacterias que te enferman, los médicos normalmente recomiendan antibióticos. ¿Alguna vez te los han recetado por una infección de oído u otra enfermedad? Antibiótico significa "en contra de la vida" y están diseñados para matar organismos vivos —bacterias— que te enferman. Pero nuestros antibióticos no están diseñados para misiones de búsqueda y destrucción de los chicos malos, matan a cualquier bacteria en su camino, buena o mala.

Dado que las buenas bacterias de tu microbiota han sido eliminadas y tu estómago ya no está lo suficientemente armado con estos colonizadores, tomar antibióticos siempre tiene efectos secundarios desagradables: mala digestión, diarrea y candidiasis.

Tuve una conversación con el doctor Martín Blaser —director del Programa de Microbiota Humana, de la Universidad de Nueva York— quien me explicó mucho acerca de la microbiota, lo importante que es para mi salud y cómo la ciencia trabaja para desentrañar más misterios. Aprendí que aunque

VACAS EN PENICILINA

Las últimas décadas, varios productores de carne han dado dosis muy bajas de antibióticos a su ganado porque previene que se enfermen pero también porque tiene el curioso efecto secundario de ayudarlas a crecer y ganar peso más rápido. Ahora, los científicos investigan por qué pasa eso y cómo los antibióticos y la obesidad humana se relacionan.

no haya tomado antibióticos en años, si como mucha carne roja igual puedo exponerme a los efectos dañinos de los antibióticos, ¡porque las vacas han sido inyectadas con ellos! Una razón más para escoger carne alimentada con pasto y criada con trato humanitario.

El punto es que los antibióticos pueden ayudarte —algunas veces de verdad los necesitas— pero no hagas un hábito de pedir receta médica cada vez que estornudes. Cuando tus bacterias sanas son aniquiladas, estás en riesgo elevado de desarrollar otras enfermedades; además, es más difícil para tu sistema inmunológico defenderte y para tu bacteria digestiva absorber los nutrientes que te mantienen sano.

EL PROBLEMA CON LOS CONSERVADORES

¿Sabes qué más mata a tu bacteria sana? Los alimentos procesados llenos de conservadores. Su objetivo es matar las bacterias que hacen que la comida se eche a perder; pero cuando entran en tu sistema digestivo, también matan la bacteria sana en tu estómago que te ayuda a estar vivo. Comer alimentos sanos y frescos ¡hace innecesarios a los conservadores!

La acumulación de todas estas cosas —antibióticos a lo largo de tu vida, alimentos llenos de conservadores, carne tratada con antibióticos—contribuye a agotar las bacterias buenas en tu sistema digestivo que, ahora, sabes que son tus mejores amigas. Una dosis de antibióticos tomados 10 días tiene un impacto grave en tu entorno interno. Pero el goteo lento de medidas antibacterial menos obvias, como de carne comercialmente criada hasta galletas llenas de conservadores, también tiene un impacto significativo.

COMER BACTERIAS PARA LA SALUD

Si nuestra microbiota puede ser agotada por *anti*bióticos, también puede ser potencialmente repuesta por *PRO*bióticos. Cuando comemos bacterias sanas en forma de probióticos, ayudamos a promover el balance bacterial en nuestro estómago. Además de ofrecer ayuda que vigoriza el sistema inmunológico y previene enfermedades, algunas cepas de probióticos, como *Bifidobacterium infantis*, han demostrado ser benéficas para problemas digestivos como Síndrome de Intestino Irritable (SII).

Los alimentos naturalmente fermentados son una fuente de probióticos en la que los humanos hemos confiado por miles de años. El yogur, una gran fuente de probióticos, se ha consumido por seis mil años (¡en Mesopotamia sabían todo acerca de la salud intestinal!). El chucrut, hecho de col fermentada, se menciona en antiguos textos romanos. De hecho, el kimchi es tan central para la dieta coreana tradicional, que muchos hogares tienen enterrada en el jardín una olla especial para fermentar el kimchi. Los umeboshi son ciruelas japonesas encurtidas saladas y ácidas... y una gran ayuda digestiva.

Hace 100 años, la ciencia empezó a emparejarse con la sabiduría inherente de estas tradiciones. ¿Notas una tendencia? Los humanos sobrevivieron hasta ahora comiendo alimentos sanos, ricos en nutrientes y otras cosas buenísimas, como las bacterias. Nadie tenía un microscopio entonces para saber *por qué;* sólo sabían que lo que comían los ayudaba a sobrevivir. Es en nuestros días que nos hemos alejado de estas formas naturales de vivir bien, que luchamos para entender su valor y cómo reincorporarlas en nuestra dieta.

En la primera década del pasado siglo, cuando los norteamericanos empezaban su romance con la comida rápida y procesada, un científico ruso llamado Elie Metchnikoff estudiaba la bacteria intestinal. Metchnikoff, quien vivía en París, creía que era la fuente de la juventud. En ese tiempo había dos opiniones al respecto: algunos creían que era una parte esencial de la digestión y otros la veían como algo dañino. Metchnikoff notó que la gente en los Balcanes, quienes comían muchísimo yogur, tendían a vivir hasta los 80, así que empezó a comer yogur. Pronto sus amigos empezaron también, después los amigos de los amigos y poco después el yogur se convirtió en una tendencia saludable en París. Algunos doctores hasta lo recetaban para curar varias enfermedades. Suertudo, no sólo mejoró su salud, en 1908 ganó un Premio Nobel.

Hoy en día la Organización Mundial de la Salud define a los probióticos como: "organismos vivos que, administrados en dosis correctas, confieren un beneficio a la salud del huésped." Los científicos hacen fila para descubrir qué tan benéficas pueden ser esas bacterias y cuántas se necesitan para una salud óptima. (Eventualmente esperan descifrar cómo todas las bacterias —en la comida, en nuestro sistema digestivo y en nuestra piel— pueden ser empleadas para crear programas de tratamiento para problemas específicos de salud.)

Cuando se trata de comer bacterias para la salud, los probióticos se han convertido en un gran negocio. Ya no sólo se venden en pequeñas cantidades en las tiendas de comida sana; están en todas partes. Los anaqueles de farmacias y supermercados se llenan de alimentos, bebidas y pastillas cuyas etiquetas prometen grandes beneficios de salud si comes una o das un trago a sus productos fermentados.

Pero antes de que te emociones con los beneficios de los productos altos en bacterias, asegúrate de revisar las etiquetas. Porque la ciencia alrededor de los probióticos es nueva, así que no hay consenso respecto a qué cepas son más efectivas, así debes investigar. Lee la etiqueta de tu yogur. *Lactobacillus delbrueckii bulgaricus* y *Streptococcus thermophilus* son bacterias buenísimas para hacer yogur pero el alto contenido de ácido de tu estómago y la bilis los descomponen y eliminan el efecto probiótico. Una mejor opción es *Lactobacillus acidophilus* y *Bifidobacterium* porque sobreviven a las condiciones intensas de tu estómago por el tiempo necesario para hacer algún bien.

Personalmente, elijo una bebida probiótica de arroz que proporciona 50 mil millones de bacterias activas *L. acidophilus* y *L. casei*. Cuando tomo probióticos regularmente, me siento bien, como si ayudara a mi cuerpo a ayudarse a sí mismo.

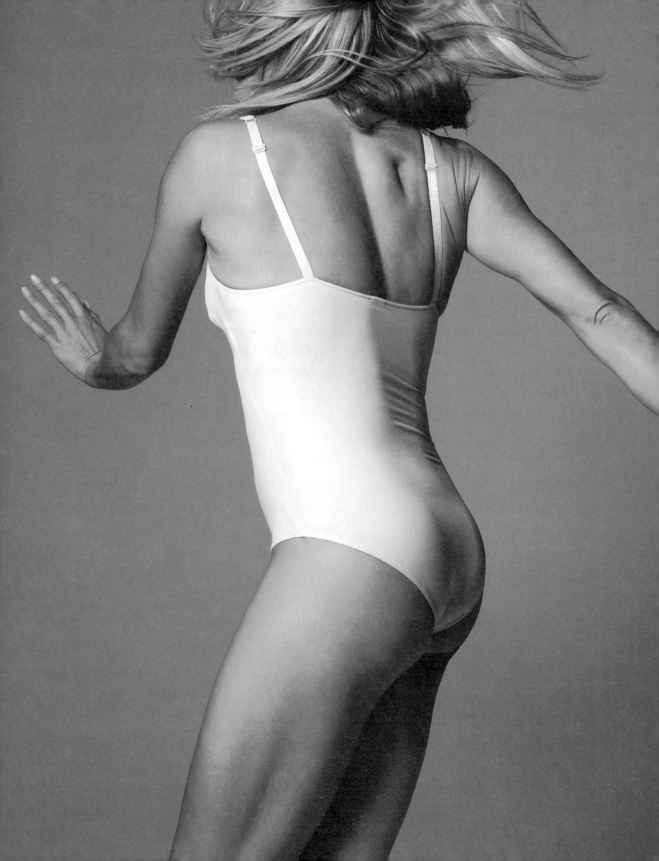

PARTE DOS

EJERCICIO

El cuerpo quiere ser fuerte

CAPÍTULO 14

EL CUERPO QUIERE SER FUERTE

⸻

TEGO BUENÍSIMAS NOTICIAS PARA ti: tu cuerpo quiere estar tan en forma, fuerte y atractivo como *tú* quieres que esté. Es en serio. Su instinto es ser poderoso. Todo el objetivo de su existencia, por lo menos hasta donde la naturaleza sabe, es mantenerte fuerte y capaz, para crear seres más fuertes y capaces; la naturaleza nos programa para sobrevivir. Piénsalo, cuando algo no está sano o fuerte, la naturaleza reduce la manada. Los más fuertes literalmente sobreviven.

Es una suerte para nosotros —a diferencia de nuestros ancestros— que cuando estamos débiles porque no hemos comido bien, no haya un león acechando a la vuelta de la esquina. Pero igual hay cosas que están sólo esperando a que nos debilitemos, como las enfermedades. Hay virus que nos usan como huéspedes —como los que causan gripe, ébola o sarampión—; hay bacterias dañinas, como la salmonela y otras que causan infecciones de garganta, que quieren un aventón hasta encontrar a su próxima víctima. Y después están las enfermedades sobre las que influimos, como la diabetes tipo 2 y los infartos, que son brotes directos de nuestra dieta y estilo de vida. En vez de construir cuerpos suficientemente fuertes para defenderse de virus, bacterias y enfermedades crónicas, estamos creando cuerpos débiles, propensos a enfermedades y en espera del corto circuito. Básicamente, cuando no tenemos cuidado de nuestra nutrición y salud, nos convertimos en bombas de tiempo.

Si vivieras en un mundo en el que tuvieras que huir de leones para seguir viva, en el que tuvieras que cazar tu comida, arrastrar cargas pesadas sin el beneficio de las máquinas, construir tu hogar y cavar tus hogueras, tendrías que estar fuerte... o morirías. Pero no vives en un mundo que requiere que uses fuerza bruta todo el día. Estás en un mundo en el que puedes comprar comida sin bajarte del coche, sentarte en una silla todo el día a trabajar y pasar la tarde echado en tu sillón, enfrente de la tele, antes de arrastrarte a tu

> Cada uno de nosotros tiene el instinto de moverse, de ser activo. Descansar después de hacer esfuerzos y dormir lo suficiente son actividades cruciales si queremos que nuestros cuerpos sanen y se reparen; ¡pero estamos hechos para descansar ocho horas en la noche, no veinticuatro al día!

cómoda cama. Incluso si trabajas duro todo el día, tu rutina puede hacer tu cuerpo débil. Y esa debilidad es un asesino moderno, el equivalente al león que merodea la sabana (de hecho, el león era mejor porque mantenía a la gente moviéndose).

Cada uno de nosotros tiene el instinto de moverse, de ser activo. Descansar después de hacer esfuerzos y dormir lo suficiente son actividades cruciales si queremos que nuestros cuerpos sanen y se reparen; ¡pero estamos hechos para descansar ocho horas en la noche, no veinticuatro al día!

Si no tienes el hábito de ser activa, te expones a achaques que seguramente no serían un problema si te movieras. Mover tu cuerpo diario, continuamente durante el día, es el instinto de tu cuerpo porque es esencial para su bienestar.

ALGUNAS VERDADES INCONVENIENTES
ACERCA DE LA CONVENIENCIA

En nuestro trabajo y diversión, los humanos nos hemos hecho al hábito de movernos mucho menos de lo que alguna vez hicimos. En el último siglo, década tras década, con cada innovación tecnológica, nos hemos liberado de la carga de la labor física.

Toma, por ejemplo, una actividad tan simple como lavar la ropa. Sólo desde la década de los cincuenta, cuando se inventó la lavadora, parece sencilla esa labor. Antes de eso, hubieras tenido que usar una tina llena de agua, mover la ropa en círculos con la mano y después hacer los ciclos de enjuague y centrifugado a mano. Y dado que las secadoras de esa época no funcionaban tan bien, tenías que colgar la ropa en un tendedero para que se secara. Antes de que ese sistema se inventara, tenías que ir a un río y tallar la ropa contra una tabla estriada, enjuagar las prendas en el agua helada del río, exprimirla y colgarlas a secar. Y antes de eso, tendrías que haberla tallado contra rocas antes de enjuagarla, exprimirla y colgarla. ¿Entiendes mi rollo?

Antes, cuando nada era conveniente, la gente tenía que hacer las cosas que hoy hacemos con máquinas, a mano. ¿Alguna vez has tratado de lavar unos *jeans* a mano? Por supuesto que no. Tienes una lavadora que lo hace por ti. Si

> ... en algún momento empezamos a creer que mientras menos tuviéramos que usar nuestros cuerpos para trabajar y más ocio tuviéramos en la vida, ésta sería mejor.

usáramos el tiempo libre que nos dejan las máquinas para correr, escalar y bailar, eso sí sería conveniente. Pero en vez de eso, hemos eliminado las actividades físicas de cada día que requieren que utilicemos nuestros cuerpos en una forma natural y consistente, sólo para reemplazarlas por movimientos funcionales como sentarnos y... sentarnos.

Cuando la gente aún usaba tablas para lavar, caminaba en vez de manejar, subía escaleras en vez de tomar el elevador y sacaba el agua de un pozo en vez de la llave, no había necesidad de ir al gimnasio y ejercitarse, porque era activa. Esas tareas usaban la energía y la nutrición que ponemos en nuestro cuerpo, construían los músculos que necesitamos y mantenían fuerza en nuestro cuerpo. Pero en algún momento empezamos a creer que mientras menos tuviéramos que usar nuestros cuerpos para trabajar y más ocio tuviéramos en la vida, ésta sería mejor. En casa y en el trabajo, nos sentamos más, nos movemos menos, y eso tiene un impacto negativo.

NUESTROS NUEVOS JUGUETES

Muchos inconvenientes de la vida moderna probablemente son cosas que das por hecho. ¿Quién puede imaginar un mundo sin cajeros automáticos? Eso sólo demuestra lo rápido que han cambiado las cosas en pocas décadas. La forma en que nos entretenemos y nos comunicamos ha cambiado. Y más importante: la forma en la que cuidamos de nuestro cuerpo y preparamos la comida han cambiado drásticamente.

Por supuesto, no sorprende que nuestra forma de vida asimismo haya cambiado. Cuando era necesario moverse para sobrevivir, nos movíamos. Ahora, mucha de nuestra sobrevivencia y pasatiempos dependen de un clic. Pero no hay un botón para sustituir el movimiento.

LA SOCIEDAD A LA QUE LE ENCANTA SENTARSE

Un equipo de investigadores de tres universidades han investigado los efectos a largo plazo de nuestro desacelere. Primero examinaron cómo la actividad física había cambiado en el trabajo de 1960 a 2008. Después vieron cómo habían cambiado, de 1965 a 2010, las labores del hogar; sobre todo, cuánta energía se usaba en casa para cocinar, lavar platos, ropa y otras actividades.

Ahora, ya hemos hablado de la cantidad de trabajo que se requería en el hogar antes del advenimiento de las máquinas. Y en la oficina, señoritas, ¿si hubieran buscado un trabajo en los sesenta? Casi la mitad de los puestos disponibles en compañías privadas hubieran requerido que movieras tu cuerpo regularmente. Hoy, menos de 20 por ciento de los trabajos necesitan ese movimiento. Antes caminábamos, cargábamos, levantábamos, construíamos. Ahora tecleamos, *texteamos,* mandamos correos electrónicos, usamos mensajería instantánea y hablamos por teléfono. Las máquinas le han quitado el sudor a nuestras vidas. Este cambio —de ocupaciones que nos movían a las que nos sientan—, de acuerdo con estudios, se relaciona directamente con el peso que la gente ha ganado en los últimos cincuenta años. Y dado que el trabajo no se volverá más activo con las nuevas tecnologías, el estudio revela la importancia de tener vidas activas FUERA del trabajo.

El estudio reveló que conforme el tiempo invertido en trabajos de la casa disminuía, los índices de obesidad aumentaron en las mujeres. Piénsalo, ¿a cuántas de nuestras abuelas les sobraba peso o tenían diabetes a sus 30 y 40?

Estaban ocupadas, sembrando sus propios jitomates en la tierra, empujando esa pesada aspiradora Hoover por toda la casa y pasando horas cocinando para su familia. ¡Era trabajo duro!

No abogo por una máquina del tiempo o por trapear hasta que se nos marquen los bíceps. Me gusta la conveniencia de la vida moderna cuando significa que no tengo que lavar mis *jeans* en una piedra en el río. Pero es importante darse cuenta de que el valor moderno de la conveniencia ha determinado la forma en que hacemos casi todo en la vida. Esta creencia inapropiada ha elimi-

Esencialmente, todos somos parte de un experimento gigante, con el planeta Tierra como placa de Petri, y apenas nos damos cuenta de que nuestras decisiones pueden no llevarnos en la mejor dirección.

nado los esfuerzos diarios que eran arduos, pero nos servían en una forma sana. *Estamos abusando de los privilegios que nosotros mismos nos brindamos.*

BIENVENIDO AL EXPERIMENTO

Hasta la última década más o menos, no estábamos tan conscientes de los peligros de una forma de vida inactiva. No entendíamos las implicaciones de toda esa conveniencia. Ahora, empezamos a ponernos al corriente, y ha crecido el temor a la obesidad. Las enfermedades nos abren los ojos. Esencialmente, todos somos parte de un experimento gigante, con el planeta Tierra

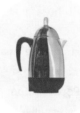 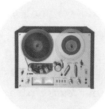 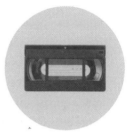

En los años cincuenta:	En los sesenta:	En los setenta:
Los hogares norteamericanos son ahora totalmente eléctricos: muchas familias tienen refrigeradores, lavadoras, cafeteras y aspiradoras. Se inventa el primer control remoto para la televisión, el Lazy Bones.	¿Por qué ir a un concierto cuando puedes escuchar música en casetes? ¿Por qué jugar *softball* cuando se inventaron los juegos de computadora?	Cocinar se hace más fácil con los procesadores de comida. Ver películas es más fácil con las videocaseteras; en vez de ir al cine, pica *play*.

		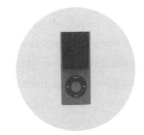
	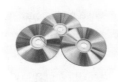	
En los ochenta:	En los noventa:	En la primera década del nuevo siglo:
¡Computadoras para todos! PC de IBM. Macintosh de Apple. El primer juego de video en 3D. Se inventa la televisión de alta definición.	No hay necesidad de ir a la biblioteca con la aparición de la World Eide Web. No es necesario salir a hacer nuevos amigos. Y ver películas es aún más fácil con DVD's y televisión en línea.	Finalmente, ¡todo lo que necesitamos sin pararnos del sillón! Tu Ipod tiene toda tu música. YouTube te da acceso a videos. Los robots pueden aspirar el piso por ti. Internet hace posible que ordenes tus comidas, alimentos, medicinas y ropa, sin tener que caminar de un cuarto a otro. En vez de visitar amigos, puedes estar al pendiente de todos sus movimientos con las redes sociales.

como placa de Petri, y apenas nos damos cuenta de que nuestras decisiones pueden no llevarnos en la mejor dirección. Estamos usando nuestro propio ingenio y creatividad para hacernos más débiles y enfermizos, en vez de mejores y más fuertes. Más flojos, no más delgados. Y eso no está bien.

Claro, al principio tenía sentido tener todo lo que necesitamos al alcance de la mano. Es bastante increíble poder cambiar el canal, ordenar la cena, llamar a tu mamá, mensajear a tu mejor amiga, mientras grabas los otros cuatro programas que podrías estar viendo. Pero sólo piensa en cómo tu tecnología personal ha cambiado en la última década. Hay aplicaciones para más partes de nuestra vida de las que tenemos tiempo de experimentar.

Es un verdadero milagro, y la conveniencia ofrece muchos beneficios. Pero nuestros huesos y músculos NO se benefician de todo esto y tampoco nuestros corazones, pulmones o cerebros. Nuestro cuerpo está construido básicamente de la misma forma que cuando teníamos que tallar dos palitos para hacer fuego. Nada ha cambiado, ¡excepto el mundo en que vivimos! Y eso resulta ser un *problema gigantesco*.

Los hábitos que ni siquiera nos damos cuenta de que son hábitos están enfermándonos, lenta y seguramente. Si queremos prosperar en vez de sólo sobrevivir, debemos entender el valor de *intentar*, de *sudar*, de *movernos*. Nuestros cuerpos necesitan esfuerzo, movimiento, empeño y todas las cosas que normalmente tratamos de evadir. La conveniencia no es un valor aceptable para la sociedad. Es una enfermedad.

La cuota que hoy nos queda es que la energía que ahorramos aventando los *jeans* a la lavadora y la secadora, debería ser invertida corriendo y caminando, no sentado y viendo.

Necesitamos esfuerzo si queremos sobrevivir.

MÁS ESFUERZO EN TODOS LADOS, TODO EL TIEMPO

El esfuerzo físico —usar tu cuerpo, usar tu energía, usar tus músculos, sudar— es fácil de encontrar cuando sabes dónde buscar. ¡Puedes esforzarte en cualquier lugar! Yo siempre encuentro lugares cada día donde pongo un poco más de esfuerzo, y me muevo más rápido. Aquí hay algunas ideas:

- **Si puedes, camina.** Si tienes que manejar, estaciónate más lejos. En la oficina, levántate y camina a la oficina de alguien en vez de mandar un correo. Ofrécete para ir a recoger la comida. Mientras más rápido vayas, más te exiges.
- **Sube las escaleras.** O mejor aún, ¡corre por las escaleras! Y súbelas despacio pero consciente de cada paso, esforzando tu trasero y tus piernas, apretándolas conforme subes. Porque cuando contraemos un músculo, hacemos esfuerzo físico.
- *Multitask.* Haz varias cosas a la vez; si estás esperando a que el pan salga del tostador, ¿por qué no aprovechas para hacer lagartijas? Así:

1. Ponte frente a la mesa.
2. Pon ambas manos en el mesa, un poco más abiertas que la extensión de tus hombros. Da dos pasos hacia atrás hasta que tus brazos y piernas sostengan el peso de tu cuerpo. Ahora dobla los brazos para acercar tu pecho a la mesa, manteniendo tu cuerpo derecho y el estómago firme. Lleva tu pecho lo más cerca de la mesa que puedas y después empuja de nuevo hacia arriba, estirando tus codos. Haz el movimiento 10 veces, o cuantas veces puedas.

- **No sólo veas la tele.** Levantarte del piso es un esfuerzo, así que puedes ver tus programas favoritos mientras haces ejercicio, combinando sentarte y levantarte:

1. Siéntate en el piso, estira tus piernas hacia enfrente y alcanza los dedos de tus pies; cuenta hasta tres y levántate, sube las manos sobre tu cabeza, cuenta hasta tres, siéntate y repítelo.
2. Haz esto 20 veces consecutivas, lo más rápido que puedas, para elevar tu ritmo cardíaco.

- **Saltos de tijera a la antigüita.** Son una de las mejores formas de esforzarte en el piso. Todos sabemos cómo hacer saltos de tijera así que omito los detalles. Intenta hacer 20 para darle un impulso a tu corazón a la mitad del día.

Treinta minutos de cardio tres o cinco veces a la semana pueden sumar años a tu vida. Así que si el esfuerzo físico no es parte regular de tu vida, necesitas meterlo ya en tus horarios. ¡Sólo inténtalo! Si no tienes 30 minutos en la mañana, haz 15 y después otros quince en la noche. O haz tres bloques de 10 minutos. De acuerdo con la experta en nutrición y ejercicio Kathleen Woolf —profesora en la Escuela Steinhardt de Nutrición, en la Universidad de Nueva York— los beneficios empiezan inmediatamente y siguen apareciendo...

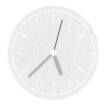

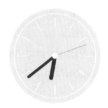

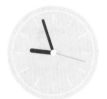

A LOS POCOS SEGUNDOS...

- Incrementa tu ritmo cardiaco.
- Llega sangre a tus músculos.
- Empiezas a quemar calorías y grasas para usar como combustible.
- Obtienes un cambio de humor casi inmediato.
- Respiras más rápido y profundo, mandando más oxígeno a tus músculos

UNA HORA MÁS TARDE...

- Fortaleces tu sistema inmunológico.
- Tu humor sigue mejorando.
- Tu cuerpo continúa quemando energía a un ritmo más rápido (aumenta tu metabolismo).

ESA NOCHE...

- Tus músculos se recuperan y reconstruyen.
- El perfil de lípidos en tu sangre (colesterol, triglicéridos) mejora.
- Tu cuerpo saca la glucosa de la sangre más rápidamente, lo cual previene enfermedades cardiacas y diabetes.
- Te sientes alerta y concentrada.
- Mejora tu calidad de sueño.

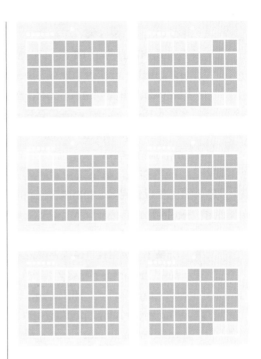

UNA SEMANA DESPUÉS ...

- Mejora tu condición física y resistencia (puedes hacer más y mejor).

- Tu cuerpo se beneficia de un sistema inmunológico más fuerte, un mejor humor y presión sanguínea baja.

TRES A SEIS MESES DESPUÉS ...

- Mejora la condición física de tu corazón y pulmones.

- Tu ritmo cardiaco es más bajo y te recuperas más rápido después de hacer ejercicio.

- Mejora el tamaño y la fuerza de tus músculos.

- Disminuyes la grasa corporal.

- Reduces el riesgo de diabetes, enfermedades cardiacas, cáncer y osteoporosis.

- Reduces el riesgo de depresión, ansiedad y estrés.

- Mejora la calidad de tu vida.

CUERPO FUERTE, MENTE FUERTE

Cuando me muevo, cuando estoy construyendo la fuerza que mi cuerpo pide, me siento feliz, clara, vibrante, viva, energizada y poderosa. Me siento bien. Me siento como YO.

Recientemente estaba al teléfono con alguien que me sugería un plan que me sonaba terrible. Estaba presionando mucho. Yo no estaba disfrutando la llamada, me estaba enojando y estresándome.

"¿Entonces?", me decía la persona. "¿Qué quieres hacer?"

Yo no quería decir algo de lo que me iba a arrepentir después, así que mejor puse PAUSA.

"Te regreso la llamada", le dije.

Y colgué el teléfono, me puse mis tenis y me subí a la elíptica. Sudé un poco, le di a mi cuerpo lo que necesitaba: esfuerzo físico en vez de estrés emocional y mental.

¡Y *voilà*! Mi estrés empezó a evaporarse. Pude aclarar mi mente, soltar mi estrés, sudar las cosas y decidir qué quería hacer; porque mi cuerpo se había movido y mis endorfinas, mis hormonas felices, se habían liberado. Después de hacer ejercicio, podía respirar de nuevo. No estaba estresada. Y pude ver la situación de una forma completamente diferente, no sólo en lo que decía, también en lo que *sentía*.

Si no me hubiera tomado un momento para frenar, hubiera dicho las cosas de forma diferente y el resultado no hubiera sido tan benéfico.

Cuando te mueves, tu corazón se acelera... te sientes estimulado... emocionado... *vivo* de verdad. Y cuando terminas, tu cuerpo duele de esa forma rica que te deja saber que lo usaste. Tu cerebro está más alerta, igual que tus sentidos. Es el tipo de cosa que te hace sentir bien el resto del día.

Es el poder del esfuerzo físico. Fortalece tu cuerpo. Fortalece tu corazón. Hace que tu mente y determinación sean más fuertes, HOY, AHORA MISMO, cada vez que te levantas y te MUEVES.

CAPÍTULO 15

LA MAGIA DEL MOVIMIENTO

L A VIDA ES MOVIMIENTO. No sólo ir del punto A al punto B, sino disfrutar el viaje. Piensa en un bailarín recorriendo el escenario, en un niño corriendo alegre por el cambio, un gimnasta volando en el aire. El movimiento es mágico. Cuando los humanos nos movemos, nos convertimos en gacelas, como el bailarín; en chitas, como el niño que corre; desafiamos la gravedad por un momento, como el gimnasta. Cuando estamos en movimiento, conectamos con nuestra propia naturaleza; pensar pasa a segundo plano y estás consciente de la sensación pura de pertenecer a tu cuerpo.

¿Te inspira la gracia y gloria de las Olimpiadas? ¿La energía primitiva del futbol americano? Sólo ver movimiento nos conecta con nuestro cuerpo. Y no necesitas ser un atleta olímpico para patinar, saltar o dar marometas; no necesitas tener cinco años para correr por el campo con alegría.

Moverse es responsabilidad de cada ser humano, no sólo de los bailarines, atletas estrella, niños y olímpicos. Aceptar el movimiento. Convertirse en movimiento. Vivir el movimiento. Moverse puede convertir un lunes ordinario en un extraordinario inicio de semana. Puede convertir un martes en un viaje, un miércoles en una aventura, un jueves en un triunfo, un viernes en un festín.

No importa cómo pases tus días, reclamar tu derecho de MOVERTE es como reclamar tu LIBERTAD.

Cuando era niña no me gustaba mi cuerpo. Era todo piel y huesos, brazos y piernas. Estaba realmente flaca y los demás niños me molestaban por eso. Odiaba ser tan flaquita. Que se burlen de ti es horrible, no importa la razón, no importa quién seas. Tengo muchas amigas que batallan con su peso, y todas recuerdan ser cohibidas respecto a pesar más que otras mujeres. Ser flacas era su sueño. Yo estaba en el otro lado del espectro: quería tener curvas. Curvas hermosas, de ensueño. Flaca o gorda, cuando estás en el extremo, que se burlen de ti deja una cicatriz psicológica.

Cuando llegué a mis años veinte, estaba tan acostumbrada a ser flacucha que no invertía ni un pensamiento en cuidar mi cuerpo. Comía mucho y no subía de peso, así que ni pensaba en hacer actividades que me dieran condición física.

Tenía 26 años, había dejado de fumar. Tenía los peores hábitos alimenticios. No tenía nada de fuerza.

Después estuve en el reparto de *Los Ángeles de Charlie*. Era otoño y Drew Barrymore y yo llegamos al set para ensayar nuestros papeles. (Lucy Liu no había llegado porque estaba terminando otra película.) Cheung-yan Yuen, nuestro maestro de artes marciales, estaba ahí con nuestros otros entrenadores. Estábamos emocionadas. ¡Guau!

No sabíamos en qué nos habíamos metido.

Cheung-yan Yuen comenzó a hablar y el intérprete traducía sus palabras para nosotras. "Hoy", dijo, "voy a presentarles a su nuevo mejor amigo. Van a aprender a amar a su mejor amigo. Van a vivir con él el resto del tiempo. Van a valorarlo. Y va a ser parte de su vida."

Estábamos emocionadas. Nos volteamos a ver pensando quién podría ser.

Y Cheung-yan Yuen dijo: "Su nuevo mejor amigo es el dolor."

Miré a Drew y ella me vio a mí, después las dos vimos a Cheung-yan Yuen. Nos volteamos a ver de nuevo con cara de ¿de verdad dijo dolor?

"Sí", dijo él. "Dolor. Van a aprender a amar el dolor." Después nos explicó que pasaríamos tanto dolor que no podríamos ver bien. Y no estaba bromeando. La cantidad de trabajo físico que hicimos los siguientes tres meses fue tan intenso y doloroso que fue completamente transformador, física, emocional y mentalmente. Gracias a mi maestro, me vi forzada a aprender qué tan capaz era mi cuerpo. Lo llevé a límites a los que nunca antes había llegado. Aprendí que el dolor es temporal pero la fuerza es duradera. Me forcé a construir la fuerza que mi cuerpo siempre había deseado.

La primera semana, pensé que me iba a morir. Al final, me sentía como superhéroe. Fortalecerme me hacía sentir tan poderosa, tan capaz, como si pudiera hacer lo que fuera. Y por primera vez, entendía lo que significa estar conectada con mi cuerpo. Ese cuerpo del que había estado avergonzada y deseaba que desapareciera a cambio de uno lleno de curvas, era fuerte, poderoso. Y era MÍO.

Fortalecerme me hacía sentir tan poderosa, tan capaz, como si pudiera hacer lo que fuera. Y por primera vez, entendía lo que significa estar conectada con mi cuerpo.

Y esa experiencia —aprender a conectarme con mi cuerpo, amar mi cuerpo, verdaderamente creer en él— ha sido la base de todo lo hecho desde entonces. Todo. Mi carrera. Mi relación con mi familia. Mi relación conmigo misma. Me presentaba cada día y lo hacía, sin importar nada más. Aun si no quería hacerlo, lo hacía. Y eso creó la disciplina para hacerlo. Y para saber que puedo hacer lo que sea, si pongo mi mente en ello.

Es lo que quiero para ti: que entiendas que puedes hacer lo que te propongas y que un cuerpo sano, una buena alimentación y mucho movimiento, es el vehículo que te llevará ahí.

ERES COMO TE MUEVES

Cuando se trata de nutrición, eres lo que comes. Cuando se trata de ejercicio, eres como te mueves. El movimiento le da forma a tus músculos, fortalece tu corazón y tus pulmones, agudiza tu cerebro y mejora tu humor. Cuando te esfuerzas a lo largo del día, quiero decir trabajar muy, muy duro, nada se siente mejor que relajarte después, cuando te has *ganado* todo lo demás. Cuando estás el día entero corriendo de arriba abajo y luego te avientas en un sillón cómodo, te sientes en las nubes. Pero cuando no haces nada más que estar sentado todo el día, te sientes terrible, ¿no? Es como si tu cuerpo estuviera hecho de plomo.

Yo me muevo porque estar todo el día sin hacer nada me hace sentir enferma, y si estoy demasiado tiempo echada, de verdad me enfermo. Porque ser floja no me parece lujoso o indulgente... me parece vago, apático, triste, deprimente, aburrido, cansado, insaciable.

A veces, cuando estás sentada, tu cuerpo quiere energía y tú lo malinterpretas como hambre y entonces comes algo. Pero lo que quiere tu cuerpo es MOVERSE. Tu cuerpo gana energía del movimiento. Tu cuerpo está diciendo: *necesito mantenerme despierto*. Y lo que quiere es oxígeno. Porque es una forma de energía para las células de tu cuerpo, tus músculos, ligamentos, tendones y órganos. Si no le das oxígeno a tu cuerpo, lo matas, es como si no le dieras comida.

Si te sientes cansada a lo largo del día, quizá no estás durmiendo lo suficiente, no estás comiendo de manera correcta, ni tomando suficiente agua o no te mueves lo suficiente. Dormir bien debería ser suficiente para que completes el día, si tienes buena nutrición y buena actividad física. ¿Bostezas a la mitad del día? Pregúntate:

- ¿Cuánto tiempo llevo sin moverme?
- ¿He tomado suficiente agua?
- ¿He comido alimentos nutritivos?

Sólo bostezo cuando no he movido mi cuerpo o si estoy deshidratada. Si dormí bien la noche anterior, sé que un bostezo significa que necesito moverme o comer bien o tomarme un vaso de agua, ¡o todas esas cosas!

Como dijo Isaac Newton, padre de la física, un cuerpo en movimiento se mantiene en movimiento. Cuando vives activamente, te *sientes* activo. Y eso te ayuda a moverte aún más.

PENSAR ACERCA DEL MOVIMIENTO

Hay varias formas de pensar en cómo movemos nuestros cuerpos: entrenar, ser activos y ser sedentarios. *Entrenar* significa programar formas sistemáticas de ejercicio que construyen músculo y desarrollar tu sistema cardiovascular para un resultado intencionado. Ser *activa* significa usar tu cuerpo todo el día. Ser *sedentaria* significa no usar tu cuerpo lo suficiente.

Si fuiste al gimnasio hoy en la mañana, probablemente estás pensando: ¡soy activa! ¡Claro, soy activa! ¡Corrí cinco kilómetros antes de venir a la oficina! Pero si corriste en la mañana y pasas el resto del día sentada en la silla de tu oficina, puede que no seas tan activa como piensas.

¿QUÉ SIGNIFICA SER SEDENTARIA?

Sentarse en el sillón es ser sedentaria. Trabajar en un escritorio es ser sedentaria. Cada vez que te sientas y no te mueves, que no le das oportunidad a tus músculos de hacer lo suyo, que no le das un brinco a tu corazón, estás siendo sedentaria. Y eso trae muchos riesgos a la salud:

- **Tensión en la espalda y en los músculos:** si has pasado un día entero en el coche o en un escritorio, sabes que el resultado puede ser músculos isquiotibiales (más sobre esto después), agarrotados y tensos que fuerzan a tu espalda a trabajar más duro.
- **Enfermedades cardiacas:** investigaciones recientes demuestran que la gente que tiene trabajos que requieren estar sentada tienen una incidencia más alta de enfermedades cardiovasculares que quienes trabajan de pie o moviéndose. Aún peor: las conductas sedentarias se han asociado con un riesgo elevado de muerte por trastornos cardiovasculares.
- **Obesidad y diabetes:** en un estudio amplio de enfermeras, ver la televisión se asoció con un riesgo elevado de obesidad y diabetes tipo 2.

Nos sentamos en el coche, en nuestro escritorio y en nuestro sillón. Es inevitable. El factor clave en el cual pensar es: ¿qué tan seguido y por cuánto tiempo? Recientemente, los investigadores descubrieron que separar los tiempos que pasas sentada con episodios cortos de ejercicio ligero y moderado influye en la salud. En un periodo de cinco horas, se le pidió a los voluntarios que hicieran una de estas cosas:

- Sentarse.
- Sentarse pero tomar un descanso de dos minutos de ejercicio ligero cada 20.
- Sentarse pero tomar un descanso de dos minutos de ejercicio moderado cada 20.

Bueno, adivina qué encontraron. Un solo día de sentarse ininterrumpidamente puede ser peligroso para tu salud. Al término de cinco horas, la gente que estuvo sentada todo el tiempo tenía más glucosa en la sangre y mayor concentración de insulina, en comparación con quienes tomaron descansos. Eso significa que un periodo largo de estar sentada aumenta el riesgo de diabetes.

Así que trata de sentarte menos. Y en cualquier momento que estés en una situación en que debas estar sentada, separa los tiempos. El movimiento regular puede ser tan importante para tu salud como incrementar tu condición física. Así que, ¡levántate y muévete! Tómate un descanso de la computadora cada 20 o 30 minutos. Levántate y camina mientras hablas por teléfono. Levántate del sillón en los comerciales y baja y sube las escaleras, ¡o baila un poco!

¿QUÉ SIGNIFICA SER ACTIVO?

Picar verduras o cocinar la cena es una actividad. Caminar con el perro alrededor de tu colonia es ser activa. Recorrer el centro comercial en busca de los zapatos perfectos es permanecer activa. Ir de pie en vez de sentada en el camión o el metro es ser activa. Asegúrate de que tus actividades diarias sean *activas*. Si tienes un trabajo de escritorio, levántate y camina cuando puedas. Como aprendimos del estudio descrito en el cuadro anterior, simplemente levantarte y moverte por dos minutos puede mejorar de modo notable tu salud y tu bienestar. Ser activa también debería incluir limitar el tiempo ante una pantalla —que no es trabajo— a dos horas al día. Si pasas todo el día trabajando frente a una pantalla, dale a tus ojos y a tu cuerpo un descanso y haz algo activo en vez de estar sentada.

Mi forma personal de estar activa es levantarme y hacer cosas cuando sea posible. Si estoy en el set, corro al siguiente tráiler en vez de mandar un mensaje para decir las cosas. Si estoy en el aeropuerto, subo las escaleras en vez de usar las eléctricas. ¡Lo que pueda hacer para moverme!

¿QUÉ SIGNIFICA ENTRENAR?

Cuando te ejercitas frecuentemente para fortalecer tus músculos y tener resistencia cardiovascular, estás entrenando. Cargar pesas, por ejemplo, hace músculo, incrementa la fuerza y ayuda a mantener la densidad ósea. El entrenamiento cardiovascular eleva tu ritmo cardiaco y beneficia tu sistema cardiovascular entero, porque cuando tu corazón está fuerte, bombea más sangre con cada latido, llevando oxígeno a tejidos y desechando productos inservibles con más eficiencia. El entrenamiento cardiovascular y de fuerza ayudan a disminuir las enfermedades crónicas.

Cuando estás entrenando, tu cuerpo se adapta para encontrar la energía que necesita. Dado que entrenar requiere mayor concentración de energía que ser sedentario, conforme tu cuerpo se adapta a una nueva rutina, te conviertes en una máquina de quemar grasa. Esto son noticias increíbles para todos los que entrenan, ya sea que el objetivo sea perder peso o completar un triatlón. Pero este resultado sólo puede alcanzarse con una rutina consistente.

Si tu cuerpo no está acostumbrado al ejercicio regular, cuando entrenas por primera vez, el combustible que quemas es grasa. Cuando esas grasas se usan y ya no tienes glucosa, te cansas y terminas muy pronto. Pero si haces una rutina de entrenamiento por lo menos tres meses y tu cuerpo se entrena, aprende a depender menos de los carbohidratos. Un cuerpo entrenado tiene mejor acceso a sus reservas de grasa. Con lo que sabes del almacenaje de carbohidratos (no tenemos muchos) y de grasa (ilimitados), esto cobra sentido para cuerpos que necesitan aguantar más, porque hay más energía disponible para usar.

La adaptación al entrenamiento trabaja profundamente en el nivel celular, en donde está la mitocondria (la central eléctrica de la energía celular). Cuando entrenas y pierdes peso, das a tu esqueleto muscular más mitocondria y más enzimas. Esta adaptación mejora la movilización de grasa de tu cuerpo hacia los músculos, cuando la quemas.

Para los atletas, acceder a sus reservas de grasas significa que pueden entrenar más tiempo sin cansarse, así que son capaces de ganar resistencia. Los atletas entrenados, de hecho, empiezan a almacenar más grasa en sus músculos, donde es más fácil que el cuerpo obtenga combustible, que en la grasa del abdomen o de las caderas. Cuando la grasa está en los músculos, está lista para usarse, como una botana esperándote en el refri.

Y para la gente que entrena para perder peso, también son buenas noticias: cuando el cuerpo empieza a quemar grasa, no sólo pierdes peso, también cambias tu composición corporal: ganas músculo y pierdes grasa, lo cual se traduce en menos centímetros. No importa cuál sea tu objetivo —perder peso o tener resistencia atlética— entrenar ayuda a tu cuerpo a quemar grasa para ir adonde quieras.

LA CONSISTENCIA ES TODO

Desafortunadamente, este proceso increíble también funciona en reversa. Es el reto para los humanos: trabajar para lograr algo y después mantenernos en ese nivel. Porque en cuanto dejas de entrenar, tu cuerpo lo sabe y empieza a revertir el proceso. Produces menos enzimas, tienes menos mitocondria. Quemas grasa con más dificultad.

Si no mantienes tu entrenamiento en el mismo nivel, tu trabajo duro desaparece. Y si quieres estar en el mismo nivel, necesitas cuidarte bien, forzarte lo más que puedas para mejorar, pero parar antes de lastimarte.

TODOS TIENEN 10 MINUTOS

Investigaciones recientes han demostrado que alrededor de 150 minutos de actividad física a la semana pueden asociarse con índices más bajos de enfermedades cardiacas y muerte prematura. Eso significa 30 minutos al día, por cinco días, y esos 30 minutos puedes dividirlos como quieras. La investigación revela que incluso periodos cortos de ejercicio, de 10 minutos cada uno, tres veces al día, benefician la salud y reducen el riesgo de enfermedades crónicas.

Ser consistente no significa que siempre tengas que entrenar de la misma manera, con la misma intensidad. La vida cambia, nuestro cuerpo cambia, las circunstancias cambian. Lo sé por experiencia; los últimos 15 años he pasado ciclos de diferentes niveles de ejercicio.

A veces entreno intensamente con una meta específica en mente. Si voy a ir a *snowbordear*, me gusta poner mi cuerpo en tensión, especialmente mis cuádriceps (los músculos de los muslos) y los glúteos (las nalgas). Cuando estoy flexionada en la tabla de *snowboard*, bajando una montaña a toda velocidad, quiero resistencia en mis músculos para no cansarme rápido. En general debo estar fuerte para maniobrar y aguantar una caída, porque los músculos fuertes protegen los huesos.

La mayor parte del tiempo me enfoco en mantener un nivel de ejercicio que vaya con mi vida diaria. Muchas cosas pasan, necesito ser capaz de cargar mi equipaje por todo el aeropuerto —una buena forma de calentar los músculos antes de un viaje largo y sedentario—, de cargar las bolsas del súper o cualquier cosa que tenga que moverse, cargarse, arrastrarse, empujarse o jalarse. ¿Qué tal la energía que necesitas para jugar? Me encanta jugar con mis sobrinas y mi sobrino, y mi condición debe estar a la par de la de ellos para aguantar. Incluso para cocinar con los amigos, porque pasar horas picando y cocinando cosas requiere resistencia para estar de pie. También me gusta hacer las labores de la casa. ¡Barrer y aspirar no sólo tiene un beneficio para tu piso! Estas tareas son buena ayuda para el corazón y los músculos. Hay que encontrar actividades cotidianas para tu bienestar físico.

Por supuesto, el tipo de músculo que necesito para lavar los pisos y las mesas no es el mismo para una película que requiere escenas retadoras.

El asunto es que la vida cambia y necesitamos diferentes tipos de fuerza en diferentes momentos. Pero una cosa debe mantenerse constante: el movimiento. En mi propia vida, aunque no siempre es fácil o posible mantener una rutina, me he comprometido a seguir entrenando y hacer de la actividad física una parte de lo que hago cada día sin importar qué más haya en mi calendario. Igual que me lavo los dientes cada mañana sin importar en qué ciudad esté, encuentro una forma de moverme.

El único momento en que dejo de moverme es cuando mi cuerpo está sanando o reparándose, porque algunas lesiones necesitan descanso. Pero generalmente, el movimiento es SIEMPRE un sí. ¡Verás las recompensas!

Dado que he tenido años de consistencia, si hay periodos en que sólo puedo hacer 20 minutos de ejercicio cada tercer día, está bien, porque sé que en cuanto mis horarios me lo permitan, estaré otra vez dedicando una hora de mi vida a entrenar. ¡Y porque siempre estoy haciendo cosas como cargar equipaje y bolsas del súper!

Haz del movimiento una parte de ti.

Haz contigo el compromiso de que siempre te regalarás actividad física o entrenamiento enfocado, sin importar qué pase. Una vez que lo hagas te darás cuenta de que es algo sin lo cual no puedes vivir. Nada es más verdadero que eso, tu cuerpo lo requiere y también tu mente, tu corazón y tu felicidad.

RECORDEMOS QUÉ SE SIENTE JUGAR

Cuando era niña, me encantaba correr. Me encantaba jugar *softball*. Siempre estábamos en la calle, jugando con otros niños día y noche. Simplemente éramos *activos*. No pensábamos en cuántas calorías quemábamos o si el juego tonificaba nuestro cuerpo más o menos que andar en bici. Corríamos, nadábamos, sudábamos con alegría y muy seguido, siempre que no estuviéramos en la escuela o haciendo labores de la casa. Pero como muchos niños que son activos, conforme nos hicimos adultos esa actividad disminuyó y luego desapareció. Dejamos atrás el juego. Y si el único movimiento que tienes es jugar, y ya no hay juego, bueno... ya no hay movimiento.

Cuando somos adultos, nuestro tiempo de juego no está en nuestro horario y, a menos que tengas un trabajo que requiera *mucho* vigor físico, como mover cajas o construir casas, es mucho más fácil ver cómo desaparece tu juego y tu actividad física. Cuando pensamos en estar en forma, no pensamos en jugar. Pensamos en levantar pesas en el gimnasio, en correr en la caminadora, en contratar un entrenador personal. Pensamos en las calorías quemadas, el sudor sudado, el tiempo invertido. Pero si quieres ser una persona sana, tienes que moverte TODO EL TIEMPO. Tienes que acordarte de qué se siente moverse POR DIVERSIÓN. Moverte porque *puedes* moverte. Y porque a menos que recuerdes cómo moverte —no sólo una vez al día por 45 minutos o tres veces a la semana por 30, conforme envejezcas, el movimiento se hará menos cómodo, libre y ágil, y mucho más retador.

Cuando éramos pequeños, nuestros cuerpos eran más flexibles. A menos que los mantengamos así por medio del movimiento, nuestros músculos se acortan, endurecen y encogen, siguiendo los patrones de nuestra vida, no importa si cargamos una bolsa pesada en el hombro todo el tiempo o si caminamos en tacones más seguido de lo que deberíamos. Mover tu cuerpo mantiene tus músculos flexibles, aumenta su fuerza y agilidad y es parte de cómo tu cuerpo usa el combustible que le das cuando te alimentas bien.

La próxima vez que te quejes ante la idea de ir al gimnasio, piensa en lo que hacías de niña y mueve tu cuerpo en una forma que te encante. Empieza a *disfrutar* las actividades que te emocionan. ¿Te gustaba patinar? Ve con tus amigos al parque más cercano. ¿Eras una aventada en la bici? Ve a la cochera, encuentra tu bici olvidada y sal a la calle. Piensa en lo que era la vida cuando instintivamente sabías que jugar era la mejor manera de usar tu energía abundante y moverte.

CAPÍTULO 16

ENERGÍA ADENTRO, ENERGÍA AFUERA

▬

L**A ENERGÍA QUE USAS** viviendo, respirando y moviéndote viene de los carbohidratos, las proteínas y las grasas que te dan los alimentos. Es la energía que prende tu movimiento, tu pensamiento, tu reparación celular y cualquier otra cosa que pasa en tu cuerpo. Hoy en día nos hemos vuelto conscientes del balance de energía que tomamos contra la que gastamos; en otras palabras, cuánto comemos y cuánto nos movemos. Para la mayor parte de la historia humana, esto era un proceso homeostático, autorregulado: nos manteníamos prácticamente en el mismo rango de peso, con la ayuda de nuestras hormonas que nos dicen cuándo tenemos hambre o estamos llenos, y le dicen a nuestro cuerpo cómo, cuándo y dónde reservar grasa para usarla después. Hoy en día nuestro proceso autorregulatorio se ha jodido por completo por el rápido incremento en la disponibilidad de calorías de baja calidad, como granos refinados y azúcares añadidas y —la peor ofensa— las bebidas deportivas y los refrescos. Y aunque no soy fan de contar calorías (de entrada o de salida), sí necesitamos ser conscientes de este balance. Porque cuando llenamos nuestros cuerpos de alimentos procesados y nos sentamos 10 horas seguidas, nuestros cuerpos pierden la habilidad de regular nuestro peso de modo saludable.

El balance entre nutrición y actividad física es básicamente una ecuación matemática. La energía que entra a tu cuerpo como calorías se suma, la que usas en forma de actividad física se resta. Ganar peso es el resultado de ingerir más combustible del que tu cuerpo necesita inmediatamente, así que almacena las grasas de más para después.

Perder peso es el resultado de tu cuerpo usando más energía de la que has consumido. Si comes bien y tienes una vida activa, la energía entra y sale proporcionalmente y tu peso se mantiene en el mismo lugar.

TU CUERPO HORMONAL

Las hormonas están relacionadas con tu humor, tus patrones de sueño, tu sexualidad y tu apetito... sin mencionar tu metabolismo, tu peso y los depósitos de grasa en tu cuerpo. Algunos de los mensajeros químicos clave que ayudan a determinar tu peso y composición corporal son:

GHRELINA: LA HORMONA QUE ESTIMULA EL APETITO

La produce el estómago; la concentración de ghrelina en la sangre es alta antes de comer y cae justo al terminar. Cuando un cuerpo pierde peso, el estómago desencadena una producción más alta de ghrelina, a la vez desencadenando el deseo de comer, lo que puede dificultar la pérdida de peso. Los individuos obesos tienen una concentración más alta de esta hormona.

LEPTINA: LA HORMONA QUE REDUCE EL APETITO

La hacen las células de grasa; llega al cerebro con un mensaje de reducir el apetito y estimular el gasto de energía. Mientras más grasa tenga tu cuerpo, más leptina circula en la sangre. En teoría, esta leptina extra debería resultar en pérdida de peso. Pero los individuos con sobrepeso y obesidad no son tan sensibles a los efectos de la leptina. Y para complicar más el escenario, cuando un cuerpo pierde peso, cae la concentración de leptina, dificultando mantener un peso bajo.

ESTRÓGENO: LA HORMONA DEL SEXO

Se crea en los ovarios y juega un rol importante en la distribución de la grasa corporal. El estrógeno asegura que las mujeres en edad fértil almacenen más grasa en la parte baja del cuerpo ("cuerpo de uva"). Durante la menopausia, las concentraciones de estrógeno disminuyen y la distribución de la grasa cambia, subiendo al área del abdomen ("cuerpo de manzana").

CORTISOL: LA HORMONA DEL ESTRÉS

Lo produce la glándula suprarrenal, en respuesta al estrés. Ayuda al cuerpo a liberar combustibles (glucosa, aminoácidos y ácidos grasos) para contrarrestar a los estresantes (enfermedades, heridas). Pero el estrés mental o emocional no requiere el uso de combustible adicional. Las concentraciones altas de cortisol también incrementan la grasa abdominal, el tipo de grasa más cercanamente relacionado con enfermedades como diabetes y desórdenes cardiacos.

¿A DÓNDE VA TODA ESA ENERGÍA?

Hay tres formas principales de que tu cuerpo queme la energía que comes: descanso, alimentos y movimiento.

¿Alguna vez has escuchado a alguien quejarse de que su metabolismo es lento? Mucha gente asocia el metabolismo con qué tan rápido queman calorías. Pero eso es una simplificación de cómo el metabolismo y la energía funcionan en el cuerpo. Tu metabolismo no sólo quema calorías para perder peso; se trata de usar combustible para VIVIR.

Así que en vez de ver la comida como un enemigo que engaña a tu cuerpo para engordar, y el ejercicio como truco para enflacar, vamos a enfocarnos en cómo funciona el balance energético en tu cuerpo.

DESCANSO: tu cuerpo quema energía incluso cuando descansas; 60 a 70 por ciento de tu energía la quema tu cuerpo con su proceso de vida básico. Aun cuando piensas que no haces nada, estás muy ocupada manteniéndote viva, y eso necesita energía. El consumo de energía cuando no piensas se llama metabolismo basal.

El metabolismo en sí necesita energía. Tu metabolismo basal es la base de todos los procesos metabólicos —las reacciones químicas en tus células— que son la base de tu vida. Se necesita energía para mantener la temperatura corporal, crear nuevas células, mantener tu corazón latiendo y tu sangre circulando, tus pulmones inhalando y exhalando, y todos los procesos automáticos.

El ritmo al que tu cuerpo quema energía mientras descansas puede ser influido por muchos factores. Mientras más músculo tengas, más energía quemas descansando. La gente joven tiene un metabolismo basal más alto que la gente grande. Cuando una mujer está embarazada o lactando, también sube el ritmo de su metabolismo basal.

Cuando no comes lo suficiente, tu metabolismo basal disminuye para conservar energía. Es por eso que estar a dieta o simplemente no comer tan seguido, puede hacerte sentir fatigada y afectar tu habilidad para concentrarte y pensar claramente; tu cuerpo y tu mente necesitan energía.

COMIDA: la energía que tu cuerpo usa para digerir, absorber, transportar, procesar y almacenar la comida, se llama efecto térmico de los alimentos

(ETA). Representa 5 o 10 por ciento de tu insumo total de energía diario. Por ejemplo, si comes 2 000 calorías en un día, tu cuerpo usa 100 o 200 sólo para procesar esa comida. ¿No es algo sensacional? Así que comer cantidades pequeñas de alimentos sanos más frecuentemente para darle combustible a tu cuerpo, incrementa tu metabolismo y quema calorías. Por eso comer alimentos nutritivos cuando tienes hambre —en vez de matarte de hambre todo el día y comer todo en una sentada— es una estrategia más efectiva para mantener un peso sano.

MOVIMIENTO: es la parte en la que realmente puedes involucrarte: mover tu nalgatorio. La cantidad de energía gastada con actividad física es la variable de la que realmente estás a cargo. Este componente incluye tus actividades diarias, desde bañarte hasta ir de compras, y tus actividades físicas planeadas, como ir al gimnasio o andar en bici. La actividad física representa 20 a 30 por ciento de tu gasto de energía diario.

BALANCEANDO TU ECUACIÓN DE ENERGÍA

Si tu cuerpo ya está almacenando energía para después, sin importar si son cinco, 10 o 15 kilos, entonces tu ecuación energética está desbalanceada. Si no tienes depósitos de energía y estás tan flaca que tus costillas se ven desde el otro lado de la calle, tu ecuación de energía está desbalanceada. Tu consumo y gasto de energía deben estar en armonía para funcionar bien.

ENERGÍA QUE ENTRA: identifica dónde estás consumiendo calorías vacías de más. Evitando alimentos que crean confusión en tu sistema y contri-

Las calorías son una forma justa de medir tu energía. Puedes medir cualquier tipo de energía con las calorías; incluso la energía de una moto a toda velocidad.

BALANCEAR ENERGÍA

energía que entra = energía que sale... tu peso se mantiene
energía que entra > energía que sale... subes de peso
energía que entra < energía que sale... pierdes peso

buyen a la obesidad, puedes tener un impacto significativo en el balance de tu ecuación de energía (ni siquieras necesitas una calculadora):

- Toma agua y té sin azúcar en vez de refresco y jugo.
- Come nueces y frutas frescas en vez de botanas azucaradas.
- Comer alimentos sanos en vez de procesados.

ENERGÍA QUE SALE: quizá tu horario ha cambiado mucho y tienes menos tiempo disponible para moverte, por lo que has ganado peso. O tal vez es invierno y te dan ganas de comida sustanciosa, pero no sales para usar la energía extra. ¡Necesitas moverte! Y puedes darte cuenta de que mientras más te mueves, más antojo tienes de comida sana y real, porque el movimiento te conecta con tu cuerpo y estar conectada con tu cuerpo ayuda a entender sus verdaderas necesidades. Yo sé que después de ir a correr o a caminar, mi cuerpo entero quiere algo sano y nutritivo para reponer combustible y pueda moverme más tarde. Si necesitas incrementar tu consumo de energía:

- Entrena o crea músculo (para quemar grasa).
- Muévete más.
- Suda al menos una vez al día.

REALIDADES DE LA GRASA

Lo primero que debes saber de la grasa es que la que comes y la que tu cuerpo almacena *no* son iguales. No toda la grasa que comes se almacena como grasa corporal; pero los carbohidratos refinados, como el azúcar *sí*. Así que, por favor, ¡no caigas en la trampa de la lógica falsa de que comerte un puño de nueces se traduce en celulitis! Es mucho más factible que el refresco que tomas se almacene en tu cuerpo y aparezca después como kilos no deseados.

Cuando trataba de entender cómo influye la grasa que almacenamos en nuestro cuerpo, leí *Fat Chance*, del doctor Robert Lustig, que realmente me enseñó cómo los números en una báscula y la salud de nuestro cuerpo están mucho menos relacionados de lo que la industria nos quiere hacer pensar.

Aprendí que el número en la báscula está basado en el peso total de tus huesos, tus músculos y tu grasa subcutánea y visceral.

- **Huesos:** mientras más pesen tus huesos, mejor estás porque los huesos fuertes se traducen en vidas más largas y sanas.
- **Músculos:** mientras más pesen tus músculos y más grandes y fuertes estén, más sano estarás.
- **Grasa subcutánea:** es la que acumula tu nalgatorio, tus muslos, tus caderas y otras partes que forman tus lindas curvas y proporcionan a tu cuerpo mucha energía almacenada. Conforma el 80% de los depósitos de grasa de tu cuerpo, y no es la que contribuye a las enfermedades.
- **Grasa visceral:** es la grasa de tu abdomen, alrededor de tus órganos, como hígado, estómago y riñones. La grasa visceral también vive en tus músculos. Te predispone más a enfermedades que amenazan la vida y, potencialmente, te quita años de vida. Esta grasa también tiene efectos negativos en tu cerebro, tu humor y tu salud.

Mientras más ejercicio hagas, más te mueves y más fortaleces tus huesos. Al tener más músculo, más energía quemas incluso cuando descansas porque más músculos equivale a más combustible quemado. Y esa quema de combustible reduce tus depósitos de grasa visceral, para que quemes la grasa que puede hacerte daño.

LA CONSISTENCIA CUENTA

¿Sabes por qué se siente tan bien moverse? Como el cuerpo no almacena movimiento de la misma forma que almacena energía, éste debe ser continuo y frecuente. *Todo está en la consistencia.*

Hay muchas razones por las que necesitas ejercicio y movimiento regular, no sólo se trata de entrar en tus *jeans* pegaditos. Tus hábitos y movimientos diarios tienen un impacto en tu esqueleto y en tus músculos y afectan la forma en que tu cuerpo funciona a nivel celular. Cada una de los billones de células en tu cuerpo participa en reacciones químicas que proporcionan combustible, construyen huesos, piel y otros tejidos, y se deshacen de los desechos. Un cuerpo activo, en forma, tiene pensamientos más agudos, reflejos más rápidos y un sistema inmune más fuerte, que un cuerpo inactivo. En el capítulo 7 platicamos de cómo la insulina ayuda a tus células a convertir glucosa en energía. Mientras más muevas tu cuerpo, más rápido sucede esa conversión.

La actividad física juega un papel enorme en qué tan rápido haces llegar la glucosa a las células. *Usar tu energía disponible ayuda a tu cuerpo a almacenar la energía más rápido.*

Cuando tus células funcionan eficientemente, te sientes INCREÍBLE. Cuando tu metabolismo opera con eficiencia, te sientes PODEROSA. La clave de todo esto es comer por energía y usar esa energía con MOVIMIENTO.

No importa lo mucho que *no* quieras levantarte del sillón, no importa cuánto duelan tus músculos al final de un entrenamiento, siempre te sentirás bien. Y todos esos buenos sentimientos se relacionan con cómo tu cuerpo funciona a nivel celular, porque cómo nos sentimos por fuera es un espejo de lo que pasa adentro, y viceversa.

Entonces: ¿eres una persona activa o sedentaria? Mientras recuerdes que parte de ser activa es *moverte continuamente a lo largo del día*, puedes convertirte en una persona activa AHORA MISMO. Sólo muévete. Aprovecha cada oportunidad para moverte. Así de simple.

MUEVE TU CUERPO

El movimiento puede y debería suceder todo el tiempo. Aquí hay ideas:

- Aprieta tus nalgas mientras te lavas los dientes.
- Haz sentadillas mientras se hace el café.
- Levanta tus pantorrillas mientras llega el metro.
- Corre por las escaleras. Hacia arriba y hacia abajo.
- Estira tus pantorrillas mientras subes.
- Camina una parada de camión más. O dos.
- Haz abdominales mientras la cena está en el horno.
- Estírate cuando haya comerciales en la tele.

CAPÍTULO 17

EL OXÍGENO ES ENERGÍA

T U CUERPO ENTERO, TU ser entero depende para sobrevivir del baile entre tu respiración y tu sangre. *Respira*. Acabas de mandar una ola de aire a tus pulmones, que extraerán el oxígeno que tus células necesitan para sobrevivir, llenando tu sangre de oxígeno. *Exhala*. Acabas de liberar residuos, en forma de CO_2, limpiando tu sangre para que lleve más oxígeno a tu cuerpo. Mientras tanto, la sangre rica en oxígeno se bombea a tu corazón hacia tus arterias, donde se manda, a través de tus vasos sanguíneos, a tu cuerpo entero, recargando las células de tu cerebro, tu hígado y tus dedos de los pies.

Como ya aprendiste, oxígeno es energía: le da fuerza a tu respiración celular, que produce la ATP que da energía a cada acción, movimiento y pensamiento en tu cuerpo. Así que cuando sientas que necesitas levantar tus ánimos, inhala y deja que fluya el oxígeno.

Obtener mucho oxígeno fresco es algo que siempre pienso. En especial cuando filmo una película.

Cuando vas al cine, la película que ves cómodo en los sillones puede estar sucediendo en Nueva Zelanda, Londres, Chicago o China. Y puede parecer muy glamoroso y emocionante después de que se editan las escenas y se proyecta en la pantalla grande. Pero aquí hay un secreto: en el set, es una experiencia completamente diferente. Porque aunque los espectadores digan "ohhhh" y "ahhh" mientras ven montañas, desiertos y ciudades vibrantes, la mayoría de los sets de películas se ven iguales. Los sets en París se ven igual que los de Hollywood y los de Indonesia. En serio. Y son parques de remolques. Parques enormes, desgarbados con remolques por todos lados. Y cada remolque es una oficina donde alguien vive. Yo vivo en un remolque, los otros actores viven en remolques, nos peinan y maquillan en remolques. Y luego está el set, donde filmamos escenas; y ése normalmente está lejos de los sets. A veces muy lejos.

Generalmente hay un carrito de golf disponible para ir al set, pero dependiendo de la locación y del terreno que la rodea, aprovecho el trayecto de mi remolque al set como una oportunidad para moverme. Para caminar rápido, trotar o correr. No sólo me gusta ir de lugar a lugar, me gusta moverme con propósito. Veo cada momento como una oportunidad de acelerar el paso de mi movimiento. Corro de mi tráiler a peinado y maquillaje. Corro de vuelta si olvidé algo. Si necesito hacerle una pregunta a alguien, corro a su remolque.

Me muevo porque quiero tanto oxígeno en mi cuerpo como sea posible. Mientras más rápido sea el movimiento, más oxígeno inhalas, más se absorbe en los pulmones, y más se va a tus células a través de la sangre. Cuando me muevo y mi corazón late más rápido —incrementa mi ritmo cardiaco—, bombea más sangre a mis arterias y capilares, llena de más oxígeno, de más energía. Y yo sé que de verdad, de verdad, voy a necesitar esa energía.

Grabar a veces puede significar una tarde entera metida en un cuarto caliente lleno de gente, lo cual significa que no hay mucho aire fresco. ¿Alguna vez has estado en un cuarto donde hace calor, está lleno de gente y no hay oxígeno? Es la situación que te hace dormir. Es básicamente una receta para una siesta. Pero cuando estoy en el set, necesito estar alerta, no dormida. No estoy ahí para dormir, estoy ahí para trabajar. Y trabajar requiere que me concentre, que esté alerta, emocionada. Debo estar presente en mis escenas con otros actores. Se necesita energía para representar a un personaje, decir diálogos e involucrarme con el material.

Cuando estoy en el set, trabajo 12 horas al día, mínimo, y necesito cada gota de energía que pueda obtener. Por eso, cada vez que puedo correr o trotar, lo hago. Porque sé que cada carrera de un lado al otro, cada escalón que subo, cada respiro que doy está alimentando mis pulmones y mi sangre y mi corazón y mi cerebro, para que pueda sobrevivir al día.

El movimiento hace latir mi corazón. Me hace respirar profundo. Despierta mi mente. Y eso hace que mi cuerpo se sienta bien. Lo cual me mantiene despierta y alerta, y pone una sonrisa en mi cara, porque el sentirse energizado te hace feliz, y sólo se requiere un ligero movimiento para estar así.

INHALA Y EXHALA

Cuando respiras profundo, todo el oxígeno que da vida es absorbido a través de los pulmones, dos sacos de complicado diseño situados a ambos lados del corazón, dentro de la caja torácica.

Cada vez que respiras, tus pulmones son asistidos por tu diafragma y tu caja torácica —músculo y huesos—. El diafragma es un músculo plano y amplio,

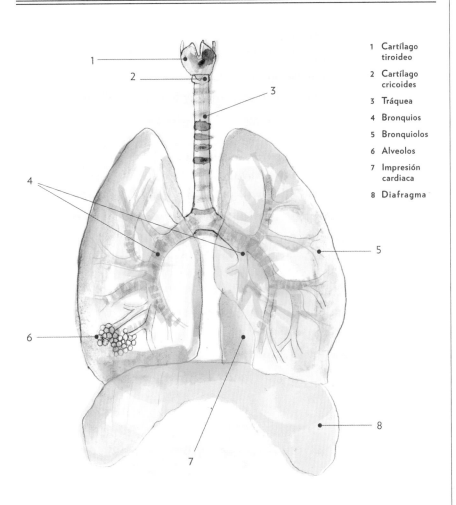

1 Cartílago tiroideo
2 Cartílago cricoides
3 Tráquea
4 Bronquios
5 Bronquiolos
6 Alveolos
7 Impresión cardiaca
8 Diafragma

justo bajo tu esternón y tu costillas, que ayuda a controlar la inhalación y la exhalación, con tu caja torácica que mueve tus pulmones, expandiéndolos y contrayéndolos conforme respiras.

Cuando inhalas y llenas tus pulmones de aire, nitrógeno, oxígeno y dióxido de carbono entran en tu boca, se mueven a través de tu tráquea, hasta las dos ramas de tus bronquios, y después en tus bronquiolos, que continúan dividiéndose y haciéndose más pequeños, como las raíces de un árbol.

Al final, el aire termina en tus alveolos, que parecen racimos de uvas, y ahí es donde el verdadero trabajo ocurre. Los alveolos *sacan* el dióxido de carbono de tu sangre y le *meten* oxígeno, después lo mandan al cuerpo por dos arterias que se conectan al corazón. Este proceso pasa una y otra vez, a lo largo del día. Y se acelera cuando estás activa. Cuando corres, respiras más rápido porque tu cuerpo necesita más oxígeno. El ritmo de tu respiración, por otro lado, se desacelera cuando descansas.

Tus pulmones están hechos de un material ligero y esponjoso que puede flotar en el agua; también son muy elásticos; por eso pueden expandirse sin reventar cuando están llenos de aire. Cuando naciste, eran de color rosita claro; como adulto, son casi gris oscuro.

Tus dos pulmones no son exactamente iguales. Ambos tienen lóbulos, o secciones, el izquierdo tiene dos lóbulos y el derecho tres; también pesa un poco más que el izquierdo. Ambos tienen un área llamada *impresión cardiaca*, donde descansa el corazón. La impresión cardiaca es un poquito más grande en el pulmón izquierdo, por lo que el corazón está un poco alineado a la izquierda en tu pecho. Eso es lo que llamo buen diseño.

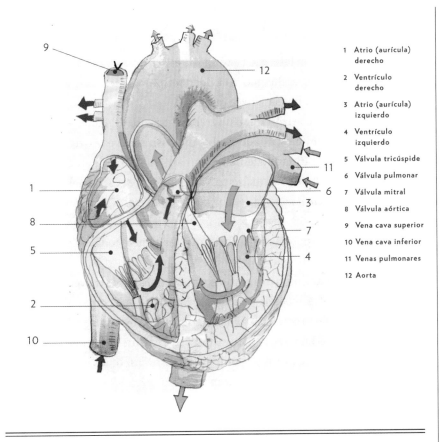

1 Atrio (aurícula)
   derecho

2 Ventrículo
   derecho

3 Atrio (aurícula)
   izquierdo

4 Ventrículo
   izquierdo

5 Válvula tricúspide

6 Válvula pulmonar

7 Válvula mitral

8 Válvula aórtica

9 Vena cava superior

10 Vena cava inferior

11 Venas pulmonares

12 Aorta

SAN VALENTÍN SANGRIENTO

El corazón que late en tu pecho no se ve como una caja de chocolates el día de San Valentín. No es adorable. Pero no debe serlo, porque no es un accesorio para Cupido. Tu corazón es un órgano interno fuerte y hermoso con un sistema operativo increíblemente eficiente.

Ese hermoso corazón que tienes es un músculo del tamaño de tu puño y vive entre tus pulmones. Su principal trabajo es bombear sangre rica en oxígeno de tus pulmones al resto de tu cuerpo, y hace su trabajo más de 1 000 veces al día.

Tu corazón está dividido en cuatro secciones llamadas cámaras o cavidades: el *atrio derecho, ventrículo derecho, atrio izquierdo* y *ventrículo izquierdo*. El ingenioso diseño de tu cuerpo incluye válvulas para controlar el flujo sanguíneo que sale de cada cavidad: la *válvula tricúspide* para el atrio derecho; la *válvula pulmonar* para el ventrículo derecho; la *válvula mitral* para el atrio izquierdo; y la *válvula aórtica* para el ventrículo izquierdo.

Cuando tu corazón late, cada cavidad se contrae y su válvula se abre para dejar que fluya la sangre. Cuando la cavidad termina de contraerse, la válvula se cierra para impedir que la sangre regrese.

Cada lado de tu corazón tiene un trabajo distinto. El lado derecho bombea sangre a los pulmones, donde recibe una dosis fresca de oxígeno y libera dióxido de carbono. El lado izquierdo toma la sangre rica en oxígeno y la manda hacia tus células. Tu sangre entra por el lado derecho del corazón en dos venas: la *vena cava superior* y la *vena cava inferior*. Cuando la sangre se oxigena en los pulmones, regresa al corazón por las *venas pulmonares*. La *válvula aórtica* libera sangre hacia la aorta, que distribuye toda esa sangre llena de vida hacia el resto del cuerpo.

En el curso de tu vida, para que todo esto suceda una y otra vez, tu corazón latirá unas *trescientas mil millones de veces*. La sangre que corre por la superficie de tu piel cuando te cortas es sólo una gota de los seis cuartos de líquido de vida que viaja 19 mil kilómetros cada día —el equivalente a cruzar cuatro veces Estados Unidos, de este a oeste— por todas tus arterias, venas y capilares para darte oxígeno. Tu sangre también transporta aminoácidos y hormonas que construyen músculo y te hacen sentir alerta, hambrienta, acalorada o adormilada, y además, los nutrientes que proporciona el consumo nutricional.

El músculo cardiaco sólo bombea y bombea. Mientras mejor lo trates, mejor te tratará. Y lo increíble de tus células del corazón es que laten *individualmente*. Cada una de esas pequeñas células tiene su propio poder para latir. Las células miocárdicas, o del corazón, seguirán latiendo mientras vivan, aunque las separes del corazón y las pongas en un recipiente de petri.

Así que acuérdate de respetar tu corazón y cuidarlo, lo que significa darle mucha nutrición y todo el ejercicio que necesite para mantenerse bombeando y listo. Porque tu corazón puede no tener una forma bonita, puede no ser lindo, pero es HERMOSO, y es tu trabajo cuidarlo.

ALIMENTO PARA EL CEREBRO

El oxígeno es el alimento del cerebro. Y dado que el ejercicio puede aumentar la cantidad de oxígeno que llega al cerebro a través de la sangre, debería ser un gusto hacer más ejercicio. De hecho, una investigación reciente ha demostrado que cuando los niños se ejercitan, beneficia su rendimiento cognitivo y puede aumentar su capacidad de aprendizaje.

Tu cerebro, que no puede sobrevivir sin oxígeno por más de unos minutos, es el centro de tu sistema nervioso, alberga tu memoria, tu inteligencia, tu habilidad para razonar. Tiene más de un billón de neuronas, que son células nerviosas interconectadas que transmiten información que tú interpretas como dolor, deseo o alegría... o un millón de cosas más. Y no importa cuántos idiomas has aprendido o a cuántos presidentes puedas nombrar, sólo usas un porcentaje pequeño de la capacidad total de tu cerebro.

Es un órgano misterioso y sorprendente. Se ha diseccionado, puesto en botes, puesto en diapositivas bajo un microscopio. Se ha analizado y picado y rebanado y discutido y después, picado de nuevo. Y nadie ha visto nunca una personalidad, una esperanza o un pensamiento. Lo que sí hemos visto es la forma en que se comunican las neuronas entre ellas para crear sentimientos, almacenar información y controlar la conducta, y para mandar señales que se transforman en pensamientos, emociones e impulsos.

Tu cerebro es el centro de tu sistema nervioso, que controla todo en tu cuerpo. Tu cerebro se conecta con tu médula vertebral y juntos forman el sistema nervioso central, que a su vez se conecta con metros y metros de nervios que conducen ELECTRICIDAD (increíble, ¿no?) y mandan señales desde tu cerebro hasta tus brazos, piernas, estómago, dedos de los pies, lengua y la pequeña parte atrás de tu cuello que vibra si tienes miedo. Todo eso conforma tu sistema nervioso periférico.

Este sistema está hecho de dos sistemas: uno que controlas conscientemente y otro que actúa sin que tú te des cuenta.

Tu *sistema nervioso involuntario* supervisa los procesos que ocurren sin que pienses en ellos, como sudar, digerir, hacer pipí o prenderte sexualmente. Tu *sistema nervioso voluntario* supervisa todos los movimientos que hacemos intencionalmente, el controlado por tus neuronas motoras. Esto incluye todo, desde usar un tenedor, escribir en la computadora (como yo ahora mismo) hasta entrenar tu cuerpo.

Así que cuando corres un kilómetro y empiezas a respirar mucho, tus sistema nervioso opera en dos canales: el voluntario para que te abroches los tenis y mantengas tu cuerpo en la caminadora, y el involuntario que incrementó la entrega de oxígeno justo cuando tus músculos la necesitaban más.

Tus músculos necesitan más oxígeno cuando se mueven que cuando descansan. La nutrición es combustible para tu entrenamiento, igual que el oxígeno. El dióxido de carbono y el sudor son desperdicios.

Tu corazón y tus pulmones trabajan juntos para que tus músculos tengan el oxígeno que necesitan y convertir los nutrientes en ATP. Conforme entrenas y empiezas a respirar a un ritmo más rápido, tus pulmones absorben más aire del normal. Tus pulmones se expanden y están diseñados para procesar mucho más oxígeno del que los humanos en realidad necesitan cuando descansan. Este potencial extra es útil cuando empiezas a entrenar, porque conforme haces ejercicio y tu cuerpo requiere *más* oxígeno para mantenerte en movimiento, tus pulmones pueden trabajar más y deshacerse del exceso de dióxido de carbono producido por el movimiento rápido o constante, y darte más oxígeno conforme subes esa colina.

Mientras tanto, tu corazón empieza a latir más rápido. Como mujer, cuando te relajas, tu ritmo cardiaco está normalmente en 72-80 latidos por minuto. Cuando entrenas o tu cuerpo está bajo estrés, tu ritmo aumenta. Cuando esto sucede, más sangre puede bombearse al cuerpo, mandándole oxígeno y otros nutrientes a los músculos, lo que necesitas para meterle pilas a tu actividad física (una respuesta útil para las épocas de "corre que el león te persigue").

Porque incrementas la carga de trabajo de tus senderos de energía, generas más desechos. Así que más sangre se bombea cuando haces ejercicio para repartir nutrientes y oxígeno a tus músculos y eliminar los productos de desecho del cuerpo. Lo que verás al aumentar la velocidad de tu respiración cuando empiezas a hacer ejercicio, que puede incluso continuar después.

Mientras más entrenes, más rápido regresa tu respiración a la normalidad; ésa es una buena forma de saber que tu entrenamiento ha mejorado tus sistemas respiratorio y circulatorio. Mientras tanto, tu habilidad para ir más lejos, más rápido, es evidencia de que tus músculos y huesos también se benefician de tu esfuerzo físico.

CAPÍTULO 18

SOPORTE ESTRUCTURAL

— — —

● **ALGUNA VEZ HAS VISTO** una medusa? Parece un bote de gelatina. Sin huesos no tiene forma real, sólo es una masa que se mueve con la corriente. Pero tú tienes huesos, así que en vez de ser una masa informe tienes brazos y piernas claramente definidos, un torso y huesos sexys en el cuello.

Es sólo una de las cosas que tus huesos hacen por ti: soportan el tejido suave de tu cuerpo y le dan una estructura a tu marco. Tus huesos también ayudan a que te muevas, dándole a tus músculos algo sólido a qué agarrarse. Y tus huesos crean tu sangre. La médula ósea, la capa más profunda de tus huesos, es donde se forma la mayoría de tus células de sangre.

¿Qué tan increíble es eso? Tus huesos no sólo son estructurales, no sólo son movimiento, son la fábrica de glóbulos. Además, tus huesos están en un estado de constante cambio. Los huesos y los músculos no son materiales inactivos, estáticos, siempre iguales; al contrario, de modo constante se reconstruyen o degeneran. Las células en tus huesos se renuevan, igual que las de tus músculos y tu piel. Los huesos se desarrollan en tres etapas:

CRECIMIENTO ÓSEO Y MODELADO ÓSEO. Ambas etapas empiezan cuando somos un feto diminuto y continúan hasta nuestros años adolescentes. El tamaño y la forma de nuestros huesos se termina en estas etapas, alcanzado a los 18 años. Esto significa que el tamaño y la forma de tus huesos

El cuerpo humano está en constante cambio. Cada día, tu cuerpo pierde billones de células (¡perdemos cerca de un millón de células de la piel en tan sólo un día!) y crea nuevas para reemplazarlas. Algunas células se dividen y se regeneran, mientras que otras mueren silenciosamente. Todo forma parte de un maravilloso acto de equilibrio que tiene lugar constantemente dentro de los nervios, los músculos, los huesos y los órganos.

no cambia mucho después de tus años adolescentes (por eso no crecemos después de los 20 o 30 años).

REMODELADO ÓSEO. A lo largo de la adultez, un proceso continuo se lleva a cabo en el que el material óseo existente se descompone y se reforma para mantener nuestra masa ósea.

HUESO POR HUESO

Hay 27 huesos en cada una de tus manos y 26 en cada pie. Tu columna tiene 33. El hueso más largo es el fémur, el de tu muslo. El más pequeño es el estribo, en tu oído.

Dicho esto, como humano adulto tienes 206 huesos. Y digo "humano adulto" porque cuando naces, tienes cerca de 300. Con el paso de los años, tus huesos se endurecen y algunos se funden hasta que desarrollas tu esqueleto. Y todos estos huesos, desde tu cráneo hasta tu columna, hasta tu cadera, están hechos de una mezcla de minerales (calcio y fósforo, básicamente) para proporcionar firmeza y proteína (colágeno) que dan fuerza y flexibilidad.

CRÁNEO. En realidad el cráneo está hecho de 22 huesos, no es sólo uno; los huesos están unidos por fibra. Cuando naciste, tu cráneo estaba hecho de placas suaves, conectadas para pasar por el canal vaginal. Cuando tienes alrededor de año y medio, esas placas se fusionan. Y como tu cráneo protege tu cerebro, ser "cabeza dura" resulta algo importante.

COLUMNA VERTEBRAL. Tu columna tiene cuatro curvas naturales, como dos "S", una arriba de otra. La primera —hacia el frente— está en el cuello, donde siete de tus 33 vértebras conforman tu columna. La segunda curva —hacia atrás— está hecha de las 12 vértebras de tu columna torácica, o espalda alta. La tercera curva —hacia el frente— está conformada por cinco vértebras que forman tu espina lumbar, o espalda baja. La curva final —hacia atrás— es el punto de inicio de tus nalgas, las cinco vértebras de tu sacrum y los cuatro huesos diminutos que conforman el cóxis. Entre cada vértebra hay un disco esponjoso que te permite brincar y bailar, amortiguando las vértebras y absorbiendo el golpe causado por el movimiento.

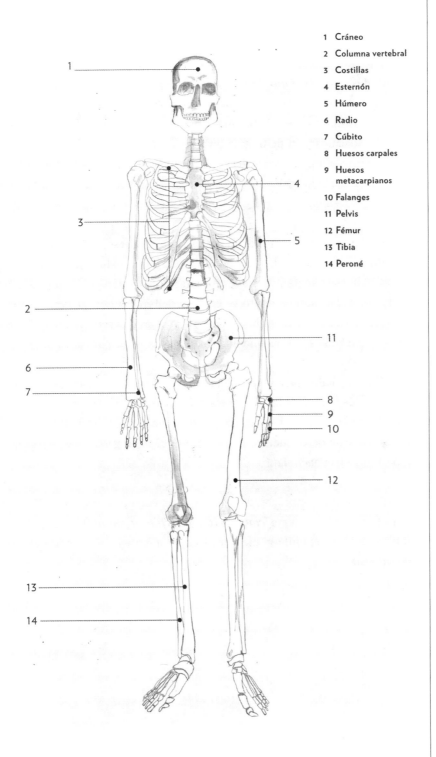

1   Cráneo
2   Columna vertebral
3   Costillas
4   Esternón
5   Húmero
6   Radio
7   Cúbito
8   Huesos carpales
9   Huesos metacarpianos
10 Falanges
11 Pelvis
12 Fémur
13 Tibia
14 Peroné

PECHO. Tu caja torácica es una estructura arquitectónica hermosa que mantiene tu corazón y tus pulmones a salvo. Tienes 12 pares de costillas conectadas a 12 vértebras de tu columna torácica y unidas en frente de tu esternón, el hueso grueso que se siente en medio de tu pecho.

Tus costillas también están involucradas en la respiración. *Respira hondo*. Tus músculos y tu diafragma levantan tus costillas, lo que deja que se expandan tus pulmones y se llenen con aire. *Exhala*. Tus costillas se mueven otra vez hacia abajo, ayudando a tus pulmones a sacar el aire, deshacerse de los desechos —dióxido de carbono— para que el proceso empiece otra vez.

BRAZOS. La parte superior de tu brazo tiene un hueso, el *húmero*. La parte baja dos, el *radio* y el *cúbito*. Levanta tu brazo con la palma de la mano hacia afuera. El hueso que sientes en la parte externa de tu mano y baja por tu brazo, es el cúbito. Tu radio y cúbito se encuentran en los *huesos carpales* de tu muñeca. En tu palma, tienes huesos *metacarpianos*, que conectan tus *falanges*. Mueve tus falanges (que es sólo una palabra sofisticada para dedos).

PELVIS. La palabra *pelvis* viene del latín "cuenco". Los músculos, el tejido y los huesos dependen de la pelvis para guía y soporte, y las porristas y bailarinas saben cómo menearlos para tener un máximo efecto. La pelvis es la base de la parte baja de tu cuerpo; protege tus órganos digestivos y juega un rol importante en el nacimiento.

PIERNAS. Como tus brazos, tus piernas tienen un hueso grande arriba y dos abajo. El de arriba se llama *fémur*; los de abajo *tibia* y *peroné*. El más grande, la tibia, recorre tu espinilla; el más chico, el peroné, corre por la parte exterior de tu pierna.

TIPOS DE TEJIDO ÓSEO

Hay dos tipos: el hueso cortical es muy denso y es, más o menos, 80 por ciento de tu hueso; puede encontrarse dentro de los huesos largos de tus piernas y brazos, al igual que en la superficie del resto de ellos. El hueso trabecular, el restante 20 por ciento de tu masa ósea, es mucho más poroso y parece un panal de abejas. El hueso trabecular se encuentra dentro de los extremos de los huesos largos, la columna y la pelvis. La mayoría de las fracturas ocurren en el hueso trabecular.

Este hueso, más flexible, tiene más rango de sustitución que el cortical, haciéndolo más sensible a los cambios en la nutrición y las fluctuaciones hormonales. (Es por eso que el calcio está en nuestra lista de minerales del capítulo 10: porque es, literalmente, de lo que están hechos tus huesos, y consumir alimentos ricos en calcio repone el tuyo.)

CONSTRUYENDO HUESOS SANOS

Para mantener tus huesos sanos debes considerar tres cosas: nutrición, ejercicio y hormonas. Eso es porque cuando tenemos 20 años, nuestros huesos alcanzan el máximo de su masa ósea. Lo cual significa que hasta el final de tus años veinte, si estás sana, no desnutrida o con peso demasiado bajo, puedes crear más huesos de los que desgastas. Pero si estás por debajo de tu peso, desnutrida, o si te saltas tu regla, puede haber problemas con la formación sana de los huesos, y se pueden romper más de los que se construyen.

Por eso es tan importante para las mujeres en este grupo de edad que construyan cuantos huesos puedan comiendo bien y haciendo ejercicio. Te estoy hablando a ti, señorita de 25 años. Tienes una oportunidad de crear la más alta densidad ósea, el punto en que tus huesos llegan a su masa mineral máxima. Tienes la oportunidad de dejar la mejor base esquelética para el resto de tu vida.

Cuando las mujeres llegan a los 40 o 50, los cambios en los niveles hormonales que acompañan la perimenopausia y menopausia pueden causar cambios en nuestros huesos. Como resultado de este cambio natural, los huesos de las mujeres empiezan a romperse más rápido de lo que el cuerpo puede regenerarlos, resultando una pérdida de densidad ósea: huesos más ligeros, débiles y quebradizos.

La mejor forma de prevenir problemas óseos en los años venideros, es desarrollar buenos hábitos alimenticios, una rutina de actividad física constante y estar al pendiente de la regularidad de tu ciclo menstrual, lo cual te indica que tus hormonas están funcionando correctamente.

Cuando la masa ósea se reduce a un punto en que el hueso se vuelve poroso y frágil, puedes ser diagnosticada con osteoporosis, debilitamiento de los huesos. Cuando tienes osteoporosis, es fácil romperte los huesos y lastimarte seriamente aunque sea por un simple resbalón. Por eso es tan importante construir una base de huesos sanos y fuertes mientras puedas.

Me siento afortunada porque empecé a entrenar cuando tenía 26. En ese momento sabía que crear masa ósea era uno de los beneficios de hacer ejercicio, pero ahora significa más para mí porque he construido, consistentemente, huesos sanos durante 15 años.

Hacer ejercicio hace músculo y construye huesos. La clave es encontrar ejercicios que pongan peso en los huesos, se llaman ejercicios de peso. Muchas actividades que presionan a los huesos y músculos de formas provechosas, ayudan a mantener nuestra masa ósea. Estos ejercicios ocurren cuando estás derecho y moviéndote en contra de la gravedad. Ejercicios como brincar, saltar la cuerda o simplemente bailar ponen presión en tus huesos. Actividades como andar en bici y nadar, sin embargo, no. Cuando fortaleces tus músculos levantando pesas, las contracciones musculares ponen presión en los huesos, estimulándolos de forma diferente. Estos ejercicios también son importantes para tu salud ósea. Más presión en tus huesos te da huesos más fuertes... y en la otra dirección, también. Así que, ¡úsalos o piérdelos! La pérdida de densidad ósea para las mujeres puede empezar desde los 35 años. Si no estás construyendo músculo con movimiento y entrenamiento constante, sufrirás pérdida ósea. Lo mismo pasa con tus músculos.

Los huesos y músculos fuertes no se hacen solos. Son algo por lo que tienes que trabajar. Así que empieza a moverte para construirlos.

CAPÍTULO 19

MUJER MUSCULAR

━━━━━━━

○ **POR QUÉ ENTRENO? PORQUE** los músculos son fuerza y *ganártelos* te enseña que puedes crear tu propia fuerza. Porque conectar con tus músculos y entender qué quieren es una parte de ser consciente y despierta en tu cuerpo. Porque los músculos pueden ser flexibles y estirar tu cuerpo, camina más libremente, más erguida y demuestra que con ese esfuerzo cambias las partes más básicas de ti misma. Porque los músculos son poder, te dan las herramientas que necesitas para llegar adonde quieras, para hacer cosas, ganar, perseguir, adueñarte de lo que sea importante para ti. Porque los músculos son tu sistema de transportación personal que te lleva al trabajo, donde ganas dinero; a tus clases, para que aprendas cosas nuevas; al aeropuerto, para que experimentes lugares nuevos. Los músculos son tu corazón latiendo. Tu caja torácica expandiéndose con cada respiración. Te permiten nadar al otro lado de un lago. Abrir un bote sin pedir ayuda. Cargar a un bebé.

Niveles más altos de fuerza muscular se asocian con un riesgo más bajo de enfermedades cardiacas y crónicas. Y, créanme, ¡*vale la pena el esfuerzo!* Especialmente porque el entrenamiento de fuerza dos o tres veces a la semana beneficia tu salud en general *y* te da una oportunidad de trabajar tus músculos más íntimamente.

Te aseguro algo: si ahora tus músculos se sienten como fideos, puedes lograrlo. Puedes ser fuerte. Puedes tener brazos que se sienten como herramientas en vez de pasta. Sólo tienes que empezar a moverte. Que es exactamente para lo que se diseñaron tus músculos.

LOS 600

Tienes 600 músculos y son la razón por la que puedes digerir la comida, levantar cosas, sacudir tu cabeza y medir una taza de arroz. Algunos están bajo tu control; cumplen tus órdenes, como cuando mides una taza de arroz. Algunos hacen su propia magia, como convertir ese arroz en energía después de cocinarlo y comértelo.

Hay cuatro tipos de músculos:

MÚSCULOS ESQUELÉTICOS. Imagínate caminar de un lado al otro de un cuarto y agradecerle a tus músculos esqueléticos. Son voluntarios, hacen lo que tú quieras que hagan. Este tipo de músculos se fortalece con ejercicios de fuerza, de peso y cardiovasculares.

MÚSCULOS VISCERALES. ¿Ves cómo respiras en silencio mientras lees? No estás pensando *respira, respira, respira, ¿verdad?* Dale las gracias a tus músculos viscerales que hacen su trabajo independientemente de tu cerebro consciente. Estos músculos son láminas delgadas que cubren tus órganos internos y tienen responsabilidades secretas y silenciosas que te mantienen viva, como contraer tu sistema digestivo en movimientos rítmicos, llamados peristaltismo, que mueve los alimentos de un órgano digestivo al siguiente.

MÚSCULOS CARDIACOS. Pon tu mano encima de tu corazón. Tus músculos cardiacos hacen que tu corazón lata, por eso sólo se encuentran en esta parte de tu cuerpo.

HÍBRIDOS. Toma un respiro profundo. Los híbridos, como tu diafragma, controlan la respiración inconsciente, pero puedes respirar más lento y profundo si lo intentas.

CÓMO SE MUEVEN LOS MÚSCULOS ESQUELÉTICOS

Antes de entrenar, quiero que entiendas un poco más de tus músculos esqueléticos y cómo aguantan tu vida. Piensa en las muñecas con las que jugabas de niña. Apuesto que tenían un rango muy limitado de movimientos; quizá sus brazos se movían al frente y atrás pero no a los lados. Ahora piensa en tu cuerpo. Puedes alcanzar arriba y abajo, atrás y adelante, de un lado y del otro. ¿A poco no es increíble? Es especialmente genial si consideras todo el trabajo en equipo que se necesita para que tu estructura opere óptimamente. Por que, de hecho, los músculos son bastante simples. Todo lo que hacen es contraerse y relajarse.

CONTRAER, RELAJAR

Cierra el puño. Más. Suelta. Cuando haces un puño con tu mano, tus músculos se contraen. Cuando sueltas, se relajan. Contraer y relajar. No importa si estás levantando un huevo o un peñasco; es el mismo movimiento.

Esas contracciones y relajaciones están controladas por dos proteínas: actina y miosina, que viven en las células de tus músculos. Cuando cargas una bolsa pesada, las proteínas se mueven entre ellas para que el músculo se contraiga. Una vez que dejas la bolsa en el piso de la cocina, tus músculos le hablan a la mitocondria, esperando una dosis de ATP que ayude a relajar el músculo.

Porque todo lo que los músculos pueden hacer en realidad es contraerse y relajarse, algunas veces se unen con otros músculos que jalan y liberan en la dirección opuesta para darle a tu cuerpo un rango mucho más amplio de movimientos porque los músculos trabajan juntos para estirar tus extremidades y articulaciones en más de una dirección.

ADELANTE Y ATRÁS

Aquí hay un ejemplo: patea tu propio trasero. En serio, *patea tu trasero con tu talón doblando tu rodilla y levantando tu pierna hacia atrás. Ahora baja tu pierna y estírala por completo. Una vez más.* Muy bien.. Esto es lo que pasa cuando haces este movimiento: el músculo que corre enfrente de tu muslo se llama cuádriceps. El músculo que va por atrás se llama tendón. Estos músculos trabajan en equipo para operar tu pierna. El tendón dobla tu rodilla cuando se contrae, mientras el cuádriceps se relaja y deja que el tendón se encargue. Después tu cuádriceps estira tu pierna contrayéndose, mientras el tendón se relaja y deja que se encargue el cuádriceps.

¿Entendido? Doblar: galantería de los tendones en la parte de atrás de tu muslo. Estirar: cortesía de los cuádriceps al frente de ese muslo. Éstos trabajan en sentido opuesto a los tendones, pero trabajan juntos para que bajes tu pierna después de subirla. Cuando uno se contrae, el otro se relaja. Al unir músculos que se contraen y relajan en direcciones opuestas, tu cuerpo puede moverse hacia delante y hacia atrás; doblarse y estirarse.

LADO A LADO

Por supuesto, si tus piernas y brazos se movieran sólo de atrás hacia adelante, serías más robot que humano. Así que tu cuerpo tiene otros músculos que proporcionan diferentes acciones para que puedas deslizarte, bailar y brincar... no sólo moverte como R2-D2.

Imagínate que tomas una pluma y dibujas una línea desde el centro de tu frente, hasta tu ombligo y hasta el piso, entre tus pies: eso se llama tu línea media. Tu cuerpo tiene músculos diseñados para mover tus extremidades hacia adentro de tu línea media y hacia afuera.

Mueve tu pierna hacia un lado, despacio: acabas de usar tus glúteos —menor y medio— que corren por la parte lateral de tu cadera. (El músculo glúteo mayor es la parte de tus glúteos que forman la mayor parte de lo que tú ubicas como tus nalgas.) Ahora *regresa tu pierna a tu línea media.* Acabas de usar los músculos aductor y de la ingle.

ADENTRO Y AFUERA, VUELTAS Y VUELTAS

Algunos músculos están ahí para mover tus extremidades —piernas y brazos— lejos de tu cuerpo y de regreso, para nadar de pecho o aplaudir. Colectivamente, se llaman aductores y abductores. Los abductores mueven tus extremidades lejos de tu línea media. Por ejemplo: glúteos (para tus piernas) y deltoides (para tus brazos). Los aductores mueven tus extremidades hacia dentro. Los aductores y abductores trabajan juntos para mover tus extremidades hacia adentro y afuera.

Moverte hacia adelante y atrás, y de lado a lado sigue siendo robótico. Porque tu cuerpo tiene otros músculos, los rotadores, que te ayudan a mover los brazos y las piernas en un movimiento circular para que puedas terminar un lanzamiento, girar una cuerda para saltar, o hacer un movimiento de baile realmente impresionante. Por ejemplo, hay cuatro músculos en el hombro, que forman parte de una estructura llamada el manguito rotador; ellos son la razón de que tus brazos puedan girar libremente. Las caderas también tienen un grupo rotador lateral que te permite hacer una patada voladora, si así lo deseas.

CONOCE TUS MÚSCULOS

Después de hacer *Los ángeles de Charlie* —cuando me presentaron a mi cuerpo— lo conocí y me comprometí con él. Después conocí todos mis músculos esqueléticos, uno por uno. Cómo se siente cuando están cansados y cuando están como nuevos. Cómo se sentían en un entrenamiento y el día después. Y llegué a saber cómo me sentía yo cuando los cuidaba, cuando los estiraba y fortalecía, dándoles tareas retadoras, alimentándolos con aminoácidos para repararse y dándoles tiempo para descansar. Y claro, después de entrenar me siento adolorida, pero aprendí que esos dolores eran crecimiento. Son los dolores que me AYUDAN, que me SANAN.

Con el tiempo, el dolor se convirtió en fuerza que empecé a necesitar. Después de mis días de descanso, mi cuerpo prácticamente me rogaba regresar a hacer ejercicio para seguir teniendo ese sentimiento. Así que conozcamos todos nuestros músculos por su nombre:

BRAZOS Y HOMBROS

BÍCEPS: flexiona tus brazos y aprieta tus puños, ahí están: ¡tus bíceps! Cada vez que levantas una bolsa del súper o una pelota de boliche, usas tus bíceps.

DELTOIDES: pon tu mano derecha en tu hombro izquierdo. Es tu deltoide, un músculo grande que te ayuda a levantar tu brazo y alejarlo de tu cuerpo para hacer cosas como pedir un taxi.

MANGUITO ROTADOR: el deltoide funciona con el manguito rotador, un grupo de cuatro músculos que rodean la articulación del hombro y trabajan juntos para estabilizar la cuenca y pueda rotar dentro de la articulación, manteniendo tu brazo donde corresponde. Si juegas tenis, seguro sabes que en este músculo ocurre una lesión común para los tenistas, quienes constantemente rotan sus brazos para dar contragolpes.

TRAPECIO: encoge tus hombros. ¡Hola, trapecio! Es un músculo grande, que cubre tu cuello, tu espalda alta y tus hombros. Como es tan grande y está tan cerca de la superficie, a veces toma el lugar de otros músculos que deberían hacer su trabajo, lo que lleva a debilidad en áreas como el cuello y dolor en los trapecios. En nuestra vida moderna, si estamos inclinados sobre computadoras y volantes todo el día, es fácil que los trapecios se endurezcan y causen dolor. Dar vueltas a la cabeza puede ayudar.

ESPALDA

DORSAL ANCHO: corren por tu espalda, uno por la derecha y otro por la izquierda; son de los músculos más grandes del cuerpo. Siéntate en un sillón y usa tus brazos para empujarte y ponerte de pie. Fueron tus dorsales ayudándote. Se usan para llevar tus músculos hacia dentro o hacia fuera; los usas cuando haces barras en el gimnasio o cuando escalas. Tus dorsales son poderosos (y sexys).

PECHO

PECTORALES: es el músculo más grande y superficial del pecho. Cuando pensamos en pectorales, usualmente los asociamos con los hombres, pero nosotras también los tenemos. Ayudan a que tus hombros estén derechos y se abren para crear un espacio hermoso para un cuello elegante. Y además, forman la primera línea de defensa para tu corazón y tus pulmones, porque cubren la parte de tus costillas que los contienen. Cuando haces lagartijas, trabajas tus pectorales.

RECTO MAYOR DEL ABDOMEN: acuéstate en el piso, haz una abdominal. No te preocupes, sólo una. Acabas de activar tu recto mayor del abdomen, también conocido como *six-pack* o lavadero. Está justo arriba de tus músculos abdominales, por eso ejercitarlo mucho te deja muy marcada. El verdadero trabajo de este músculo no es verse bien en la playa, es detener tus órganos y flexionar tus lumbares, que es el tercio más bajo de tu columna vertebral. Tener músculos abdominales fuertes es importante porque te ayudan con la postura y con el balance. Cuando ves a alguien caminando por una cuerda floja, o a los acróbatas del Cirque du Soleil rebotando y sosteniéndose unos a otros en sus dedos chiquitos, la mayor parte de su fuerza y balance viene de su centro. Nuestros músculos abdominales trabajan como un corsé que detiene el centro de nuestra gravedad para tener más control sobre el movimiento de nuestros cuerpos. Es básicamente el punto de control para tus movimientos, te proporciona balance y estabilidad en todo lo que haces, y es uno de los músculos responsables de tu bonita postura.

OBLICUOS: los oblicuos externos van a los lados de tu abdomen, y saltan a la acción cada vez que te doblas o tuerces tu cuerpo. Tienen el trabajo de mantener tus entrañas dentro, donde deben estar. Para fortalecer tus oblicuos, intenta abdominales laterales: ponte de espaldas, con tus pies en el piso, rodillas flexionadas. Tus manos atrás de la cabeza, con los codos doblados. Ahora eleva tu tronco un cuarto del camino y dirige tu codo izquierdo a tu rodilla derecha y tu codo derecho a tu rodilla izquierda.

MÚSCULO GLÚTEO MÁXIMO: los glúteos máximos, medios y menores forman tus nalgas. El máximo es el músculo más grande del trasero, justo en la bolsa de tus *jeans*. El medio y menor corren por tu cadera. Los glúteos te ayudan a caminar, correr, brincar y sentarte. El dolor en los glúteos se relaciona con la vida sedentaria (sentarte demasiado tiempo), lo cual puede contribuir al dolor de espalda. Puedes estirar tus nalgas acostándote y abrazando

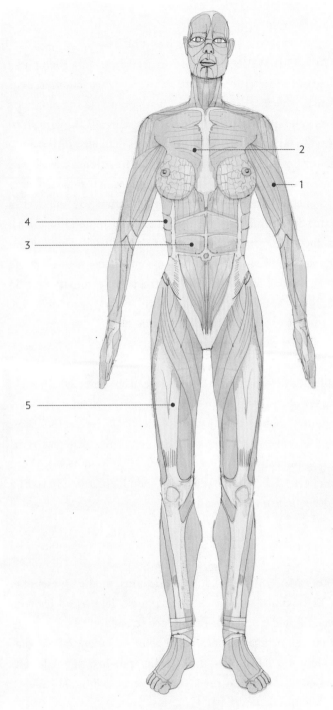

1 Bíceps
2 Pectorales
3 Recto abdominal
4 Oblícuos
5 Cuádriceps

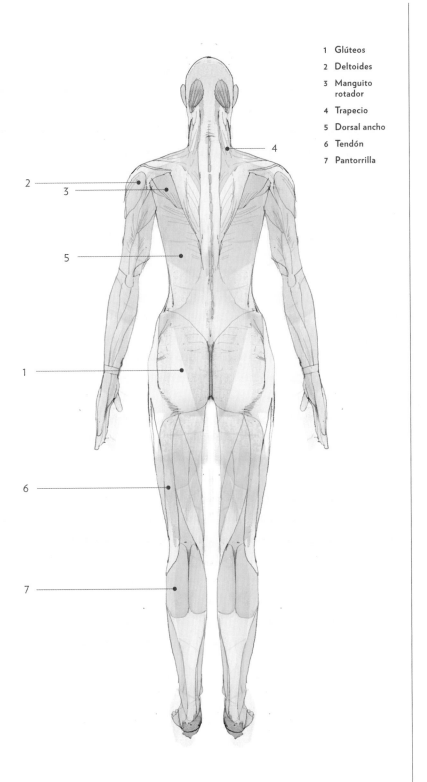

1 Glúteos
2 Deltoides
3 Manguito rotador
4 Trapecio
5 Dorsal ancho
6 Tendón
7 Pantorrilla

una rodilla hacia tu pecho mientras mantienes la otra pierna estirada en el piso. Cambia de lados.

TENDÓN: la vida moderna es difícil para nuestros tendones, que pueden acalambrarse cuando permanecemos sentados mucho tiempo. Los tendones están en la parte trasera de los muslos. Este juego de tres músculos trabaja la articulación de la cadera y de la rodilla para doblar tu pierna más atrás de la cadera. Para estirar tus tendones, trata de doblarte hacia el frente a la altura de la cintura, estirando los músculos en el frente de los muslos para liberar los tendones. Si tus manos tocan el suelo, bien. Si no, deja tus manos en las rodillas y no te esfuerces más. Cuando estás estirando, es mejor que los músculos se suelten solos.

CUÁDRICEPS: los cuádriceps son un grupo de cuatro músculos en la parte frontal del muslo. Su función principal es estirar la articulación de la rodilla. El músculo recto femoral, el más grande de los cuatro, también trabaja para doblar la cadera y levantar tu muslo lo más alto posible, como cuando subes las escaleras. ¿Ves esos músculos sexys que se marcan en tu muslo? Son tus cuádriceps. Para ponerlos en acción, haz una sentadilla. Párate con tu espalda pegada a una pared, después dobla lentamente tus rodillas como si fueras a sentarte en una silla. Mantén por 30 segundos y suelta.

PANTORRILLA: hay dos músculos mayores, el gastrocnemio y el sóleo. El más grande y cercano a la piel es el gastrocnemio, que te da impulso cuando corres y caminas. Cuando estás de pie, derechita, trabaja el sóleo. ¿Quieres ver tu pantorrilla en acción? Intenta pararte de puntitas y después bajar; puntitas, bajar. Son los músculos de tu pantorrilla levantándote.

HACER MÚSCULO

Al igual que tu densidad ósea, mientras más hagas músculo de joven, más podrás tener un futuro fuerte y sano.

Hacer músculo es una decisión de todos los días, con lo que comes y las actividades que haces. Aquí está lo que mucha gente no sabe: cada vez que un músculo se usa, construyes fuerza. Cuando levantas una pesa, lo que hace fuerza no es sólo tener ese peso en tu mano: contraes un músculo. Mientras más mantengas esa contracción, más fuerza le das a tu músculo.

Si estuvieras gravemente lastimada, con un desgarre muscular, se repararía con un grupo de aminoácidos en forma de proteína. Esa reparación es como poner ladrillos y cemento para hacer una estructura; refuerza el músculo, es la forma que tiene la naturaleza para evitar que se deteriore. Es otro ejemplo de cómo el cuerpo se mueve hacia la fuerza cuando le das suficiente proteína y movimiento.

Aprieta los músculos de tus nalgas. Sí, en serio, ahora que estás sentada. También mete tus abdominales, de una vez. Mantén esa posición... y suelta. Eso es todo lo que se necesita. Aprieta y suelta cualquier músculo de tu cuerpo y puedes ganar fuerza, aunque estés sentada leyendo este libro. Hay que reconocer que podemos construir músculo cada vez que lo activamos, en cualquier lugar, todos nuestros movimientos pueden ser de fortalecimiento.

Cuando transformé mi cuerpo por primera vez en uno fuerte, esos sentimientos de fuerza empezaron en mis músculos, y después pasaron a mi cabeza y mi corazón, y a la manera en que veía el mundo y a mí misma. Conforme me hice más fuerte, empecé a sentirme más poderosa, como si pudiera levantar cualquier cosa que se pusiera en mi camino. Conforme mis habilidades físicas se incrementaron, mi entendimiento de lo que podía hacer —en mi entrenamiento, mi carrera y en mi vida entera— creció a zancadas. Muchísimo. Exponencialmente.

El mismo poder puede ser tuyo, si quieres.

CAPÍTULO 20

LOS BÁSICOS DEL ENTRENAMIENTO

FISICOCULTURISMO. EN SERIO. FISICOCULTURISMO. ¡No te asustes! No estoy hablando de construir esos bíceps que salen en las portadas de las revistas. Estoy hablando de construir una estructura corporal. La arquitectura de tu cuerpo.

Tu cuerpo es una estructura sostenida por tus músculos y huesos. Como cualquier otra estructura, qué tan bien está construida determina cuánto va a mantenerse fuerte y derecha.

Piensa en la arquitectura de una casa. Si las paredes estuvieran construidas con una inclinación, ¿no estarías nerviosa de que la casa se inclinara y se cayera? El cuerpo no es *tan* diferente. Si todas las vigas de soporte no son lo suficientemente fuertes para sostener su propio peso, las cosas empiezan a romperse: los discos se hernian, las rodillas se vencen, las caderas se esguinzan, los tobillos se tuercen, los cuellos duelen, las fracturas ocurren...

Tus huesos confían en tus músculos para ayudarlos a ser fuertes; y tus músculos dependen de ti para fortalecerlos. Construir tu cuerpo simplemente significa crear fuerza en todas sus partes para tener una estructura que pueda cargarte a lo largo de la vida, siendo fuerte y capaz. Y tener esa fuerza significa ENTRENAR.

Entrenar significa peso de verdad, esfuerzo de verdad, sudor de verdad. No puedes entrenar con la mente. No puedes entrenar leyendo acerca de entrenar. Pero puedes pensar en ello, leer al respecto, investigar y encontrar un programa que sea bueno para ti: si nunca has entrenado, hay un programa que es correcto para ti. Si antes entrenabas y ahora no, también hay otro programa que te conviene.

Si ya eres un experto en ejercicio o alguien que pasa mucho tiempo usando y construyendo sus músculos, ¡eso es genial! Apuesto que encontraste tu programa y usas mucho tiempo y energía en él. Y es el mensaje que deben entender todas ustedes, mujeres que no han pasado horas bajo la tutela de un entrenador personal: lleva tiempo esculpir un cuerpo para que sea el de un atleta entrenado. Se necesitan horas y horas y días y días y mucha, mucha pasión, energía y paciencia.

Así que si nunca has entrenado, por favor, ten cuidado. Sé indulgente. Te llevó toda tu vida construir el cuerpo que tienes ahora. Va a llevarse tiempo ver cambios. No vas a convertirte en una experta en ejercicio de la noche a la mañana, en tres meses o en un año. Puedes empezar a sudar ahorita, en este momento. Puedes sentirte mejor en minutos si empiezas a moverte. Pero no puedes transformarte de un día a otro.

Es crucial que te tomes el tiempo de aprender cómo hacer las cosas correctamente. Encaminarte hacia el éxito significa ponerte en el camino correcto; y esto aplica para todo en la vida. Hay una razón por la que empiezas la escuela en kínder y no en prepa. Antes de leer a Shakespeare, debes aprender el abecedario.

El objetivo de este libro es conectarte con tu cuerpo y entender sus necesidades y funciones básicas para tener conocimiento y confianza de salir al mundo y ser una persona más sana.

El mejor lugar para empezar es una actividad que tenga la cantidad correcta de reto para motivarte pero que te haga regresar por más. Un programa demasiado fácil será muy aburrido. Un programa demasiado difícil será frustrante. Encuentra algo que te haga seguir, puede ser bicicleta de montaña, ir al trabajo en bici o simplemente, pedalear en una bici fija.

Una vez que encuentres tu medio físico, también debes encontrar consistencia. Y debes mantenerte constante el resto de tu vida. Sí, así es: algún tipo de actividad física debe ser parte tuya por el resto de tu vida.

Porque si quieres mantener ese cuerpo, debes TRABAJAR por él.

EL PROGRAMA DE ENTRENAMIENTO CORRECTO PARA TI ES...

- En tu nivel.
- En tu vecindario.
- Uno que te emocione.
- Uno que te haga sudar.
- Uno al que no renuncies.

LA FORMA ES TODO

Ninguna discusión acerca del ejercicio está completa sin hablar de la *forma*. Cuando ves a las gimnastas y observas sus cuerpos elásticos volar por el aire, los jueces no están calificando lo atrevida o bonita que es su rutina. Ven la forma, qué tan bien encaja el movimiento con la intención.

Hay una forma de hacer ejercicio de modo eficiente, en una forma que construye tu estructura, te mantiene a salvo, conserva energía y maximiza el movimiento. La forma garantiza esa eficiencia, es la mecánica del cuerpo usando sus músculos y sus habilidades en la forma correcta. Es cómo un cuerpo saca lo más de cada movimiento.

La forma es igual de importante para un principiante levantando una pesa por primera vez, que para un fisicoculturista profesional levantándola por la milésima vez. La forma es tan importante para tu postura como para caminar, correr, sentarte y entrenar.

ENTRENAMIENTO BÁSICO

Me gusta modificar mis entrenamientos, encontrar mi actividad física en una variedad de lugares y actividades diferentes, para que active mi cuerpo al cien. Me mantiene ágil y receptiva, fuerte, en forma y feliz.

Aunque me gusta la variedad, hago trabajo abdominal en cada sesión porque es el centro de tu fuerza. Sostiene la columna, te ayuda a cargar el peso de tu cuerpo. Y cuando levantas pesas, activar tu fuerza central te ayuda a mantenerte balanceado y fijo, para conservar la forma correcta.

Cuando pienses en hacer ejercicio, hay un par de acercamientos diferentes: puedes concentrarte en ejercitar grupos de músculos o músculos aislados. Puedes fortalecer varios grupos musculares; esto incluiría movimientos que se enfocan en los grupos musculares del pecho, la espalda, los hombros, los brazos, las caderas y las piernas. O puedes hacer ejercicios que aíslan los músculos, como abdominales, espalda baja, tendones, cuádriceps, bíceps y pantorrillas.

De cualquier forma, siempre es buena idea entrenar el grupo de músculos opuesto (antagonista) para prevenir desbalances musculares. Abdominales y espalda, tendones y cuádriceps, son ejemplos de músculos opuestos que deben entrenarse simultáneamente.

Cuando tomas una clase en grupo, como yoga o spinning, asegúrate de decirle al instructor que la forma es importante para ti. Dile que aceptas cualquier corrección y atención. Si trabajas con un entrenador, asegúrate de concentrarte en tu forma y corregir tan seguido como sea necesario hasta que lo hagas bien.

Una mala forma no sólo significa que el cuerpo no está desempeñándose eficientemente, también podrías lastimarte. Quizá no la primera vez, pero una mala postura continua tendrá consecuencias. Así que antes de hacer *cualquier* ejercicio, asegúrate de aprender la forma correcta de hacerlo de una fuente confiable.

DALE PODER A TU ENTRENAMIENTO

Antes y después de ejercitarte, es importante darle a tu cuerpo lo que necesita para desempeñarse y repararse: COMBUSTIBLE y AGUA. Éstos dejan tu cuerpo listo para un entrenamiento y permiten que se repare después.

Yo tomo agua antes, durante y después de un entrenamiento. Y me alimento antes, durante y después. Con esto quiero decir que como carbohidratos complejos. Si quieres mantener a tu cuerpo feliz y potenciar tu ejercicio necesitarás, antes y después del entrenamiento, alimentos ricos en carbohidratos, como combustible, y proteína para construir y reparar músculo.

Cuando comes carbohidratos, la energía (glucosa) que no se usa inmediatamente se almacena en el hígado y en los músculos como glucógeno, que es la reserva de energía de tu cuerpo. Cuando quemas todos los carbohidratos disponibles de tu última comida, tu cuerpo puede obtener el glucógeno fácilmente, dándote fuerza para esos últimos kilómetros.

El combustible te da fuerza inicial y te mantiene en movimiento. El agua hidrata tus células, te enfría y repone los fluidos que pierdes cuando SUDAS. Aquí hay una explicación más detallada de lo que tu cuerpo necesita para tener éxito antes, durante y después del ejercicio.

AGUA: toma al menos dos vasos (450 ml) de agua, dos horas antes de hacer ejercicio. Luego, 15 minutos antes de empezar, toma un vaso para rellenar las reservas de agua de tu cuerpo.

COMBUSTIBLE: dos horas antes de hacer ejercicio moderado, como correr cinco kilómetros, una clase de spinning, una caminata, come una combinación de carbohidratos, proteína y grasas. Te voy a decir por qué: cuando sólo comes carbohidratos, se digieren rápidamente. Agregar grasas desacelera el proceso, al igual que la proteína y ésta te ayuda a reparar el músculo. Así que si sólo comes un pan tostado, no es suficiente. Si sólo comes aguacate, como grasa, tampoco. Si sólo comes queso, para proteína, tampoco. Pero si los comes juntos, tienes energía para un buen rato.

También es importante obtener este combustible dos horas antes de hacer ejercicio; un poco de avena o un pan con mantequilla de almendra harán grandes cosas por ti. Puede ser, aunque sea, media hora antes de empezar tu entrenamiento. No necesitas mucho, sólo algo que poner en tu estómago, un detalle con tu cuerpo de que sabes que necesita combustible. Arranca tu motor y tu metabolismo, asegurando que tu cuerpo usará glucosa, glucógeno y grasa para darle energía a tu entrenamiento, y no tocará tus preciosos músculos. Nunca hagas ejercicio con el estómago vacío.

DURANTE EL EJERCICIO

AGUA: toma entre medio y vaso y medio de agua cada 15 o 20 minutos. No importa qué tan fuerte sea mi ejercicio, mientras tome agua, me siento hidratada y repuesta.

COMBUSTIBLE: si haces ejercicio de resistencia, como entrenar para un maratón, requieres acceso rápido a combustible. Habla con tu entrenador sobre qué refrigerios pueden darte rápido glucosa adicional. La cantidad y el tipo de combustible requerido dependerá de la cantidad total de energía que uses diariamente, el tipo de deporte y las condiciones ambientales.

AGUA: reemplaza los fluidos tan rápido como sea posible. Ten una botella de agua lista al final de la sesión.

COMBUSTIBLE: muchos sienten dolores después de un entrenamiento intenso. Una razón es que tu tejido muscular puede estarse reparando durante el entrenamiento para generar músculos nuevos, más fuertes. Durante el periodo de recuperación, tu cuerpo repara y reconstruye el músculo (¡literalmente fisicoculturismo!). Tener un "plan de recuperación" que incluya una nutrición inteligente puede recuperarte más rápido y mejor.

La ventana de recuperación después de un entrenamiento es de 45 minutos o una hora, así que trata de comer durante ese tiempo. Los carbohidratos rellenan las reservas de glucógeno y la proteína ayuda a reparar el tejido muscular, así que una buena comida de recuperación incluye carbohidratos y proteínas (en un porcentaje cuatro a uno). Tu cuerpo está preparado para recuperarse a un ritmo mayor durante la fase de recuperación que si retrasas tu última comida; toma ventaja de esta primera oportunidad de recuperarte y dale a tu cuerpo lo que pide.

ESTÍRATE BIEN

Ah, estirarse. Para mí, estirarme es una actividad de cada mañana, tarde y noche. Es una forma de familiarizarme con mi cuerpo, relajar mi mente y tener mis músculos listos para aguantar el peso de un entrenamiento.

Todo el día me estiro, aunque sólo sea doblarme hasta tocar los dedos de mis pies mientras espero el elevador, o dar vueltas a mi cabeza para estirar mi cuello mientras cocino unos huevos para el desayuno. Estirarse va de la mano con respirar, así que toma un buen respiro y exhala con fuerza; estás alimentando a tu cuerpo de oxígeno y soltando toxinas en tu torrente sanguíneo (incluyendo ácido láctico de tus músculos) para sacudirlos. Respirar y estirar funcionan como mini-detox; ayudan a aclarar la mente y el cuerpo al mismo tiempo. Entraremos más en ese tema en el capítulo 24.

Estirarse también es una gran forma de desacelerarte al final del día, porque es esencialmente liberación de energía acumulada. Puedo acostarme en el piso y torcer mi cuerpo para ambos lados, mientras respiro. O hacer un estiramiento sentada y alcanzar los dedos de mis pies. Es como un bostezo para todo el cuerpo. Suelta la energía cansada y recibe nueva.

Los ejercicios de estiramiento y flexibilidad que se enfocan en tus músculos principales y los tendones en tu cuello, hombros, trasero, caderas, piernas y tobillos, también contribuyen a una mejor postura y balance. Y no importa tu edad ni qué tan flexible eres, estirarte regularmente mejora tu movimiento y flexibilidad. Y eso es algo que quieres, créeme. La flexibilidad tiende a disminuir conforme envejeces. Las buenas noticias son que la flexibilidad puede mejorarse. Estírate regularmente, dos o tres veces a la semana al menos, y verás cómo mejoras en tres o cuatro semanas.

Investigaciones actuales dicen que los ejercicios de flexibilidad son más efectivos cuando se hacen con los músculos un poco calientes, después del ejercicio. Personalmente, siempre incorporo los estiramientos como parte del entrenamiento. Por lo regular hago un calentamiento en la caminadora y después estiro todos los grupos musculares antes de levantar pesas o hacer entrenamiento de resistencia.

Antes de empezar mi entrenamiento, me conecto con el grupo de músculos que trabajaré para asegurarme que no hay rigidez, que podría causar desgarres o calambres, y no quiero eso. Así que si algo no se siente bien, me tomo el tiempo de estirar ese músculo antes de activarlo. Una vez que tengo la autorización de mi músculo, empiezo a entrenar.

TIPS DE ESTIRAMIENTO

Mantén cada posición de 10 a 30 segundos al punto de estrechez. Relájate, no te presiones. Respira y suelta.

Recuerda que todos tenemos nuestro propio nivel de flexibilidad. Estirarse no se trata de imitar a la chica de tu clase de yoga que se puede doblar como origami. Estirarse se trata de hacer tu camino a los lugares en los que tus músculos tienen sensaciones, sin causar heridas.

CUIDAR TU CUERPO MIENTRAS ENTRENAS

Cuando hacía *Los Ángeles de Charlie*, y Master Cheung-Yuen y mi entrenador Tiger Chen nos dijeron que el dolor se convertiría en nuestro mejor amigo, no tenía idea de lo exactas que resultarían esas palabras. Una de las cosas más importantes que me enseñaron fue la diferencia entre el DOLOR y las LESIONES. Así que dejémoslo claro: *no quieres lesionarte*. Quieres FORTALECERTE.

Para hacer eso, debes darle a tu cuerpo suficiente agua y combustible. Aprenderás cómo enfocarte, cómo conectar con tu cuerpo para entender la diferencia entre sentir el dolor del crecimiento y el dolor de crear fuerza; y el dolor de lesionarte.

Cuando tu cuerpo está gritando durante un entrenamiento, pregúntate: ¿Me está doliendo o estoy lesionada? ¿Cómo reconocer la diferencia?

LESIÓN: normalmente hay un dolor agudo que llega muy rápido, casi como una alarma de advertencia de tu cuerpo. La manda justo antes de que de verdad te lastimes; debes reaccionar lo más rápido posible. Por eso es importante estar presente, conectado y poner atención a tu cuerpo y a cómo lo usas.

DOLOR: si sólo sientes incomodidad al llegar a los límites de tu fuerza, cuando batallas por mantener una posición de yoga, o doblando el bícep una vez más, trata de seguir. (Si es absolutamente necesario, toma un descanso para recuperarte.) Éste no es el dolor al que debes temer: es el dolor del crecimiento. Vale la pena retar tus límites.

Uno de mis dichos favoritos es: "El dolor es la debilidad dejando tu cuerpo." ¿No es algo increíble? Cuando cruzas al otro lado del dolor, eres más fuerte por ello; dejas ir la debilidad y construyes resistencia en tu mente y tu cuerpo. Porque mientras más te niegues a rendirte cuando puedes seguir, más se adaptará tu mente; aprenderá que es más capaz y te dará el poder de superar el dolor. No tiene miedo de hacer una repetición más, porque está conectada con tu cuerpo y puede confiar en que te detendrás antes de lesionarte o seguirás construyendo fuerza y capacidad. Todo trabaja junto.

Parte de entrenar es aprender la diferencia entre esos dos sentimientos. Una vez que la entiendes, puedes ir más allá. Una vez que identificas la línea, puedes aprender a cruzarla con cuidado. Porque algunos dolores se requieren para crecer.

MIENTRAS MÁS SUDES, MEJOR

Las mujeres no sólo brillamos. No sólo relucimos. También SUDAMOS. Como debe ser, porque estamos usando nuestros cuerpos tan intensamente que sudamos los resultados.

Una sábado muy divertido fui con mis sobrinos a una bodega llena de trampolines puestos de pared a pared. ¡Un cuarto entero lleno de trampolines! Es como un paraíso. Sólo saltas de un trampolín a otro y a otro. Es ridículamente divertido... y todos sudan *mucho*. Así que ahí estábamos, saltando de un trampolín a otro; 100 niños de 14 años y yo, de cuarenta.

Una hora después, todos nos reíamos, agotados, y escurriendo sudor. Empapados. Y le dije a los niños: "¿A poco no se siente bien sudar?"

Si quieres construir fuerza, debes estar cómoda con la incomodidad.

Todos dijeron, "¡¡SÍIII!!"

Y yo les dije, "Hago esto todos los días."

Estaban anonadados, "¿*Todos* los días?"

"Sí, todos los días", les dije.

"¿Qué haces?"

"Corro. Subo montañas. Entreno."

Cuando los dejé de vuelta en su casa, me enseñaron una colina cerca y me preguntaron, "Si corremos hasta arriba y luego bajamos esa colina, ¿sudaremos?"

"¡Claro!", les dije.

Y se emocionaron. Porque habían conectado con lo increíble que se siente darnos la oportunidad de sudar. De movernos. De liberar nuestro cuerpo de sillas y coches y cubículos. Sólo dejar que tus brazos y piernas vuelen. Que nuestros cuerpos hagan lo que deben hacer.

Me encanta sudar. Me encanta entrenar. Me encanta construir músculos nuevos y sentir el poder que le dan a mi cuerpo. A menos que me esté tomando un día de descanso, de verdad sudo cada día. Sudar es divertido. Para moverse y sudar nacieron las mujeres.

Cuando empiezas a levantar pesas y tu cara se calienta y ese círculo de sudor aparece en tu brasier deportivo, cuando te abrochas las agujetas y sales a correr y de pronto tu cuerpo entero está cubierto con una película delgada de sudor, sabes que está funcionando. Sudar es la forma de saber que estás haciendo las cosas BIEN.

CAPÍTULO 21

UN CUERPO DE DAMA

————

¿SABES QUÉ? HEMOS PASADO mucho tiempo en los últimos capítulos hablando del cuerpo humano y la nutrición y el movimiento que necesita para mantenerse sano y fuerte. En esta sección, vamos a dar un viraje. Porque tu cuerpo no es sólo un cuerpo humano genérico. Es un cuerpo femenino. Un cuerpo glorioso, maravilloso y hermoso de mujer. Y como tal, tiene necesidades, partes, hormonas y ciclos que quieres entender para estar sana.

INTIMANDO CON TUS PARTES ÍNTIMAS

Ser una dama es mucho más que ponerte un bra y sangrar una vez al mes. Tu cuerpo de mujer es un componente hermoso, intrincado, fascinante de tu humanidad. Es erótico y es funcional. Elimina los desechos, reproduce y alimenta pequeños cuerpecitos. Puedes hacer que tus dedos de los pies se doblen de placer y que los de otras personas sientan lo mismo. Tu vagina es un lugar increíble, una inspiración de arte y placer, la puerta por la que la vida humana entra al mundo.

Pero, ¿qué tanto sabes de tus partes femeninas? ¿De tu ciclo menstrual, de lo que realmente es ovular, de lo fácil o lo difícil que es embarazarte? ¿De las diferencias entre tu útero y tu cérvix, tu vagina y tus labios, tu estrógeno y tu progesterona y su rol en tus funciones corporales cada mes? Por suerte para ti, tengo excelente información de la doctora Diana Chavkin, ginecóloga y obstetra que me dijo qué pasa donde todo pasa. Gracias a ella, podemos conectar todos los puntos: cómo la nutrición y el peso corporal afectan tu ciclo, por qué tu vagina tiene secreciones diferentes a lo largo del mes (como si no te hubieras dado cuenta) y cómo estar en forma puede hacer el sexo más divertido (¡guau!)

Tus partes femeninas están divididas por el sistema médico en genitales externos e internos, también conocidos como lo que está fuera y lo que está dentro. Los externos incluyen el clítoris, los labios mayores y menores, y la glándula de Bartolino. Los internos son vagina, útero, cérvix, trompas de Falopio y ovarios.

Y aquí está la parte más loca de lo poco que conocemos nuestro cuerpo: ¿sabías que lo que ves si miras hacia abajo, no es tu vagina, aunque así la llames? ¡Son tus labios mayores! Así que mira la ilustración de abajo o con un espejo investiga.

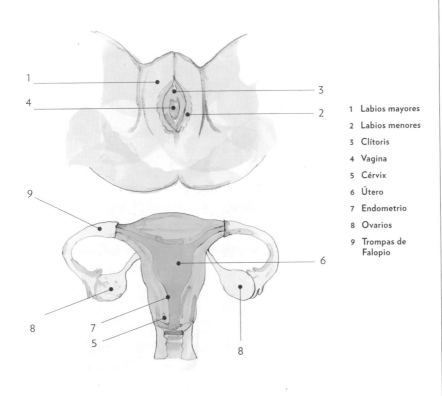

1 Labios mayores
2 Labios menores
3 Clítoris
4 Vagina
5 Cérvix
6 Útero
7 Endometrio
8 Ovarios
9 Trompas de Falopio

LABIOS MAYORES: cuando miras hacia el área que colectivamente llamamos "vagina", las partes cubiertas con vello (si no te lo has quitado) son los labios mayores.

LABIOS MENORES: viven justo bajo los mayores y, como los pezones, los de cada mujer son únicos. Vienen en diferentes formas, tamaños y colores, cada uno tan hermoso como el de junto. Dentro de los labios menores están las aberturas hacia la vagina y la uretra.

GLÁNDULAS DE BARTOLINO (NO ILUSTRADA): están localizadas junto a la apertura vaginal y secretan una mucosidad que ayuda a lubricar tu vagina.

GLÁNDULAS DE SKENE (NO ILUSTRADAS): liberan fluido durante la estimulación sexual y se relacionan con el placer.

CLÍTORIS: hasta arriba de los labios menores está el afamado punto más sensible de los sensibles; aquel que, por siglos, los jóvenes han tratado de apaciguar y deleitar.

VAGINA: la apertura vaginal, contenida en tus labios menores, lleva a la vagina, el canal que conduce a tu cérvix.

CÉRVIX: la apertura del útero. Durante el alumbramiento, el cérvix se "dilata" por completo para que salga el bebé.

ÚTERO: también conocido como matriz. Es el futuro departamento de tu feto (si eliges abrirlo para ocupación).

ENDOMETRIO: el delgado recubrimiento de tu útero. Cada mes que tu cuerpo no está embarazado, tu endometrio crece y se hace más grueso. Si no te embarazas, entonces este recubrimiento se pierde y se libera de tu cuerpo, por eso te baja. (Más sobre esto más adelante.)

¿Sabías que todos los óvulos que ovules en tu vida o prepares para fertilizar, ya están en tus ovarios? Cada óvulo que tienes o tuviste ha estado en tu cuerpo desde que eras un feto, desarrollándote en el cuerpo de tu madre.

OVARIOS: son las glándulas pequeñas en forma de óvalos que están en cada lado de tu útero. Son la casa de tus óvulos y producen hormonas.

TROMPAS DE FALOPIO: tus óvulos maduran en los ovarios y después pasan a tus trompas en el momento de la ovulación, cuando un óvulo emerge para su posible fertilización. Tus trompas de Falopio es donde el esperma se encuentra con el óvulo, en donde se lleva a cabo la fertilización. Unos días después, el huevo fertilizado, el embrión, viaja al útero y se acomoda como en casa.

ALABANZA A LOS VELLOS PÚBICOS

He oído que hay una moda tremenda en estos días por la que las mujeres se someten al láser para quitarse el vello (todo) de sus partes femeninas. Así que sólo te voy a dar unos datos acerca de la cortina pública que rodea esa flor gloriosa y delicada que tienes allá abajo.

Hasta donde sabemos, quitarse el vello púbico no ofrece ningún beneficio. Todas las mujeres sanas desarrollan vello púbico al crecer, y seguramente es alguna ventaja evolucionista porque *todas lo tenemos*. Hay mucha especulación acerca de sus beneficios... como que el vello púbico puede protegerte de los roces durante el sexo. O que el vello púbico contiene tus feromonas, el aroma personal que nos hace tan sexys para nuestros amantes. Sí tenemos evidencia médica de que remover el vello púbico puede causar infecciones y vellos enterrados. Puedes tener riesgos más altos de contagiarte de enfermedades de transmisión sexual y de la piel, porque menos vello significa más contacto con la piel, exponiéndote a las enfermedades de otras personas.

Personalmente, creo que remover el vello con láser de modo permanente suena como una idea loca. ¿Para siempre? Sé que crees que usarás el mismo tipo de zapatos para siempre, y el mismo estilo de *jeans*, pero no es así. La idea de que las vaginas son mejores sin pelos es un fenómeno bastante reciente y todas las modas cambian. Todas.

El vello púbico también sirve como una bonita cortina que le da un poco de misterio a quien esté coqueteando con tu sensualidad. El vello púbico mantiene las partes privadas, privadas, lo que puede incitar a un amante a mirar más de cerca lo que tienes para ofrecer. También, seamos honestas: como cualquier otra parte de tu cuerpo, tus labios mayores no son inmunes a la gravedad. ¿En serio quieres una vagina sin pelos por el resto de tu vida?

Es una decisión personal, yo sólo pongo sobre la mesa el tema: consideren dejar su vagina completamente vestida, señoritas. Dentro de 20 años, también querrás presentarte a alguien especial, así que sería bonito dejarlo que desenvuelva el regalo tal como está. (Por supuesto, un poco de aseo no le hace daño a nadie.)

BOOBIES

Si todavía no vas al ginecólogo una vez al año para un chequeo (que puede incluir un examen de Papanicolaou y un examen de senos), empieza hoy mismo. Tengo una amiga que hace su cita cada año cerca de su cumpleaños para que no se le olvide. Y en serio que es lo ideal, ella misma se está dando el regalo de la salud y, probablemente, ayudando a salvar su vida conforme pasan los años.

Desde tiempos inmemoriales, nuestros bellos pechos han sido fuente de alimentación, de admiración adolescente, de inspiración artística, de devoción erótica y de una columna de revistas hasta atrás del clóset. Algunas *boobies* son péndulos enormes, mientras otras son traviesas manzanas; algunas piden a gritos una funda prácticamente arquitectónica mientras otras se sienten cómodas en una banda libre de algodón. No importa cómo se vean, si tu bra deportivo tiene una copa o ninguna, tus *boobies* tienen algo en común con todas las otras que están en el cuarto. Sin importar su forma o tamaño, las *boobies* —o glándulas mamarias— son glándulas sudoríparas modificadas cuya función biológica principal es crear leche. Sí, son sexys. Sí, se ven geniales dentro de un escote. Pero en el nivel más básico, son parte de la necesidad humana de alimento. Las *boobies* de tu mamá te alimentaron. Las tuyas alimentarán a tus bebés. Lo siento si algún chico está leyendo esto, pero no sólo están ahí para que tengas algo que mirar mientras hablamos contigo.

Imagina que tus pechos tienen tres círculos concéntricos. El más grande es la *boobie* en sí, el siguiente es tu aureola, ese circulito rosa u oscuro que rodea tu pezón, el tercero y más pequeño círculo. Dentro de la *boobie* en sí hay grasa, tejidos conectivos y tejidos linfáticos, así como capas de músculo debajo.

Aunque las investigaciones no han demostrado que la autoexploración mamaria mejore la supervivencia en mujeres que desarrollan cáncer de mama, es importante que las mujeres conozcan sus pechos. Las *boobies* cambian en el transcurso del mes, así que familiarizarte con este ciclo te ayudará a identificar cualquier cambio que pudiera desarrollarse.

Es común que las mujeres menores de 30 años tengan pechos grumosos por los cambios hormonales. Estos bultos pueden cambiar a lo largo del ciclo menstrual y desaparecer después de tu menstruación. Si un bulto no desaparece después de uno o más ciclos menstruales, consulta a un doctor.

Las mujeres mayores de treinta que se sienten un bulto en los senos debe acudir al médico de inmediato para un examen de los senos y una mamografía. A menudo se necesita un ultrasonido o una biopsia para determinar si el tumor es maligno (canceroso) o benigno.

TU REGLA

Cuando Andrés te visitó por primera vez, te apuesto que estabas emocionada y asustada a la vez. Desde entonces has aprendido a usar una plétora de productos empacados con colores pastel que ocupan todo un pasillo de la farmacia. Quizá uses anticonceptivos o tal vez no. Acaso eres virgen. Quizá has tenido esa experiencia de atrasarte unos días y pasar el tiempo pensando en las diferentes posibilidades. Tal vez hiciste pipí en una barrita y brincaste de emoción cuando apareció la doble barrita (o has suspirado con alivio cuando no).

La palabra *menstruación* tiene su raíz en *menstru*, latín para "mensual". Seguro has escuchado que tu periodo "usualmente" dura 28 días. De hecho, la mayoría de las mujeres tienen periodos que duran entre 24 y 35 días, y 20 por ciento de las mujeres en sus años reproductivos tienen un periodo fuera de este rango. (Así que es NORMAL que tu regla no dure exactamente 28 días. Pero si están demasiado separados uno de otro, puede ser síntoma de algún problema de salud. Después hablamos de esto.) No cuentas tu ciclo en el calendario de acuerdo con el mes y el día. Lo cuentas de acuerdo con *tus* ritmos. Tu ciclo menstrual empieza en el primer día que te baja (bien, no manchitas). Y todo eso de contar y hacer cuentas gira en torno a un determinante muy pequeño y significativo de la raza humana: el óvulo.

TODO ACERCA DE TUS ÓVULOS

Cada mes, como dos semanas después de que te baja, tu ovario libera un óvulo maduro listo para ser fertilizado.

Cuando eras un feto de 20 semanas, tenías seis millones de óvulos en tus ovarios. Al nacer, cuando empezaste a llorar y tu mamá sonrió con alegría, tenías como un millón de óvulos dentro de tu diminuto cuerpo de bebé. Para cuando tenías *boobies,* como 300 000. Hasta el final de tus veintes, tenías muchos óvulos generalmente muy fértiles. La fertilidad siempre va en descenso porque constantemente pierdes óvulos. Esto pasa por la ovulación y porque los óvulos sólo mueren con el paso del tiempo en un proceso llamado apoptosis, una parte natural y sana de la vida.

La mayoría de las mujeres en sus años treinta empiezan a ver un descenso en la fertilidad —la posibilidad de embarazarse—, más pronunciada al final de sus treinta y principios de sus cuarenta porque hay menos óvulos en los ovarios. Al dejar de menstruar, entras en la menopausia, porque se te acabaron los óvulos.

Pero antes de que te pongas nerviosa por no tener seis millones de óvulos esperando, recuerda que sólo 300 o 400 de ellos alguna vez serán llamados a la acción. Tienes un ejército allá adentro pero sólo algunos pasarán el ciclo contigo.

SOBREVIVIENDO A LA OLA ROJA

Tu ciclo menstrual tiene tres fases: la fase folicular, que prepara los óvulos; la fase de ovulación, que los lleva a las trompas de Falopio; y la lútea, cuando tu endometrio se desprende. El ciclo está regulado por tus propias hormonas, incluidas la foliculoestimulante (FSH), la luteinizante, el estrógeno y la progesterona.

Cada mes, tu cuerpo prepara un nido cómodo alineando tu útero con el endometrio, sólo en caso de fertilización. Cuando no la hay y, por lo tanto, no se necesita el hogar uterino, se vacía, desprendiendo la capa para el óvulo fertilizado y haciendo espacio para el potencial inquilino del próximo mes.

Ese vaciado, ese desprendimiento, es cuando empieza a bajarte.

LA FASE FOLICULAR

Tus óvulos son microscópicos. Son las células más grandes del cuerpo, pero no visibles para el ojo humano. Cada óvulo está recubierto de una estructura llamada folículo.

Desde el desarrollo de tus óvulos hasta tu regla, toda la historia del ciclo es parte de un delicado baile hormonal. Aquí están los bailarines centrales:

ESTRÓGENO: tu periodo empieza con una disminución en tus niveles de estrógeno y progesterona. Esa disminución causa que se desprenda el endometrio. Sabes que empiezas tu periodo cuando ves sangre en tus calzones (pero con suerte, no en tus *jeans* blancos).*

FSH: con menos estrógeno flotando alrededor, la FSH se pone las pilas. Normalmente es suprimida por el estrógeno, así que el principio de tu regla permite que la FSH entre en acción: reunir a los folículos para producir óvulos. La FSH estimula el desarrollo y crecimiento de 12 óvulos más o menos, para que el ciclo empiece el próximo mes.

Durante la fase folicular, el folículo más sensible a la FSH será el que más crezca y produzca estrógeno. La aparición de estrógeno le dice al cerebro que la FSH ya hizo su trabajo, los folículos son operaciones y la producción de FSH puede tranquilizarse. Ahora que hay menos FSH, sólo los folículos más sensibles sobreviven. Los otros no y mueren, haciendo camino para que un óvulo gane (ojalá sea el mejor). Es por esto que, normalmente, sólo un folículo madura y sólo un óvulo se libera durante la ovulación (excepto en el caso de mellizos) y es uno de los actos increíbles que realiza tu cuerpo para mantener las cosas funcionando como deben.

La fase folicular normalmente dura dos semanas pero puede ser más larga o más corta, dependiendo de cada mujer. Es la fase en que la duración realmente varía de una mujer a otra, y por lo que cada quien tiene un ciclo diferente.

LA FASE DE OVULACIÓN

Unas dos semanas después del primer día de tu ciclo, los folículos y óvulos están listos. Cuando los niveles de estrógeno llegan al límite, tu nivel de hormonas luteinizantes se incrementa, causando una cadena de hechos que liberan el óvulo de la superficie del ovario a la cavidad abdominal, donde la trompa de Falopio lo jala como una aspiradora.

---

* Si hay una mancha de sangre, usa agua fría, no caliente, y lávalos lo más pronto posible. El agua caliente hace que las proteínas en la sangre se fijen y la mancha dure más tiempo. ¡Un pequeño consejo de mi para ti!

Quizá te hayas dado cuenta de que tu mucosidad cervical cambia a lo largo de tu ciclo. Justo después de tu periodo es muy ligera. Conforme cambian tus niveles de hormonas y tu cuerpo se prepara para el embarazo, tu mucosidad cambia otra vez. Antes de la ovulación, cuando se incrementan los niveles de estrógeno, tu mucosidad está diseñada para ayudar al esperma a penetrar y cruzar el cérvix. Puede ser como las claras de los huevos, espeso pero no tanto. Si tuviste sexo sin protección justo antes de la evolución, la mucosidad ayudará al esperma a encontrar su camino hacia tus óvulos maduros. Otro de los trucos ingeniosos de la Madre Naturaleza.

LA FASE LÚTEA

Después de que ovulas, el ahora vacío folículo se transforma en algo nuevo: el cuerpo lúteo, que secreta progesterona y deja tu útero listo para convertirse en la casa de tu óvulo fertilizado. Después de la ovulación, el cérvix empieza a producir una mucosidad más hostil que impide el paso de los espermatozoides. Es normal que la mucosidad sea muy espesa en esta etapa (es el efecto de altos niveles de progesterona).

Una vez liberado, el óvulo puede fertilizarse durante 12 o 24 horas, pero hay reportes que indican que puede ocurrir hasta 36 horas después. El esperma puede vivir en el tracto genital femenino entre 48 y 72 horas. Aunque no ovules cuando tienes relaciones puedes embarazarte. Un óvulo podría ser liberado después del sexo y encontrarse a un espermatozoide que ha estado ahí, esperando a que caiga un óvulo, por dos o tres días. Lo cual me parece bastante impresionante.

Los embarazos han ocurrido por tener sexo una vez, desde seis días antes hasta tres días después de la ovulación. (Por supuesto, son casos extremos.) La mayoría de los embarazos resultan de tener sexo en los tres días anteriores a la ovulación.

Pero si tu óvulo está protegido por un condón, un DIU, una píldora, el parche, un implante en el brazo, una inyección o el viejo "No, gracias, hoy duermo en mi casa", el esperma muere y el útero empieza a desprenderse de su recubrimiento, que es cuando llegas a tu casa después de una cena y te das cuenta de que tu linda tanga de encaje está manchada.

CÓMO EL PESO CORPORAL AFECTA TU PERIODO

Cuando tus ciclos se vuelven irregulares —o desaparecen por completo— pueden ser una señal de que hay algo raro en tu ambiente hormonal.

Saltarte ciclos es una cosa seria. Y el sangrado irregular no siempre significa un periodo normal. Si no te baja, hay algunos sospechosos posibles. Si eres sexualmente activa, estar embarazada es una posibilidad, pero después de ese susto y de correr a la farmacia por una prueba de embarazo, ¿qué pasa si no es eso? ¿Y si tu ciclo sólo no llega?

SOP

Una razón común de que las mujeres no tengan sus periodos es el síndrome del ovario poliquístico (SOP), comúnmente relacionado —y puede empeorar— con la obesidad. Hemos hablado de las muchas formas en que la obesidad afecta tu salud y aquí hay otra: tu salud reproductiva también se ve afectada por el exceso de peso.

Las mujeres con SOP pueden tener muchos óvulos en sus ovarios, pero no los liberan. Eso significa que el estrógeno espesa constantemente el recubrimiento del endometrio. Es decir, una mujer con ciclo sin óvulos, puede pasar de cuatro a ocho meses sin que le baje y después sangrar mucho porque la pared del útero es demasiado inestable. El sangrado puede durar hasta un mes y no se considera un ciclo regular porque no está relacionado con ningún suceso ovulatorio.

Tener obesidad puede poner a las mujeres en riesgo de ciclos anovulatorios y sangrado irregular. No sólo el SOP impacta negativamente la fertilidad; también aumenta el riesgo de desarrollar cáncer del endometrio. Si no tienes ciclos regulares y sospechas que podrías tener SOP, llama a tu doctor.

NUTRICIÓN

Si eres una mujer joven que recientemente perdió mucho peso, o si trabajas demasiado y no ingieres comidas correctas, perder un ciclo normalmente se debe a un déficit energético: gastas más de la que posees y tu cuerpo no tiene recursos para mantener un ciclo regular.

Es importante que recuerdes que tu periodo no sólo se trata de reproducirte; un ciclo mensual regular es un signo de que tu cuerpo está sano y funciona correctamente. Si no ovulas porque estás muy flaca, o haces demasiado ejercicio, entonces tus ovarios no producen estrógeno y eso podría tener consecuencias graves sobre tu salud. No tener suficiente estrógeno puede llevar a daños en los huesos y otros efectos secundarios. De acuerdo con la doctora Aurelia Nattiv, de la Universidad de California, en Los Ángeles, y representante médica del equipo gimnástico de Estados Unidos y otros cuerpos atléticos, tener ciclos irregulares por exceso de entrenamiento puede significar que tienes componentes de la tríada atlética femenina: déficit de energía, tengas o no un trastorno alimenticio; ciclos irregulares; densidad mineral ósea baja y/o predisposición a fracturas.

Una vez perdida la densidad ósea, recuperarla es difícil. Tener energía suficiente para recuperar tus periodos significa que tu cuerpo está en un mejor balance energético y producirá más estrógeno, lo que ayuda a preservar la densidad ósea. Es decir, si estás por debajo del peso correcto, necesitas ganar peso para recuperar tus ciclos completos; y QUIERES eso. Si llevas más de un mes sin que te baje, y recientemente perdiste peso, habla con tu doctor.

LA CONEXIÓN CON LOS ANTOJOS

Puede que justo antes de que te baje, tengas un antojo urgente de chocolate, dos platos de pasta y cualquier cosa que tenga helado encima.

Estos antojos son diferentes al hambre. El hambre de verdad, como ya mencionamos, es provocada por la necesidad de las células de tener combustible; los antojos no tienen mucho que ver con la nutrición. De otra forma, se nos antojaría kale o coles de Bruselas y no pizza y helado. La fisiología detrás de los antojos es complicada, y los psicólogos y otros investigadores todavía no están muy seguros de cómo funcionan.

Pero señoritas, si una vez al mes se vuelven locas por los carbohidratos, ¡no están solas! Un estudio del Instituto de Tecnología de Massachusetts siguió los antojos de voluntarias de peso normal durante los primeros días de su ciclo y semanas después, cuando tenían síndrome premenstrual. Las mujeres comían 1 100 calorías adicionales en botanas cuando tenían SPM. Más buenas noticias: una vez que pasaba, cualquier peso ganado se perdía.

¿Qué significa esto para ti? Si estás tratando de perder peso y no quieres que los antojos te desvíen, come algo que satisfaga tu cuerpo de forma sana. En vez de comer papitas, prueba camote asado con aceite de oliva y sal de grano, o aguacate rebanado con jitomate, limón y cilantro, para darle a tu cuerpo la mayor cantidad de carbohidratos y grasas para satisfacer los antojos. Mi manera favorita de satisfacer los antojos salados es con un tazón de palomitas hechas en casa.

SPM

Las revistas hablan mucho del síndrome premenstrual pero sólo porque te baje no significa que *siempre* tengas los síntomas; y sólo porque tengas los síntomas o estés de peor humor, no significa que sea algo malo.

El término se refiere a un grupo de síntomas que te afectan física y conductualmente en un patrón que ocurre durante la segunda mitad de tu ciclo menstrual si no usas píldoras anticonceptivas. Básicamente, antes de que te baje, te sientes fatal. A lo largo de tu ciclo, los tejidos de tu cuerpo pueden sentir cuándo los niveles de estrógeno y progesterona cambian, y esos cambios influir en la serotonina, que afecta tu humor.

No sabemos por qué algunas mujeres se ponen de malas, ansiosas e hinchadas y otras no. La explicación más razonable es que quienes sí lo sienten son más sensibles a los cambios hormonales.

- SPM leve afecta a 75 por ciento de las mujeres con ciclos menstruales regulares. los síntomas incluyen fatiga, inflamación, irritabilidad, ansiedad, ganas de llorar y cambios en el apetito.
- El SPM severo lo experimenta sólo un porcentaje pequeño de mujeres. También se le llama trastorno disfórico premenstrual (TDPM) y se caracteriza por síntomas que incluyen enojo, irritabilidad y tensión, que interfieren con las actividades diarias. El TDPM afecta de 3 a 8 por ciento de las mujeres. Si sientes que podrías experimentarlo, habla con tu doctor.

LA VAGINA EMBARAZADA

Cuando estás embarazada, pasas por muchos cambios y las bacterias de tu vagina también. Ya hablamos de dónde salió tu primera dosis de bacterias cuando naces vaginalmente: tu madre. Lo mismo pasará con tus hijos. Todos los mamíferos nos desarrollamos en el útero sin bacterias y conforme salen del canal de nacimiento para su presentación al mundo, pasan por la vagina, llena de bacteria ácido láctea, que metaboliza la leche. Las secreciones vaginales llenan la cara y boca del bebé, introduciendo un número de lactobacilos —la misma bacteria que ayuda a los humanos a digerir la leche— en el cuerpo del bebé. ¿Qué tan increíble es eso? Los mamíferos que necesitan bacterias para digerir la leche, tienen madres cuyos canales vaginales desarrollan las bacterias que sus hijos necesitarán para sobrevivir.

Es una de las razones por las que científicos como la doctora Maria Gloria Dominguez-Bello se dan cuenta de las diferencias entre cesáreas y partos naturales. La cesárea es un operación increíble cuando salva la vida de la madre. Pero cuando se programa por conveniencia, los bebés pierden esa primera dosis de bacterias increíblemente importantes, que hace que su microbiota se active. Estudios han relacionado las cesáreas con la falta de colonias bacteriales sanas, lo que incrementa alergias, asma, diabetes tipo 1 y obesidad infantil.

Visité a Maria Gloria en su oficina en la Universidad de Nueva York, donde me explicó un nuevo procedimiento aplicado con las futuras mamás que necesitan cesárea. Antes de que la mujer dé a luz, se coloca una pieza de gasa cerca de su canal vaginal, absorbiendo las bacterias que el bebé se hubiera encontrado en parto natural. Después de que el bebé nace por cesárea, ponen la gasa en su cara y boca, proporcionando todas las buenas bacterias y recuperando la forma natural del nacimiento.

En serio, después de aprender eso, hablé de lo maravillosa que era la vagina a donde quiera que fuera. En una cena elegante, los invitados no podían creer que estuviera usando la palabra *vagina* en la mesa. En casa de mi hermana, mi sobrina admitió que ser una "cara de vagina" —o sea, nacer por una— tenía sus cosas buenas, mientras mi sobrino sólo deseaba que nos calláramos. En el *baby shower* de una amiga, todas las mujeres estaban interesadas, porque las embarazadas deben atender su vagina.

¡Estos son nuestros cuerpos, señoritas! Está bien hablar de ellos. Y es muy, muy importante sentirnos cómodas, ser reales, conocedoras y sanas.

EL SEXO Y TU CUERPO

Nuestras partes íntimas son funcionales pero también divertidas. Si eres sexualmente activa, estoy esperando/asumiendo/insistiendo que vayas al ginecólogo y tengas precauciones con las enfermedades sexuales y un embarazo no deseado, que pueden influir tu salud y vida en el largo plazo.

Aquí hay otra forma de cuidar de tu salud sexual: ¡ejercicio! El doctor Chavkin me explicó que estar en forma tiene impacto en nuestras vidas sexuales. Conforme crecemos, un piso pélvico débil puede ser un aguafiestas en la cama; puede tener muchas causas, incluyendo obesidad, nacimiento vaginal y genética, y es probablemente una mezcla de ellas. Se convierte en un

---

CÓMO HACER UN KEGEL

Los ejercicios de Kegel se desarrollaron para fortalecer los músculos del piso pélvico y los que sostienen vejiga, útero e intestinos. Aquí te digo cómo hacerlos:

1. Identifica los músculos que entran en juego. Puedes hacer esto acostándote, introduciendo un dedo a tu vagina y apretando. Si sientes presión alrededor de tu dedo, has identificado los músculos. (También puedes encontrarlos mientras haces pipí: sólo trata de apretar y frenar el flujo.)

2. Una vez identificados los músculos, práctica con la vejiga vacía. Sólo:

   • Aprieta los músculos pélvicos 10 segundos.
   • Después relaja los músculos por completo 10 segundos.

Puedes hacer 10 series, tres veces al día y practicar de pie, sentada o acostada. Pero no te pases; hacer Kegel de más no te hará una vagina de acero pero sí causará fatiga muscular, con problemas de fondo.

---

problema más adelante en la vida, pero algunas mujeres en sus treinta y cuarenta también experimentan los síntomas.

Hacer ejercicio regularmente y ejercicios enfocados como Kegel (ver página anterior) ayudará a fortalecer tu piso pélvico. Mantenerte en forma no sólo reduce la posibilidad de debilidad pélvica, también mejora la calidad y el goce de las relaciones sexuales y los orgasmos. ¿Quién puede discutir contra eso?

Hay mucho que decir acerca de lo sexy que te sientes cuando descubres que estás en forma. Cuando te sientes fuerte y sana en tu cuerpo, tienes más confianza y disfrutas más todo, incluida la cama, aunque no estés ahí para dormir.

CAPÍTULO 22

EL ABC DEL ZZZZ

Los humanos duermen un tercio de su vida. Si tienes 24 años, has pasado ocho dormida.

AHORA QUE HAS TENIDO un día glorioso lleno de sudor y de motivación, sentido la avalancha de endorfinas en tu cuerpo, proporcionado la nutrición que tus huesos necesitan para construirse y tus músculos para repararse, es hora de hacer la cosa más importante por tu cuerpo: dormir.

Mi sueño es muy importante. No tengo ningún aparato electrónico en mi cuarto. Duermo con antifaz. Necesito un lugar oscuro y callado. Porque en el sueño mi cuerpo se apaga para repararse y recuperarse. Cuando duermo lo suficiente, mi memoria es mejor. Y mi cuerpo más capaz.

Sabes lo que se siente no dormir bien, es como si todo estuviera borroso. Es fácil sentirse irritable y con falta de atención. Puede ser que comas tentempiés porque buscas energía donde sea.

Si no duermes bien varias noches seguidas, tu cuerpo empieza a producir más cortisol. Tus *jeans* se sienten más apretados porque el cortisol hace que tu cuerpo guarde grasa. Puede que pelees más y cometas más errores. Los accidentes pueden pasar.

De hecho, algunos de los más grandes de nuestra historia se relacionan con falta de sueño. El de Chernobyl en 1986. El derrame de Exxon Valdez en la costa de Alaska en 1989. Y recientemente un banquero cansado transfirió a una pareja cientos de millones de Euros en vez de 60 porque se quedó dormido en su teclado. Los accidentes pasan todos los días porque la gente está cansada. De acuerdo con la Fundación Nacional del Sueño, 100 000 accidentes de coche cada año son resultado directo de choferes cansados, y estar cansado significa ser la causa de otro millón de accidentes atribuidos a otras causas. De acuerdo con estudios de gente carente de sueño, quienes duermen menos de seis horas cada noche cometen errores serios, toman malas desiciones, consumen más alcohol, tienen más peleas y ganan más peso.

¿Errores, malas decisiones, peleas?

Piensa que puedes evitar todo eso si tienes suficiente SUEÑO delicioso, calientito, acogedor.

¿QUÉ SIGNIFICA REALMENTE DORMIR?

Todos los animales duermen. Y los humanos dormimos mucho, como un tercio de nuestras vidas. Si tienes 24 años, has pasado ocho dormida. Así que, Bella Durmiente, vamos al grano. Simplemente acostarte y cerrar los ojos no cuenta como dormir. Cuando estás verdaderamente dormida, tu conciencia se reduce, tu actividad sensorial prácticamente cesa y todos tus músculos voluntarios dejan de moverse. Los involuntarios aún hacen su trabajo: puedes respirar y tu corazón late, por supuesto. Lo demás está en alto. Cuando duermes, estás en un estado anabólico —la parte de crecimiento de tu proceso metabólico— y todos tus sistemas —inmunológico, nervioso, esquelético y muscular— cosechan los beneficios.

¿REM O NO REM?

Sí, REM es una banda increíble. También es el acrónimo en inglés para movimientos oculares rápidos, etapa de sueño en la que tus ojos se mueven más rápido que si estuvieran viendo un juego de tenis, tu actividad cerebral se eleva y sueñas vívidamente. El sueño REM conforma 50 por ciento del sueño infantil, pero sólo 20 por ciento del adulto. La gente aún no está segura de qué hace esto por nosotros, pero algunos apuestan al hecho de que la memoria se reinicia para que podamos pensar claramente conforme crecemos.

La mayor parte del sueño, sin embargo, no es REM. Tiende a suceder en etapas y ciclos; tres etapas de sueño ligero están seguidas por uno de REM. Cada noche podemos tener hasta cuatro ciclos de sueños con y sin REM. El

---

Cuando los humanos no podían prender la luz con un interruptor, cuando el Sol se escondía, quemaban una vela o dos y después se metían a la cama... Ahora, especialmente si vives en un área urbana, las luces se quedan prendidas toda la noche.

---

primer ciclo dura una hora y media, mientras los siguientes hasta dos horas. Durante las partes más profundas de sueños REM, el sistema inmunológico se refuerza, los tejidos se reparan y los huesos y músculos se reconstruyen. Durante las partes más profundas de REM, cuando estamos soñando, una parálisis leve ocurre en nuestros músculos para prevenir que actuemos.

LUCES, CEREBRO, INACCIÓN

Si alguna vez acampaste o pasaste tiempo en un lugar sin electricidad, sabes que cuando las luces se apagan, es tiempo de dormir. Cuando los humanos no podían prender la luz con un interruptor, cuando el Sol se escondía, quemaban una vela o dos y después se metían a la cama, se despertaban con la luz del día, cuando salía el Sol. Ahora, especialmente si vives en un área urbana, las luces se quedan prendidas toda la noche. Y no sólo afuera. Incluso adentro, cuando apagas las lámparas y los focos, toda la tecnología que tenemos en casa se queda prendida, mandando pequeños resplandores de luz a nuestros cuartos, lo que afecta el descanso profundo.

Nuestros ciclos de sueño están regulados por nuestro ritmo circadiano, regulado a su vez por la luz y la oscuridad. ¿Entiendes ahora? Cuando hay luz nuestros cuerpos creen que es tiempo de levantarse; cuando está oscuro, quieren dormir. Hay dos hormonas involucradas en los ciclos de sueño, que juegan un papel en cómo ganamos peso y lo distribuimos: melatonina y cortisol.

La melatonina está diseñada para los momentos soñolientos. Se produce en el cerebro por la glándula pineal, después la manda al torrente sanguíneo cuando hay oscuridad, y alienta un sueño pacífico. Los niveles de melatonina llegan a su máximo como a las dos de la mañana y se quedan ahí hasta las cuatro; gradualmente decaen para despertar cada día.

El cortisol es el compañero de ojos brillantes y actitud mañanera de la melatonina. Está hecho en las glándulas adrenales, justo arriba de tus riñones. Tus niveles de cortisol serán más bajos en la noche, cuando la melatonina está de guardia, pero se incrementan en la mañana para que puedas levantarte.

Como discutimos en el capítulo 16, el cortisol es la hormona que tu cuerpo secreta cuando te estresas. Altos niveles de estrés significan altos niveles de cortisol, así que el estrés crónico te impide dormir bien.

TECNOLOGÍA Y MELATONINA

Nuestras tecnologías modernas presentan otra razón para la falta de sueño. Todos nuestros aparatos electrónicos emiten luz azul de onda corta que interfiere con nuestra producción de melatonina. Piénsalo: la melatonina te ayuda a dormir. Y tu cuarto está lleno de aparatos electrónicos, como tabletas, teléfonos, computadoras y televisiones, que emiten esa luz azul para bloquear lo que nos ayuda a descansar.

¿Normalmente usas tus aparatos electrónicos un segundo antes de irte a dormir? Quizá quieras reconsiderar este hábito. Suprimir la hormona que te ayuda a dormir *no* es la mejor estrategia para la noche. La falta de sueño contribuye a un sistema inmune más deteriorado, diabetes tipo 2, obesidad y enfermedades cardiacas.

Así que revisa tu cuarto. ¿Cuántas lucecitas hay? Como parpadeos verdes, rojos y azules que hacen sombras de colores del otro lado de tu buró? ¡Apágalas antes de irte a dormir! Desconecta, desconecta, desconecta. Puedes usar un adaptador de varios contactos y apagarlo apretando el interruptor.

¡Y no encojas los hombros y después pretendas que no hablamos de esto! Sé que suena imposible en estos días pero tenemos cuerpos análogos llevando vidas digitales. Biológicamente, no estamos al día con tanta tecnología. Así que, ¿qué es más importante para ti? ¿Conveniencia o cuidarte? Lo que incluye patrones de sueño. Inténtalo. Por lo menos una semana:

Deja de usar tus *gadgets* al menos una hora antes de dormir.

Apaga los aparatos o sácalos del cuarto.

Duerme en un cuarto oscuro, con las persianas abajo.

Después mira cómo duermes y cómo te sientes en la mañana.

CREA UN RITUAL PARA DORMIR

Llevo 25 años de un lado a otro. Cambio zonas horarias cada semana. Duermo en cuartos de hotel más seguido que en mi propia cama. Y todo esto, que puede interrumpir los patrones de sueño, me ha enseñado una cosa: *los rituales para dormir son esenciales.*

Un día puedo despertar en Los Ángeles y dormir en Sydney, donde la hora local es 19 horas más. Probablemente me tengo que levantar a las 5 o 6 de la mañana para empezar mi día, lo que significa que necesito dormir para trabajar, esté donde esté, sin importar qué hora es en Los Ángeles.

Si necesito irme a dormir a las 10 de la noche de Sydney, pero es la mañana en Los Ángeles, es difícil que mi cuerpo entienda que es tiempo de dormir, no de correr. Así que he aprendido a darle a mi cuerpo una señal de que es hora de dormir. He creado un ritual. Y no importa en qué parte del mundo esté, cómo se vea el cuarto o si la cama y las almohadas están cómodas, tengo un ritual que no cambia. Lo hago todas las noches y le da una señal a mi mente y a mi cuerpo de irme calmando para que, cuando me meta en la cama, pueda caer dormida en cuanto mi cabeza toca la almohada.

¿Cuáles son tus rituales?

Recomiendo que una vez que te hayas preparado para el día siguiente, empacando tus comidas y sacando lo que te vas a poner o preparando tu maleta del gimnasio, encuentres formas de estar en silencio contigo misma y prepares tu cuerpo para dormir.

- **Cierra el mundo exterior.** Cierra las cortinas, apaga la tele, la computadora, el teléfono.
- **Pon tu alarma.** Hazlo ahora para que no te olvides, lo cual te dará paz mental mientras duermes. Tengo amigos que no pueden dormir en la noche porque no se acuerdan si pusieron su alarma o no. Así que a mitad de la noche despiertan con miedo a quedarse dormidos y después no vuelven a dormir.
- **Prepara tu cama.** Idealmente, haces tu cama en la mañana y es un lugar para descansar, no un lugar para dejar tu ropa sucia o tu computadora, así que esto es fácil. La cama debe ser un santuario, un lugar a salvo que sirve sólo para uno o dos propósitos. Sabes de lo que estoy hablando. Tu cama es para dormir, para soñar, para restaurarte y para la hora sexy. ¡Punto!
- **Lávate los dientes.** Es otra parte de mi ritual que significa que se acaba el día. Nada de lavarte los dientes y después ir por algo a la cocina. Todo

ESPEJITO, ESPEJITO

Cuando digo que te veas en el espejo en la noche y te eches porras a ti misma, el asunto no es adularte, sino descubrirte. Puede que se trate de tener una relación contigo misma, que te responsabilice de las cosas que haces y la persona que eres. Una forma de conectarte con tu interior tanto como con tu exterior. A veces nos imaginamos que somos algo que no es verdad —quizá alguien que nos gustaría ser— pero cuando nos vemos en el espejo, nos enfrentamos con quien realmente somos. Y vernos en el espejo no se trata de vanidad. Deja que el espejo sea un amigo, en vez de un juicio. A veces nos vemos en el espejo y odiamos lo que vemos, pero deberíamos recordar que la parte más importante es amar lo que somos y ser honestas respecto a quiénes somos. Dedica tiempo a pararte frente al espejo e identificar todas las partes bonitas de tu cuerpo, las que amas. ¡No seas tímida! Sólo es el espejo y puedes amar tu cuerpo como tú quieras, sin la validación o aprobación de nadie más. Mientras más ames tu cuerpo y le des atención, más conectada estarás con él.

Un poco de apreciación llega muy lejos. Mucha apreciación, aún más.

el propósito de lavarte los dientes es asegurarte de que no hay residuos de comida en tus dientes. Las bacterias se reproducen como unas hijasdelachin y no quieres azúcar ahí, echando a perder tus dientes. Así que *siempre* lávate los dientes y usa hilo dental antes de dormir.

- **Lávate la cara.** Usa ese tiempo para cuidar tu piel. Usa jabón para la cara, sécalo suavemente, con golpecitos y humecta. Lavar tu cara es algo que alimenta. Es el tiempo que te das para cuidarte a ti misma. Un momento de verte en el espejo y decir: "Qué buen día, trabajaste duro, diste lo mejor de ti." O "Mañana le puedo echar más ganas, tengo confianza en ti." Date crédito. Interactúa contigo misma. Otra opción es tomar un baño. No a todos les gusta bañarse antes de dormir porque, para algunos, es un ritual mañanero. Yo siempre me baño antes de meterme en la cama porque así me quito todo el día de encima... cuando me meto a la cama, quiero que sólo esté yo entre sus sábanas, no el resto del mundo. Bañarme es una parte esencial de mi ritual; aunque sea una enjuagada rápida de un minuto con agua caliente y jabón para relajar mis músculos y hacerme sentir como un fideo, lista para la cama. También me gusta ponerme crema antes de meterme a la cama, con lavanda, que me ayuda a relajarme.

- **Ahora sí, métete a la cama.** ¡Directito! Apaga todas las luces, no veas qué hay en la tele o quién sigue en Facebook (acuérdate de las luces que afectan tu habilidad de producir melatonina).

AHORA, SHHHHH

Tu sueño es tan importante para tu salud como tu nutrición y tu ejercicio. Dormir ayuda al cuerpo a conservar energía, porque se queman menos calorías mientras dormimos. Le da a tu cuerpo tiempo de reparar músculos, crear nuevo tejido, crear proteína y liberar hormonas del crecimiento; algunas de estas funciones suceden SÓLO si estás dormida. Así que adopta el sueño para restaurar tu cuerpo y tu mente.

Cuando estás dormida, la información nueva que aprendiste (como este capítulo), se absorbe. El estrés se resuelve en los sueños. Y después te levantas fresca, llena de energía y confianza para conquistar un nuevo día.

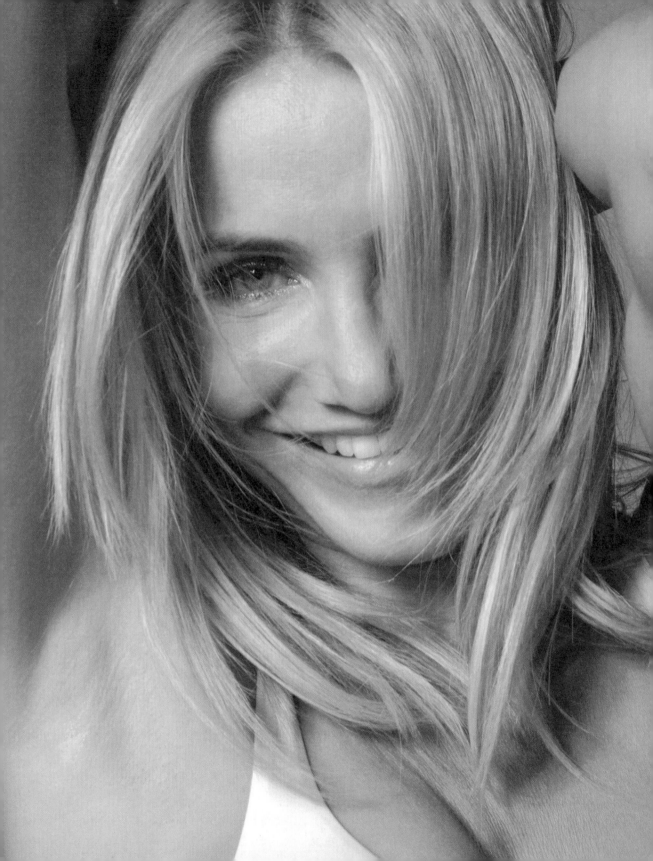

PARTE TRES

LA MENTE

Lo tienes bajo control

CAPÍTULO 23

LO TIENES BAJO CONTROL

• **FELICIDADES! LLEGASTE HASTA ACÁ.** Ya casi 200 páginas de nutrición, biología, nutrición, química y anatomía. Y espero que, como yo, hayas aprendido *mucho* en el camino. Ahora sabes lo que realmente es el hambre, la diferencia entre comidas sanas y procesadas. Conoces qué es la insulina y qué hace. Sabes cómo funcionan juntos tu corazón y tus pulmones para llevar oxígeno a todas tus células y cómo el movimiento hace que esos procesos sean más eficientes. Sabes que tu nutrición y el ejercicio trabajan juntos para mantener tu cuerpo sano y fuerte.

¿Ahora qué?

Ahora trabaja, convierte la información en acción. El conocimiento en práctica. Los deseos en realidad. Y puedes lograrlo. Porque LO TIENES BAJO CONTROL.

Lo digo porque lo creo. Porque he visto niñas que no tenían idea de que eran atletas y convertirse en las corredoras más rápidas. He visto amigas que apenas podían pegarle a una pelota de tenis, convertirse en reinas del ejercicio que pueden patearme el trasero. He visto lo fuerte que yo misma me hice cuando empecé a hacer actividades que me dan fuerza.

Por eso lo creo. Necesito que tú creas que eres capaz de ser una mujer fuerte, sana, vital, feliz, capaz y que te lo mereces. Que te mereces el esfuerzo y los retos que se necesitan para ser esa persona.

PASO 1

ADMITE QUE TU CUERPO ES INCREÍBLE

Tu cuerpo es increíble. Lo es. Es una máquina poderosa, compleja y ahora espero que hayas aprendido lo suficiente de cómo funciona internamente para estar de acuerdo conmigo en que estás lista para empezar a amar y respetar lo que tienes, en vez de desear partes del cuerpo que la Madre Naturaleza no te dio.

Todas lo hacemos. Vemos una amiga o una mujer con un atributo físico que nosotras deseamos —piernas largas, brazos atléticos, abdomen plano, caderas curvas, cinturita, un trasero pequeño o (si eres como yo) grande. Ves cómo le queda la ropa, cómo se le ve con estilo pero sin esfuerzo, lo suertuda que es de que nació con las curvas de una mujer con cuerpo de atleta. ¡Siempre queremos lo que no tenemos! Es una trampa *enorme* en la que caemos muchas de nosotras; y tendemos a ignorar las necesidades de nuestro cuerpo porque estamos muy ocupadas odiándolo por lo que NO es en vez de amarlo por lo que SÍ es.

¿Y quién quiere vivir en una trampa? Yo no. Tú no. Así que liberémonos. Vamos a hacernos conscientes, estar presentes. ¿Cuál es el objetivo de caminar distraída de lo que estás haciendo y cómo tus decisiones determinan tu salud mental, física y emocional? ¡Eso APESTA! No puedes sacarle el máximo a la vida si no sabes cómo obtenerlo. Y sólo se pone peor con el tiempo. Conforme creces, tu cuerpo empieza a reaccionar más y más a la falta de uso y a la falta de cuidado y mantenimiento. Créeme, sé que sólo se pone más difícil.

No importa cuántos años tengas, ahora es el momento correcto para empezar a conectar con tu cuerpo y a tomar las decisiones que te permitirán llegar a 100 años con gracia. Más sana, fuerte, sexy, capaz, creativa, interesante: tienes tanta vida que dar y quiero que la vivas al máximo, en el cuerpo más fuerte y sano que puedas.

PASO 2

HAZ LAS PACES CON LA IDEA DE CRECER CON GRACIA

Muchas de nosotras tenemos miedo a la idea de envejecer, hacernos viejas, menos móviles, tener menos energía y ser menos nosotras mismas. Pero yo veo el envejecimiento así: envejecer es una *bendición* y un *privilegio*, así que si pones las bases para una vida sana en tus años jóvenes, tus años mayores van a ser de los mejores.

Y el asunto no es mantener tu apariencia joven. Esto no se trata de la belleza, de la estética de nuestros cuerpos. Quiero que te *sientas* joven. Que te *sientas* fuerte.

Cuando era niña, siempre quise a mis mayores. Estaba obsesionada con mi abuelos, los papás de mi papá y la mamá de mi mamá. Eran fascinantes. Hacían cosas que me parecían imposibles sin esfuerzo. Mi abuela, hasta que tuvo como 75, crio su ganado y cosechó sus vegetales en el patio trasero de un valle, al norte de Hollywood. Cargaba 20 kilos de comida para sus pollos, conejos y cabras, recorría un kilómetro en mitad del calor veraniego. Y juro que mi abuelo podía arreglar lo que fuera con un clip, cinta canela y un poco de cuerda. Eran mis superhéroes y yo quería saber todo lo que ellos sabían.

También amaba cómo se veían. Su piel era hermosa: las arrugas en sus rostros contaban la historia de sus vidas, la alegría y el dolor, el trabajo duro que sus cuerpos habían hecho. La fuerza en sus músculos, que tenían aún a una edad en que los cuerpos empiezan a envejecer y la usaban con habilidad y propósito.

Ellos era mis modelos para envejecer, para crecer con fuerza y habilidad. Nunca se me ocurrió que crecer fuera algo malo y ahora vivo en un mundo y trabajo en un negocio empeñados en decirle a la gente —específicamente mujeres— que ya no tienen vitalidad si empiezan a "envejecer". ¡Me enferma! Estoy aterrorizada con lo profundo que estas ideas han permeado nuestra cultura, y me preocupan las mujeres jóvenes influidas por estas tonterías.

Me rompe el corazón y me frustra que nuestra sociedad valore juventud sobre experiencia. ¿Qué tan tonto es si físicamente es imposible quedarse joven? Y cuando la experiencia nos da sabiduría que no podríamos tener como niños. Nuestros cuerpos envejecen cada día que tenemos la suerte de seguir vivos. La alternativa a no envejecer es la más triste posible, porque si no envejeces, estás muerto. Cuidarte bien es una forma maravillosa de disminuir el ritmo al que tu cuerpo envejece porque lo viejo que se sienta tu cuerpo no es una cuestión de años, se trata de hábitos, elecciones y oportunidades. Pero no importa cuánto ejercicio hagas y cuánta crema te pongas, es la ley de la naturaleza y el camino de los seres humanos que nuestros cuerpos envejezcan y cambien cada día.

En vez de obsesionarte con quedarte joven por siempre, ¿no es mejor querer cosas que *sí* podemos tener, enfocar nuestra energía a resultados posibles? La verdad es que el mejor resultado posible de nuestra nutrición y ejercicio es envejecer con gracia, y con esto quiero decir, con salud. Por mí, puedo decir honestamente que me siento mejor, más fuerte y más capaz que cuando tenía 20 años porque me he cuidado mejor en los últimos 15 años que en los primeros 26 de mi vida.

Crecer sana es crecer feliz.

Estoy muy contenta por descubrir esto y espero pueda convencerte de que vale la pena recibir esta idea con los brazos abiertos. Porque estar sana es tu libertad, tu independencia, tu habilidad de aprender cosas nuevas y pasar tiempo con amigas y familia, trepar un árbol si te da la gana. Mientras más aprendas formas de cuidar y aplicar consistentemente esta información, mejor te sentirás y más capaz serás de verdaderamente VIVIR, no sólo hoy sino el resto de tu vida.

¿Quién quiere ser joven por siempre? Yo prefiero vivir mucho tiempo y prosperar a lo largo de mi vida. Y quiero vivir en un cuerpo que ame y respete porque me da la habilidad para sobrellevar esa vida. Conforme escribo este libro, estoy viendo hacia mi cumpleaños número 41. Estoy feliz de decir mi edad porque creo que envejecer es la mejor cosa que me ha pasado. El conocimiento y la sabiduría que acompañan a la edad pueden hacer la vida más fácil y feliz.

Envejecer es *increíble*. De eso se trata la vida, aunque se sienta raro ver cambiar el cuerpo en el que vives. Si lo haces bien —y esto va en serio, porque realmente tienes que hacerlo bien— y si tomas la responsabilidad de ti misma y haces el trabajo, te va a *encantar* envejecer.

PASO 3

CONVIERTE EL CONOCIMIENTO EN ACCIÓN

No hay una poción mágica para la salud. No hay truco, pastilla ni hechizo. Pero hay conocimiento y hay acción. Y la información sin acción es sólo una serie de hechos. Si quieres salud, debes convertir la información en parte de tu rutina diaria o el tiempo que invertiste en este libro será inútil. Mejor úsalo de pisapapeles.

La información es poder sólo si se USA. Sólo si la pones en práctica.

En serio. Piensa en todos los doctores y profesionales de la salud que has conocido. ¿En serio son sanos? ¿Todos están en forma? Es probable que algunas de las personas que abogan por que tú tengas un estilo de vida más sano, no pongan esa información en práctica con ellos mismos. ¿Cómo es posible? Lo es porque tener conocimiento y entrar en acción no son lo mismo.

¿Lo quieres? Entonces *hazlo*. Déjame ponerlo de otra forma. *Tú* tienes que hacerlo. Tienes que comprometerte a aprender y convertir el conocimiento en acción. Como leer acerca de tu biología básica, como has hecho en este libro. Comer más ensaladas. Comprar verduras en el mercado y luego buscar en los libros formas sanas de prepararlos. Escoger granos integrales en vez de su versión procesada. Tomar agua a lo largo del día. Moverte consistentemente, todo el día.

La salud no se trata de privarte cosas. Se trata de darte todo lo que mereces. Y eso empieza con ser amable contigo mismo, y gentil, porque todo lleva tiempo, pero si perseveras, llegarás. Piensa en cuánto tiempo has estado viviendo como hasta ahora. ¿Cuántos años con los mismos hábitos, actitudes y creencias? Adivino que ha sido una larga racha. Si te tomó tanto tiempo dominar esos hábitos, actitudes y creencias, quisiera pedirte que seas paciente contigo misma mientras adoptas acciones diferentes y formas hábitos y creencias distintos. ¡Nada pasa de un día para otro! ¿Me entiendes? No puedes esperar hacer un cambio repentino y que te dure sin problemas o retos. La vida se trata de práctica y determinación. Y la única forma en que obtienes cosas realmente buenas en la vida, es haciéndolo una y otra vez, CONSISTENTEMENTE.

"Espera", te escucho decir. "Eso se escucha demasiado difícil."

Bueno, no dije que fuera fácil. Cualquier objetivo que hasta ahora has logrado probablemente necesitó dedicación y trabajo serio. Tuviste que esforzarte diario y poner tiempo, esfuerzo y energía. Lo mismo pasa con tu salud.

Puede que al empezar no sea fácil pero te aseguro que se hará menos difícil. Al principio tomar nuevas decisiones siempre es incómodo y da miedo, particularmente si retas hábitos arraigados. Por eso no quiero que pienses que se trata de una dieta, un cambio en el estilo de vida o algo así. Es *práctica y aprendizaje*. Si estás asustada porque no quieres fracasar, por favor recuerda que no es algo que pueda salirte bien o mal; es sólo algo en lo que mejoras una y otra vez. Y al final, es algo que simplemente haces. Se vuelve una FORMA DE VIDA.

PASO 4

ESMÉRATE POR SER CONSISTENTE

La clave de la longevidad y la buena salud es la *consistencia*. Si consistentemente tomas decisiones malas y dañinas, no serás la más sana. Si consistentemente tomas decisiones buenas y sanas, tendrás salud. *En lo que seas consistente es en lo que te convertirás.*

Tu salud es una ecuación. Si tienes 10 oportunidades para tomar una decisión y escoges ochos dañinas, entonces le das un balazo a la consistencia y construyes hábitos dañinos y un cuerpo no sano. Si de 10 escoges ocho veces algo sano, entonces construyes hábitos positivos y refuerzas tu habilidad de continuar tomando decisiones positivas, creando un cuerpo sano.

Así que ahí es donde empiezas. Decisión por decisión. Si *siempre* tomas decisiones dañinas, aun balanceando un cincuenta-cincuenta creas una mejora. Cuando lo sano es lo dominante, sientes los efectos.

Aquí hay una buena forma de poner a prueba lo que estoy diciendo: escoge una cosa sobre la que creas que puedas tomar decisiones sanas de manera consistente. Tal vez dejar de tomar refrescos y jugos una semana. En ese caso, cada vez que quieras tomar un refresco, toma agua en su lugar. Eso significa que en vez de comprar un refresco de un litro compras una botella de litro y medio de agua.

Haz eso consistentemente una semana. Si de plano decides tomar refresco, que sea uno más chico y haz del agua tu bebida principal.

Sólo prueba cómo te sientes una semana. Mira cómo el sabor del refresco cambia cuando dejas que tu boca se acostumbre a *no* ser atacada con azúcar todo el tiempo. Mira qué cambios sientes en tu cuerpo, en tu energía. Y después, hazlo otra semana, y mira qué se siente al final de esa semana. Si no te gusta, siempre puedes regresar a los refrescos, ¿no?

Si este nuevo hábito te sienta bien, suma otras decisiones sanas, como cambiar una hamburguesa con queso por una pechuga de pollo, una ensalada de papa por una de lechugas o una manzana en vez de un pay de manzana.

Mientras más consistente seas con estas decisiones, más cerca estarás de ser la mujer feliz, sana, hermosa y radiante que quieres. Ser sana y estar bien es un esfuerzo de toda la vida. Es importante establecer una relación con tu cuerpo, entender qué necesita y cómo dárselo. Para conectar con cómo tus decisiones te afectan física, mental y emocionalmente.

Nuestro cuerpo humano es tan delicado, y a la vez resistente y comprensivo, que lo que necesitamos de verdad hace toda la diferencia con nuestras experiencias.

PASO 5

PERSIGUE EL SENTIMIENTO DE LA EMOCIÓN

¿Alguna vez has tenido el sentimiento de que todo está como debería estar? ¿En donde te sientes relajada, energizada, contenta y confidente? ¿En donde parece que todo va como tú quieres y si no, puedes lidiar con ello? Es el tipo de sentimiento que grita, ¡¡SÍ!! Puedo hacer lo que yo quiera.

Cuando pongo atención, veo que ese sentimiento de emoción es muy seguido, es el resultado no de un suceso que pasa fuera de mí, como conseguir algo que quería, sino de algo que pasa en mi *interior*, cuando le di a mi cuerpo lo que necesitaba para prosperar. Cuando uso mi disciplina para darme a mí misma todo lo que necesito para sentirme de la mejor forma —comida sana, mucho movimiento, agua fresca, suficiente sueño— es cuando me siento así de plena. ¡Es de verdad el mejor sentimiento del mundo! Cuando estoy en ese lugar, entiendo el verdadero significado de la alegría y la felicidad. Todo es más fácil, aun las decisiones para mantener ese estilo de vida

Pero también hay un sentimiento humano que es el contrario de: "¡Vas con todo!" Es más bien como: "¿Para qué lo intento?" Es ese sentimiento de: "¿Qué estoy haciendo?" Como si nada te saliera bien ni debieras intentarlo. O quizá para ti es: "¿Por qué no puedo tomar mejores decisiones para mí misma?" O: "¿Por qué no puedo completar mis mejores ideas?" Es un sentimiento de derrota.

Y cuando pongo atención, me doy cuenta de que ese sentimiento de "todo está mal" generalmente surge cuando no me cuido, no atiendo mi nutrición, dejo el ejercicio de lado, estoy demasiado estresada o demasiado cansada porque no duermo bien. Desafortunadamente, en el mundo de hoy, puede ser fácil caer en ese estilo de vida. Para mí, es especialmente verdad cuando filmo una película.

Cuando estoy en el set y debo despertarme a las cinco de la mañana y trabajar 12 horas seguidas, o más, puede ser un reto encontrar tiempo para ir al gimnasio y entrenar. Si no planeo lo que voy a comer cada día y lo llevo conmigo, acabo comiendo lo que no quiero, sólo porque está disponible. Si caigo en la trampa de no dormir lo suficiente, cuando acabo de trabajar estoy demasiado acelerada para dormir o quiero pasar tiempo con mi familia y amigos.

Si encuentro en mí misma un patrón de mala nutrición, mal sueño y actividad física insuficiente, noto que llega con un sentimiento curioso... todo, desde mis pensamientos hasta mis acciones o emociones, empieza a necesitar mucho más esfuerzo cuando no me cuido. Cuando las cosas se ponen difíciles o no estoy consciente, empiezo a sentir el arrastre; y mientras más me tarde en recuperar mis mejores hábitos, más puedo sentir esa diferencia apoderándose de mí. Me vuelvo más impaciente. Mi corazón emocional se siente cansado, mi mente espiritual desgastada, mi cuerpo físico agotado.

Y ése es el agotamiento que nos hace débiles y susceptibles a la enfermedad.

Pero desde que aprendí que mi salud mental y emocional están directamente conectadas con cómo cuide mi cuerpo, en cuanto empiezo a sentir ese arrastre, regreso al camino correcto. Me aseguro de ir al gimnasio sin importar qué tan temprano o tarde sea. Me aseguro de comer los alimentos que necesito para tener energía a lo largo del día. Me aseguro de dormir ocho horas.

¿Y luego? Empiezo a acelerar el paso y hay un poco de más de paciencia para estar en una conversación difícil y, lo mejor de todo, el simple placer de sentirme *bieeeeeen* en todos los aspectos: mente, cuerpo y corazón.

EN SUMA

Aunque no es fácil hacer cambios, es posible. Y por "no es fácil" me refiero a "puede ser superdifícil". Los seres humanos amamos acomodarnos en nuestras formas pero si queremos cambiar, si nos abrimos a cosas nuevas, a trabajar y crear nuevos hábitos y patrones, quizá descubramos que somos grandes cocineros aunque creíamos que no podíamos freír un huevo, o que podemos hacer 10 abdominales pensando que no podríamos ni una. Y muchas, muchas otras cosas que serán únicas en tu viaje individual.

Empieza con información y un sentido de conciencia personal y continúas con compromiso, dedicación y acción. Y la confianza de decir: "Lo tengo bajo control."

Puedes lograrlo. Lo sé. Por eso llevo años hablando con expertos y recogiendo toda esta información para ti y para toda la gente que me pregunta qué comer y cómo comer y qué tipo de entrenamiento sería mejor para ellas: porque todas merecemos esta información. Porque no pertenece a los doctores ni a los entrenadores personales ni a la gente con membresías de gimnasios ni a nutriólogos personales. Te pertenece a TI.

Así que, por favor, toma como una responsabilidad mantener tu cuerpo fuerte y sano, porque nadie puede hacer eso por ti. *Tú* debes invertira el tiempo y el esfuerzo. Aun si alguien te ayuda y da consejos, *tú* debes esforzarte. Y *tú* eres quien se beneficiará al aplicar ese conocimiento y ponerlo en acción.

CAPÍTULO 24

ESTAR CONECTADO

JUSTO AHORA BUSQUÉ EN Google "conexión cuerpo-mente" y obtuve más de 40 millones de resultados, recopilados de todos lados, desde la Clínica Mayo hasta Harvard y el Instituto Nacional de Salud. Eso es mucha gente en muchos lugares hablando de la conexión entre el cuerpo y la mente y cómo afecta nuestra vida y nuestra salud. ¿Qué tiene que ver contigo? Mucho. Porque la conexión entre tu cuerpo y tu mente es una parte crucial de la autoconciencia que te ayuda a poner el conocimiento en acción.

Conexión es una palabra que uso mucho. ¡Porque todo está conectado! Como hemos aprendido, los procesos químicos y hormonales del cuerpo, si te baja o no o qué tan bien duermes o dónde el cuerpo almacena tu energía, están directamente unidos a tu dieta y tu nivel de actividad física, y esos químicos y hormonas también tienen un efecto en tu cerebro... porque son parte de tu mismo paquete.

Tienes un yo pensante, un yo físico y un yo emocional; cuando uso la frase "conexión cuerpo-mente", me refiero a las formas en que todos esos yo están interconectados. Tu cuerpo se ve influido por tu mente y tu mente por los procesos químicos y hormonales de tu cuerpo, y tus emociones por la forma en la que cuidas de tu cuerpo y de tu salud en general. ¡Es el poder de la conexión!

Si cuidas tu cuerpo físico, tu mente se beneficia. Y conforme tu mente se beneficia, verás que estás más equipada para cuidar mejor de tu cuerpo. Es un poco una locura que sea así de simple; cómo te tratas está directamente conectado con cómo te sientes. Las decisiones que tomas en cuanto a lo que comes y tomas, y si duermes y cómo te mueves, están todas conectadas con el tipo de día que tienes; y con la vida que tienes.

¡Conexiones!

Puede que no entiendas a qué me refiero en este momento pero, si confías un poquito en mí, si lo intentas, llegará. Si aprendes a desacelerar y enfocarte, a relajarte y pensar en cómo se siente tu cuerpo, a *comunicarte contigo misma* para que seas consciente de tu cuerpo de manera consistente, llegará. La llave es permitirle a tu cuerpo y a tu mente que se comuniquen e intercambien información libremente... información que tú puedes interpretar para cambiar conductas que te hacen sentir peor y reforzar conductas que te hacen sentir más sana.

Al hacerte más consciente de la relación entre lo que haces y cómo te sientes, empiezas a hacer cambios sutiles que motivarán más cambios positivos. Si despiertas ante la conexión que ya existe, ganarás entendimiento sobre cómo tu alimentación y tus patrones de movimiento se relacionan con tu humor, tus niveles de energía y tu vida entera.

¿QUÉ TRATA DE DECIRTE TU CUERPO?

¿Alguna vez has tenido una conversación con alguien que no escucha? Quizá levantaste tu voz o lo jalaste de la manga o agitaste tus brazos sobre su cabeza para que te *escuchara*. Todos queremos que nos escuchen cuando tenemos algo importante que comunicar, y tu cuerpo es igual.

Mucha gente trata de ignorar cómo se sienten —en su cuerpo y en su mente— aun cuando le GRITAN, en forma de enfermedad, ansiedad, peso extra o depresión, no pueden oír. Conectar MENTE y CUERPO significa aprender a escuchar, a entender el mensaje que te envía tu cuerpo y darle lo que necesita.

Porque si no escuchas sus mensajes más sutiles, se harán más obvios. ¿Por qué? Porque tu cuerpo quiere sobrevivir. Quiere mantenerse vivo y la única forma es dejarte saber cuándo haces algo que te LASTIMA en vez de AYUDARTE. Estos mensajes no son mensajitos de texto, son transmisiones mayores.

Tu cuerpo ha desarrollado muchos signos de atención para alertarte cuando algo no está bien. Acidez e indigestión, por ejemplo, son las maneras del cuerpo de decirte que has comido algo que no digiere. ¿Qué pasa normalmente cuando te da indigestión? ¿Te tomas un antiácido y te olvidas de todo en cuanto pasa el malestar? ¿O haces memoria y tratas de acordarte qué pudo causar esa reacción y tomas nota para evitarlo la próxima vez que te lo ofrezcan?

Cuando tienes un dolor de cabeza a la mitad del día, ¿te tomas dos ibuprofenos con café o refresco de dieta? ¿O te preguntas si es posible que estés deshidratada y consideras cuánto dormiste la noche anterior?

Nuestros cuerpos nos hablan todo el tiempo, desde el hambre hasta el sueño, en signos que pueden ser sutiles o abiertos. Estas señales han sido cuidadosamente diseñadas por el cuerpo para dejarte saber qué necesita exactamente; no es un error o una falla, es un verdadero lenguaje real y muy claro, si lo escuchamos. Por ejemplo, un bostezo. Una señal sutil que puede significar que la persona sentada en frente de ti acaba de bostezar (¡es contagioso!) o, más posible, que estás deshidratada y necesitas tomar agua, o baja en combustible y necesitas checar tu nivel de hambre, o que es hora de levantarse y caminar alrededor de la oficina o salir y respirar algo de oxígeno para que tu sangre fluya.

Cuando no pones atención a estas pequeñas señales, te acercas más a las señales gigantes de SOS: enfermedades como diabetes, presión alta y obesidad. Así que escucha, dale a tu cuerpo lo que pide, la primera vez que lo pida.

LA CONEXIÓN MENTE-CUERPO VA
EN AMBAS DIRECCIONES

El cuerpo es una entidad física. El cerebro también. La mente es algo totalmente aparte. Puede sentirse pero no tocarse. Contiene tus sueños pero no puede ser palpada. Aun así nos habla, y es tu trabajo aprender a escucharla.

Parte de la conexión mente-cuerpo es darse cuenta de que algunas veces, cuando el cuerpo duele, el dolor es una señal de tu mente diciéndote que está emocionalmente herida; síntomas como achaques, dolores de cabeza o fatiga pueden todos ser señales de tristeza, estrés y depresión.

Todos hemos escuchado el término "lenguaje corporal", leer las emociones e intenciones de la gente por cómo se comportan. Puede que seamos capaces de decir si una amiga está herida por sus hombros encorvados, o que tu jefa está enojada porque sus brazos están cruzados, o que un chico te gusta porque siempre está (raramente) parado muy cerca de ti. Nuestros cuerpos mandan mensajes a nuestro alrededor, y también a nosotros.

Mucha gente siente las cosas físicamente antes de reconocerlas emocionalmente. O lo que parecen necesidades emocionales en realidad son físicas. Cuando tu mente te dice algo como: "Quiero una hamburguesa", hay una posibilidad de que tu cuerpo necesite proteína y hierro. O cuando estás en la oficina y tu mente dice: "Odio mi trabajo, soy malísima en ello", quizás tu cuerpo sólo necesita descansar, salir a respirar aire fresco, moverte o dormir.

Si quieres despertar a la conexión entre tu cuerpo y tu mente, debes checar ambos regularmente. Lo que quiero decir con "checar tu cuerpo" es sólo pasar tiempo callada, escuchando qué te dice, poniendo atención a cómo se siente. Porque tu cuerpo te habla; tú sólo aprende a escuchar. ¿Y adivina qué? Cuando empiezas a silenciarte y a escuchar a tu cuerpo, tu mente empezará a hablar también. Tendrá reacciones a cómo se siente tu cuerpo (*mi rodilla me ha estado doliendo; quizás debería sacar cita con el doctor*) y algunas preocupaciones propias (*Estoy tan cansada últimamente. ¿Cómo he dormido?*).

A algunas personas les gusta meditar o hacer yoga; otras tienen ejercicios de estiramiento diarios o salen a caminar en las mañanas, mientras ponen atención a cómo se sienten. Estos rituales son importantes porque nos dan un horario para checar con nosotras mismas. Todas necesitamos rituales así.

Aquí hay un pequeño ejercicio para empezar a conectar con tu cuerpo. Es una forma sutil y silenciosa de afinar con tu cuerpo uno a uno. Puedes hacerlo como parte de tus rituales, en la mañana o en la noche, o en cualquier momento del día.

PASO 1: NECESITAS ESPACIO
Elige una hora en la que puedas relajarte. Encuentra un lugar para acostarte y estirarte. Quizá tu cama, tu sillón, tu sala o el piso de tu cuarto.

PASO 2: RELÁJATE
Acuéstate de espaldas y deja que tu cuerpo se desparrame. Tal vez tu cuerpo quiere estirar los brazos y las piernas como un ángel de nieve, o quizás poner tus brazos en el pecho y doblar las piernas. Pon atención a cómo se siente tu cuerpo, ¿está cómodo? ¿Qué quiere que hagas? Lo que sea, hazlo. Si de plano no te sientes cómoda, también toma nota de eso.

PASO 3: RESPIRA
Ya en posición cómoda, pon atención en tu respiración. Puedes tomar un respiro hondo por la nariz y sacar el aire por la boca, primero haciendo un esfuerzo, después relajándote en un respiro natural.

PASO 4: MUÉVETE
Conforme te relajes, mueve tu cuerpo. Mueve las piernas a un lado, girando tu cadera. ¿Cómo se siente eso en tus caderas, tu cintura, tus piernas? Ahora mueve tus brazos, quizá para apoyar el movimiento de tu cuerpo bajo o sólo para ponerlas en tu frente. Ahora deja de pensar en decirle a tu cuerpo cómo moverse y deja que lo haga solo. Conforme respiras, deja que encuentre su movimiento. ¡Nada de lo que haga está mal!

PASO 5: ESCUCHA
Si continúas respirando y moviéndote verás que tu cuerpo habla un lenguaje de movimiento contigo. Te dice cómo necesita moverse, ya sea sentarse y tocar los dedos de los pies o ponerte en rodillas y manos para estirar la espalda.

Mientras más te acostumbres a escuchar a tu cuerpo, más te darás cuenta de que cada movimiento a lo largo del día es una oportunidad de conectar con él. Te conectarás con tus tendones en la parte trasera de tus piernas y con tus nalgas cada vez que subas un escalón. Empezarás a ver cómo tu estómago se endurece cuando recoges tu bolsa y cómo tu bíceps se dobla al colgarla en tu hombro.

Muévete conscientemente, no con la mente en blanco, y abrirás un diálogo con tu cuerpo.

Cuando quiero escuchar a mi mente y a mi cuerpo, empiezo a estirarme para permitirle a mi cuerpo que fluya con el movimiento y la respiración, inhalando y exhalando y dejándolo que se mueva en la dirección que quiera. Cuando empiezas a moverte y a estirarte, tu cuerpo te enseña su propio lenguaje y ahora, todo lo que tienes que hacer, es notar qué partes te gritan y cuáles susurran.

Es la parte importante: escuchar y darse cuenta. Cuando quiero conectarme, pienso en cómo me siento en general, desde los músculos de mi cuello hasta los de mi espalda, mis piernas y mis pies. Pienso en cómo estoy emocionalmente: ¿sensible, relajada, animada? Cada dirección en la que me muevo, cambio al sentimiento de estirarme... a veces duele... a veces me hace sentir aliviada... me pregunto cosas como: ¿mis músculos se sienten tiesos, débiles o fuertes? ¿Qué tan fácil puedo llegar a la punta de mis pies? ¿La parte derecha de mi cuerpo se siente increíble cuando estiro los brazos encima de mi cabeza y quiere que llegue más lejos? A veces la forma en que me muevo me sorprende, porque mi cuerpo dirige mi mente tanto como mi mente normalmente dirige mi cuerpo. Con cada estirón, voy un poco más allá. Conecto un poco más. Y aprendo cómo me siento en ese momento justo, física, mental, emocionalmente, y eso me ayuda a seguir con mi día.

NO MÁS JUEGOS MENTALES

Si eres un poco como yo, tu mente tiene voces que te dicen cosas todo el tiempo, no sólo cuando estás conectando. Pueden ser deseos o inseguridades, esperanzas o miedos. Y no sólo viven en tu cerebro. A veces se sienten como pensamientos pero otras veces emergen desde tu estómago o tu corazón; puedes identificarlos como ideas, necesidades, urgencias, emociones, antojos.

Como dije, la única forma de saber qué pasa es escuchar. A veces las voces se contradicen por completo, como cuando te animan a que te avientes pero al mismo tiempo te dicen que tengas cuidado. Pueden ser protectoras, como la voz que te recuerda que la última vez te rompieron el corazón, que tengas cuidado con un chico nuevo. Pueden ser temerosas, como la voz que te dice que quizás deberías rechazar esa invitación para ir a la playa con tus amigos porque no quieres que nadie te vea en bikini. Pueden ayudarte, como la que te recuerda desacelerar cuando manejas porque la última vez que tomaste un trébol lo hiciste demasiado rápido y casi te atraviesas con el tráfico.

Estas voces salen de la nada con consejos —buenos y malos— diariamente. Pueden aparecer en cualquier momento, cuando trabajas, amas o te aman, cuando planeas tus comidas y lo que te pondrás mañana.

DESARMANDO A LA MENTE QUE DUDA

Algunas de las voces en nuestra cabeza no siempre quieren lo mejor para nosotros; quieren sabotear nuestro éxito. Son las que dicen, *No puedes. Te ves tonta. Esa pieza de pastel te hará sentir mejor.*

Las voces tratan de convencerte de que no eres capaz de hacer algo para lo que eres perfectamente capaz. Por ejemplo, ¿alguna vez has visto un maratón y has pensado conforme pasaban los corredores, *Yo nunca podría hacer eso*? ¿O mientras comes galletas piensas, *Ya sé que me va a doler la panza después pero he tenido un mal día y me merezco un premio*?

Todas hemos tenido esos momentos en los que nuestra mente de alguna manera nos lleva a hacer algo que no es lo mejor. Han pasado demasiadas noches en las que quería irme a la cama a cierta hora para dormir e ir al gimnasio en la mañana, pero me distraigo con algo en la noche y después me doy cuenta de que estoy despierta mucho más tarde de lo que quería. Y claro, con la excusa de dormir más, me convenzo de no entrenar en la mañana.

¿Cómo es posible? ¿Cómo podemos, por una parte, saber algo y después hacer algo más que no deberíamos, que nos aleja de lo que queremos? Todas hemos tenido esa experiencia de pensar: voy a hacer la cosa A, definitivamente la cosa A; y lo siguiente es que estamos haciendo la cosa B ¡aunque es lo CONTRARIO de lo que queríamos! Es *tan* fácil que pase.

Esa parte de la mente está controlada por el miedo. Ofrece una vista negativa de sí misma. Susurra que somos incapaces, sólo porque tenemos miedo. Así que te dice que si de todas formas te vas a comer esas galletas, ¿por qué no empiezas de una vez? ¿Y por qué sólo comer una si sabes que no tienes voluntad? ¡Cómetelas todas! Después, cuando te las hayas comido, esa voz dice, "¿Ves? Sabía que te las *comerías* todas. *Nunca te harás cargo de tu salud.*"

¿De dónde viene ese miedo?

Hacer cosas nuevas puede dar miedo. Hay mucha comodidad en lo familiar, aunque sea lo que lastima. El miedo a la incomodidad, a la incertidumbre y al fracaso es demasiado para la parte débil y asustada de nuestra mente; no sabe cómo manejar esos sentimientos y le da miedo sentirse así por siempre. Así que le da pánico y sigue cerrando la posibilidad de experimentar esos sentimientos. Su objetivo es mantenerte en su propia zona, el lugar familiar, donde sabe cómo se siente aunque el sentimiento sea doloroso y te venza; como comer un plato entero de galletas, que te enferma del estómago y te hace sentir completamente vencida porque sabes lo que ese plato de galletas significa para tu salud.

Para tu mente, esos sentimientos enfermizos y de desilusión que rodean a las galletas son emociones familiares con las que lidia todo el tiempo; el dolor identificable es más fácil que el que no se conoce. Así es como tu mente miedosa toma el control, dejando que te venzas a ti misma.

ESCUCHAR A LA MENTE AMABLE

También hay una mente más amable por ahí guardada, y tiene un mensaje diferente. Dice: *Sé que esto es difícil pero puedes hacerlo. Te vas a sentir mejor mañana si haces esto.* O: *Te vas a sentir mejor más tarde si haces esto ahora.* Estas voces quieren lo mejor para ti, como las que dicen: *¡Haz tu maleta del gimnasio y llévatela! ¡Come ensalada de kale de lunch!* Las oímos pero a veces las ignoramos porque es difícil oír la verdad, y esta voz sólo dice la verdad.

Es la que debemos escuchar con cuidado. Porque nuestras mentes son poderosas y debes recordar que ese mismo poder que puede ayudarte a fracasar, puede ayudarte a ser exitosa. En cuanto empieces a sentir que tu mente te empuja en una dirección que no te gusta, recuerda que hay otra parte diciéndote algo que has oído mil veces (¡no voltees los ojos!): *Mente sobre cuerpo.*

Porque a veces, aun cuando estás segura del fracaso, das lo mejor de ti y de hecho, tienes éxito. A veces te das oportunidad de pensar *Puedo hacer eso*, y después *haces eso*. Eso es mente sobre cuerpo. Eso es usar tu mente en vez de que tu mente te use a ti. Es la base de los logros humanos. Es usar la parte de tu mente que es la pequeña voz dentro de ti, la callada y constante que viene de tus adentros, que siempre está ahí pero puede ser difícil de escuchar porque las voces que te sabotean siempre parecen acallarla. La voz más pequeña es la que te dice la verdad; es la razonable que en verdad cree en ti y sabe de lo que eres capaz. Es la que siempre te echa porras. Sabe la diferencia entre el bien y el mal, y cuánta incomodidad y dolor puedes soportar para lograr los objetivos en cada momento de tu vida. Esta voz siempre estará ahí para ti cuando necesites buenos consejos o que alguien te dé una patada y te motive.

No sólo necesitamos escuchar esa voz, debes honrarla. Eso significa que debes hacer lo que te diga gentilmente que hagas y eres capaz de hacer. Una vez que empieces a hacer eso, encontrarás que tu felicidad crece.

Porque esa voz habla desde la verdad. Desde la amabilidad. Desde la autoaceptación. No desde el ego ni desde el miedo. Yo la oigo pero, más importante, la *siento*. Es la voz que viene de lo más profundo de mi ser, y sabe qué es lo mejor para mí en cada situación. Cada vez que enfrentamos una decisión importante en la vida, la gente probablemente ha dicho: "Sigue tu corazón" o "Escucha a tu interior." Hablan de ponerte en sintonía con la voz que te guía, dándote un sentimiento en el cuerpo. Es un sentimiento visceral, instintivo, intuitivo. Te conoce mejor que nadie porque *es* tú.

Aquí está por qué es tan importante escuchar tu instinto: la felicidad viene desde adentro. Es la verdad absoluta. Puede que la tengas que escuchar un millón de veces antes de creerle o verdaderamente entenderla. *Pero la verdadera razón por la que estoy escribiendo este libro es para que te muevas un poco más cerca y al final lo logres, aplicando todo este conocimiento a tu vida. Cuando conectamos con nuestras mentes y cuerpos, somos nuestros propios mejores aliados. Cuando seguimos nuestra sabiduría interna, somos nuestros mejores mentores.* Esa bondad en el interior se vierte al exterior. De verdad quiero que sepas lo que se siente ser verdaderamente feliz. Estar conectado con tu cuerpo y tu mente, y que conecten entre ellos, es una pieza importantísima en el rompecabezas de ser feliz en la vida y de vivirla al máximo.

CONFIANDO EN TU INTERIOR

Para mí, lo que realmente me indica cómo me siento, viene de mi interior. Es un sentimiento sutil en mi estómago cuando considero una opción contra la otra. Se siente como si me patearan muy suavecito desde adentro de mi estómago; al mismo tiempo, se siente como si se fuera a caer. O hay un sentimiento callado, constante, como si todo estuviera bien y yo estoy a salvo.

Mis sentimientos interiores me guían. Después de considerar la información lógica y logística que tengo de cualquier situación, tras dejar que mi cerebro mastique toda la información disponible, dejo que mis entrañas tomen su turno.

Digamos que me invitan a hacer una película. Pienso en el guión y en que me encanta. Pienso en cómo, si estaré grabando en locación tres meses, voy a extrañar mi casa y mi familia. O quizá sea un papel desafiante y me pregunto si estoy lista para hacerlo. Primero pienso los pros y los contras que se relacionan con los hechos. Pero después, busco dentro de mí. ¿Estoy lista para el reto? ¿Vale la pena dejar mi casa atrás?

Al final, el factor que decida será el sentimiento que me dé en mis adentros. O experimentaré una sensación de que esto es lo correcto o me dirá que debería dirigir mi energía a otro lado.

Hay dos formas de lograr esto. Si guardo silencio, me siento en algún lugar pacífico y trato de limpiar mi mente de todos los pensamientos. Me siento, respiro, escucho a mi interior. Quizá la respuesta se sienta como una sola palabra, sí o no. O quizá es una explicación más larga. De cualquier forma, siempre me dice la verdad. Pero a menudo debo tomar decisiones desde un lugar ruidoso donde no tengo un momento para sentarme y estar en silencio. Después trato de darme cuenta, mientras proceso la información, cómo están reaccionando mis entrañas. ¿Están apretadas y miserables? ¿O están relajadas y felices con lo que estoy oyendo?

Y después, antes de contestar, checo por última vez, y siempre voy con lo que me diga mi interior. ¡SÍ! Es una buena idea. O *No, aléjate; vas a acabar en el camino incorrecto.*

¡Nunca puedes estar equivocado si escuchas a tu interior! Aunque las historias tengan un final diferente al que te habías imaginado, recuerda que cuando tomaste la decisión, hacías lo que te parecía mejor en ese momento.

Esto se llama honrarte, y es una de las cosas más importantes que puedes aprender.

¿QUÉ QUIERES DE VERDAD?

Ahora que escuchas, ¿qué oyes? ¿Qué quiere tu voz interior? Mientras ponderas esto, piensa en que la habilidad de considerar lo que quieres es un gran regalo. Ser capaz de aplicar el pensamiento racional a nuestros sentimientos y emociones —para considerar cómo nos sentimos en realidad, en el fondo, no sólo en la superficie— es lo que nos hace humanos.

Sé que mientras más escuche mi voz interior que dice *Puedes hacer esto,* y mientras más confíe en la voz que me dice que vale la pena el esfuerzo, más creo en mí Y esa creencia me da la fuerza para confiar en mí —en mi verdadero yo, mi yo confidente, sano— y tomar decisiones que apoyan mi crecimiento, mi aprendizaje, mi salud y mi evolución.

Cuando das un paso atrás y te das cuenta de cómo te ves a ti misma, cuáles son tus decisiones, cómo esas decisiones te afectan y qué quieres en la vida, es como volverte consciente. Es como despertar. Hay gente que pasa su vida entera evadiendo esa conciencia, viviendo un sueño. Todas sus decisiones son reacciones a lo que les pasa y no tienen un plan, un objetivo o un pensamiento previo. Su vida es como una pelota en esas maquinitas de *pin ball,* aventadas de un lado a otro por el mismo estímulo que cruza su camino... y se preguntan por qué nunca son felices.

¿No preferirías despertar? ¿No preferirías ver el estimulo, entender la reacción y escoger tú misma lo que quisieras hacer? La clave para la salud y la felicidad es saber cómo funciona tu cuerpo y como funcionas *tú,* teniendo una relación *contigo misma.* Conocerte te permite escuchar tu voz interior y tomar decisiones buenas para ti.

Así que empecemos a entender una de nuestras actitudes humanas básicas: la manera en que reacciones cuando tienes enfrente mucha comida.

CAPÍTULO 25

DESCIFRANDO EL APETITO MODERNO

OS HUMANOS MODERNOS COMEN a muerte. Ya hablamos de lo loco que es eso, dado que la comida tiene como propósito ayudarnos a VIVIR. Ya hablamos de cómo nuestros cuerpos usan las señales de hambre para hacernos saber que necesitan alimentación y energía; también hemos hablado de cuántas enfermedades que calificamos como "epidémicas" son las que, en gran parte, estamos imponiéndonos a nosotros mismos. Y hemos hablado de las mejores formas de darnos combustible y nutrir nuestros cuerpos para sentirnos bien, vernos bien y ser felices.

Parece tan simple: comer alimentos sanos cuando tienes hambre. Dejar de comer cuando estás llena.

Entonces, ¿por qué no lo hacemos?

Todas hemos ido a alguna reunión, nos hemos sentado alrededor de una mesa repleta de comida deliciosa, y hemos comido tanto que nos derrumbamos en el sillón con nuestros *jeans* desabrochados. Todas nos hemos sentado para ver una película con un tazón enorme de palomitas y, al final, nos preguntamos adónde se fueron.

Entonces, ¿por qué los humanos —que son lo suficientemente inteligentes para volar, llegar a la Luna, inventar el internet— son tan tontos cuando se trata de seguir comiendo hasta sentirse mal? Y no me refiero a sentirse mal y enfermarse de diabetes o de otros males, me refiero a sentir náuseas por haber comido más allá de la nutrición inmediata.

¿POR QUÉ HACEMOS ESO?

La respuesta está en nuestros genes. Y en la palabra APETITO. Un par de definiciones:

HAMBRE, como aprendiste en el primer capítulo de este libro, es la señal de tu cuerpo de que necesitas nutrientes. Es una necesidad biológica.

APETITO es totalmente diferente. Es el deseo de comer porque la vista, el aroma o el sabor de la comida nos hace *querer* comer aunque nuestros cuerpos estén satisfechos. Nuestro apetito se despierta por fuerzas externas a nosotros.

APETITO POR SOBREVIVENCIA...

En los días que buscamos nuestra comida, nunca podíamos estar seguros de cuándo sería la siguiente, así que comíamos todo lo que teníamos enfrente. Entonces, nuestra habilidad para comer de más era una *bendición* porque, sin la habilidad de atascarse en el corto plazo, podríamos no tener energía suficiente para llegar a la siguiente comida. Y entonces el cuerpo estaba genéticamente organizado para guardar la grasa en el cuerpo, como combustible; la mente para encontrar la comida y reconocerla a través de la vista, el sonido, el olor y el tacto.

Conforme desarrollamos la agricultura, tuvimos más control sobre nuestra comida; podíamos producir suficiente para almacenarla por periodos más largos; confiar en que esa comida nos ayudaría a pasar el invierno. Pero, comíamos temporalmente y teníamos alimentos disponibles para nosotros en la parte del mundo en que viviéramos.

... APETITO POR DESTRUCCIÓN

Uno de los cambios más drásticos en nuestro mundo es qué tan accesible es la comida porque tenemos muchos métodos para almacenarla y preservarla. Y esa accesibilidad funciona en nuestra contra. La comida ya no está sólo disponible por temporadas o cuando le seguimos la pista y la matamos. *Siempre* está ahí. Y entonces es esencial entender cómo el hambre y el apetito funcionan si queremos mantenernos sanas de cara a la superabundancia de comida procesada, importada, conveniente y barata.

El *hambre* es una necesidad corporal innata. Pero el *apetito* puede ser desencadenado por señales comunes. Puede ser una estimulación visual por un espectacular o un anuncio en la televisión; o por el olor de hamburguesas al carbón o cuando caminas por tu restaurante favorito o por una pastelería (que te recuerda al delicioso *cupcake* que te comiste la última vez que estuviste ahí). Y esos pequeños recordatorios, de que quizás queremos o necesitamos algo, normalmente son seguidos por querer o necesitar ese algo. Así que

Cuando no entendemos por qué estamos comiendo o de dónde viene la urgencia de hacerlo, es fácil confundir nuestras decisiones alimenticias.

aunque no tengas hambre, tu apetito de repente será encendido por algo y vas a notar que puedes comer más. Y la respuesta está directamente relacionada con la mujer de las cavernas que todas llevamos dentro, que encontraba comida a través de su percepción sensorial y confiaba en la memoria para encontrar comida otra vez.

Todas estas señales modernas le hablan al código genético que AÚN ESTÁ ACTIVO EN TI, para asegurar tu supervivencia, pero ahora te dice que te pares por una dona camino al trabajo cuando ya desayunaste en la casa.

Cuando no entendemos por qué estamos comiendo o de dónde viene la urgencia de hacerlo, es fácil confundirse con nuestras decisiones alimenticias. Ahí es donde entra la biología.

EL CEREBRO SECUESTRADO

Ya discutimos que tu cerebro es un órgano codicioso, que usa más de 20 por ciento de la energía de lo que comes para mantener todos los sistemas en orden. Así que tus decisiones de comida dan pila a tu cerebro. Pero tu cerebro también le da poder a tus decisiones de comida, actuando como un apuntador que te dice que comas ciertas cosas, evites otras e identifiques el azúcar como una DROGA potente y deseable. Sí, una droga.

Aquí está cómo funciona. Piensa en comer como una reacción química desde el principio hasta el final, porque lo es. Ya sabes cómo tu cuerpo descompone la comida en sustancias nutricionales básicas y que tu hambre es iniciada por la necesidad de tu cuerpo de nutrirse. Cuando tienes hambre y comes alimentos sanos, las necesidades de tu cuerpo están satisfechas. Pero cuando consumes alimentos con azúcares añadidas, éstas evitan tu sistema de "estoy llena" y mantienen a tu cerebro pidiendo más.

Tu cerebro ama las endorfinas así que aunque estás fuera de control, comiendo de más, y probablemente histérica en algún nivel, te sientes genial (al menos en ese momento).

Sabes que el azúcar artificial es mala para ti. Pero, ¿alguna vez te has preguntado por qué se siente tan bien? O sea, en serio, ¡todas hemos tenido ese sentimiento! Cuando estás comiendo algo que sabe TAN RICO que aunque ya tuviste suficiente, no puedes dejar de comer *un poquito más*. Igual es esa pieza de pastel bañado en caramelo o esa galleta perfectamente chiclosa y no puedes dejar de pensar en eso hasta que te has comido TODO. Bueno, hay una explicación bastante buena para eso. Y no tiene nada que ver con qué tan "buena" o "mala" seas.

Tiene mucho que ver, eso sí, con tu química cerebral y con la forma en que los alimentos altamente procesados, ricos en azúcar, intensivos en grasa, perfectamente salados, hacen que nuestras neuronas enciendan nuestro cerebro y lo impulsen a liberar endorfinas y otros químicos que nos hacen sentir *increíble*.

Eso es porque el sabor de los alimentos estimulantes tiene un efecto en nuestro circuito opioide, que es la parte del cerebro que te dice qué te da placer. Cuando haces algo placentero —ejercicio, enamorarte, tener relaciones sexuales o comer ciertos alimentos— tu cuerpo produce esos químicos "ME GUSTA ESTO". Tu cerebro ama las endorfinas y tú amas la forma en que te hacen sentir, así que cuando consumes alimentos que desencadenan esta respuesta, aunque estás fuera de control, comiendo de más, y probablemente histérica en algún nivel, te sientes genial (al menos en ese momento).

ÉSTE ES TU CEREBRO CON LA COMIDA

Todos tenemos algún alimento que no podemos resistir y cuando nos topamos con nuestras tentaciones más grandes, cuando comemos sólo una mordidita, no podemos parar hasta que se ha acabado todo. Platiqué con David Kessler, médico autor de *The end of overeating*, libro increíble que me enseñó mucho acerca de cómo los alimentos procesados nos tientan a seguir comiendo cuando ya estamos satisfechos. Hablamos de cómo la comida a la que no le podemos decir "no" normalmente contiene la tormenta perfecta de azúcar, grasas y sal, porque nuestros paladares son particularmente susceptibles a esa combinación de sabores. Aunque el sabor es el factor que en realidad nos hace

DEJANDO LA TENTACIÓN DE LADO

Es difícil no sentirte tentada cuando te rodean pilas de comida chatarra o viendo un menú que enlista tus platillos favoritos y sólo tienes que decirle a tu mesero cuántos quieres para que los traiga. Entonces, ¿qué haces cuando la disponibilidad de comida amenaza la cantidad cuidadosamente apilada de poder de voluntad que llevas tanto tiempo desarrollando?

Pensamos en técnicas para EVITAR la tentación.

- **En la casa:** ¡saca esa comida de la casa! Deja de comprarla. Deja de almacenarla. Una alacena llena de granos integrales e ingredientes sanos nos inspira a cocinar sanamente. Una alacena llena de comida chatarra nos motiva a atascarnos de porquerías.

- **En los restaurantes:** si sabes que vas a salir a comer, ven preparada. Decide qué quieres comer en casa, antes de leer el menú, porque las descripciones y la variedad de los platillos pueden ser una seductora sirena. ¿Quieres pollo, pescado o algo vegetariano? Entra al lugar sabiendo qué quieres. Después, lee el menú hasta que encuentres algo lo más cercano a lo elegido. O lee el menú en línea, si es posible, y busca las opciones sanas. Si el chef es amigable y no están muy ocupados, puedes pedirle al mesero que si es posible te preparen un pescado a la parrilla con vegetales salteados, marinados o al vapor.

- **En casa de alguien más:** ¡no llegues muerta de hambre! Come un refrigerio una hora antes de llegar a tu compromiso para que no te comas la canasta de pan entera en cuanto te sientes a la mesa. Y haz un esfuerzo por elegir lo más sano sin dejarte llevar por lo que ves y hueles.

comer de más, también estamos influidos por otros aspectos de la comida, como su textura y aroma delicioso.

La próxima vez que te caches comiendo algo sin control, mira tu plato más de cerca. Apuesto que lo que sigues comiendo es lo más dulce y grasoso, como galletas, helado y pasteles aunque en realidad sean dulces, grasosos y salados. O cuando han sido fritos y después salseados con algo cremoso y saben salados y grasosos y dulces, porque hay azúcar escondida en la salsa. Y por supuesto están los que nos tiran por la borda: helado de caramelo salado, pretzels cubiertos de chocolate, tocino curado en maple. Eso es porque la combinación azúcar-grasa-sal es irresistible para los humanos y los productores de comida lo saben.

Después súmale a esta fiesta gloriosa de sabor los otros factores sensoriales, como textura, temperatura y aroma. Lo crujiente de una galleta, lo suave y frío del helado, el dulce olor de los rollos de canela, la espesa consistencia de la salsa de queso.

Cuando nos topamos con estos tentadores alimentos, se prenden fuegos artificiales en nuestro cerebro. Todos tenemos neuronas codificadas para responder a características de la comida. Por ejemplo, hay neuronas que responden al sabor y otras a la textura; algunas más a la vista, olor o temperatura de la comida. Y además, hay neuronas específicamente responsables del gusto por lo dulce, lo salado, lo amargo o lo ácido. Cuando comes cualquier alimento, una reacción química se lleva a cabo que conecta cada mensaje individual de cada neurona, así que cuando consumes alimentos procesados, todas esas neuronas están hablando entre ellas y creando el deseo de que comas intensa e incontrolablemente.

PRÁCTICA, PRÁCTICA, PRÁCTICA

¿Cómo te mueves hacia la salud? Practica tomar las decisiones correctas una y otra vez hasta convertirlas en tu segunda naturaleza. Y la información ayuda, porque demuestra POR QUÉ practicamos y CUÁLES deberían ser nuestros objetivos.

Ahora que sabes que hay una reacción química en tu cerebro *cada vez* que comes, puedes usar esa información para apoyar la práctica de ser sana.

Piénsalo: has tenido la experiencia personal de querer más. Has aprendido acerca de la biología detrás del deseo por más. Entiendes la diferencia entre hambre y apetito. Así que cuando te das cuenta de que tus sensaciones se tratan de apetito y no de hambre, puedes usar tu conciencia y tu conocimiento en el grado más alto.

CONCIENCIA: debes estar consciente de lo que tienes frente a ti. Y necesitas ser consciente y totalmente honesta respecto a si te lo vas a comer o no, porque es demasiado fácil sentarse frente a un tazón de palomitas y después darte cuenta de que desaparecieron. (Me ha pasado muchas veces.)

DISCIPLINA: no lo hagas. Normalmente "sólo hazlo" es una de mis frases favoritas, pero aquí te digo lo contrario, *no lo hagas*, hasta que tengas suficiente fuerza de voluntad para detenerte después de una o dos mordidas. ¿Cómo construyes esa disciplina? Me gusta pensar en lo que me estoy dando a mí misma al NO comer algo.

OBJETIVOS: si tu objetivo es ser sano y estar en forma y darle a tu cuerpo la nutrición que necesita, y comer el alimento en cuestión te va a sacar de ese camino, entonces considera qué te importa más: comer eso o cumplir tu objetivo. Si alcanzar tu objetivo te importa más, entonces al NO comerlo, de hecho te DAS algo que quieres. Este tipo de pensamiento me hace sentir muy bien al mantener mi disciplina, porque soy una mujer que le gusta perseguir lo que quiere.

CONSISTENCIA: si normalmente comes pastel cinco veces a la semana y has decidido reducirlo a sólo una vez, cuando te enfrentes a un delicioso pay de limón o a un pastel de limón y merengue, haz las cuentas. ¿No has comido pastel esta semana? Entonces aún está en tu plan. ¿Has comido pastel los últimos tres días? Entonces tu consistencia está desbalanceada y decir que no es la única forma de recuperarla. Mientras más veces digas "no" sobre "sí", más disciplina construyes.

RESPONSABILIDAD PERSONAL: sólo tú puedes tomar esa decisión. Tienes que decidir que *no* comer algo es tu prioridad porque quieres estar sana, o que probar algo delicioso es tu prioridad porque tu salud es menos importante que tu gratificación inmediata. Sé que suena fuerte pero es la verdad.

Ten paciencia contigo misma y con tu habilidad para empezar a cambiar tu ambiente alimenticio: de un mundo de comidas adictivas y enfermizas a un lugar abundante en nutrientes donde las tentaciones son sanas y no amenazan tu vida. Se necesita tiempo y, más que nada, práctica.

Conforme sigas practicando, te harás mejor y mejor y será cada vez más fácil.

CAPÍTULO 26

DESEMPACANDO TUS HÁBITOS

NO ESCOGEMOS NUESTROS INSTINTOS. Y no siempre escogemos nuestros hábitos. Pero como adultos, es nuestro trabajo entender *por qué* hacemos lo que hacemos, aunque esos "por qué" vengan de nuestros genes o de las decisiones que estamos acostumbradas a tomar.

De bebés, somos puro instinto. Como adultas, somos la colección de todo lo aprendido del mundo además de nuestros instintos. Cuando tienes seis meses, tus instintos te decían que comieras cuando tenías hambre. Conforme creces, aprendes cómo pedir lo que quieres, descubres lo que te gusta y comes con un tenedor y un cuchillo. Hoy, esas habilidades y esas elecciones de comida se han convertido en hábitos, de los cuales estamos apenas conscientes cuando nos sentamos a comer todos los días.

Y los hábitos son algo importante porque informan todo lo que hacemos, incluidas las formas en que nos definimos a nosotros mismos. ¿Eres nadadora? Probablemente alguien te enseñó a nadar o te inscribió a clases de natación cuando eras pequeña y ahora tomas tu traje de baño y vas a la alberca seguido porque nadar es parte de ti. Permites que la natación sea parte de tu horario y tus decisiones. Y a cambio, ha transformado, literalmente, tu cuerpo para flotar por el agua con poder y fuerza.

Pero si nunca hubieras tenido la oportunidad de echarte un clavado, serías algo más. Si corrieras diario, serías corredora. Si escribieras, escritora.

Si quisieras ser una experta en jabalina o en domar leones, pasarías bastante tiempo haciéndolo.

Lo mismo pasa con ser sana. La salud no es un accidente, un regalo o una pata de conejo. Es un HÁBITO. Uno que formará los cuerpos en los que nacimos, que apoyará la configuración genética que nos dieron nuestros padres. Después de todo, no todas somos lo mismo. Algunas somos altas, más curvilíneas, algunas tenemos condiciones cardiacas o respiratorias que no se relacionan con los alimentos procesados. Pero todas somos vulnerables a las consecuencias de cosas como accidentes de bicicleta o gripe. Entonces, si queremos darnos la oportunidad de sobrevivir y prosperar a pesar de nuestras malas espaldas, nuestro asma, nuestro eczema, nuestro pie plano, nuestras rodillas sambas o nuestros dedos rotos, desarrollemos hábitos sanos que mantengan nuestros sistemas operativos al máximo.

¿QUÉ SON LOS HÁBITOS?

Sí, sí, Cameron, te escucho decir. *Ya sé lo que son los hábitos. Lavarte los dientes es un buen hábito. Morderte las uñas, uno malo.*

Bueno, claro, esos son ejemplos de hábitos en acción. Pero, ¿sabes en realidad cómo se crean los hábitos? Yo no sabía pero pregunté y leí algunos libros fantásticos al respecto, como el de Charles Duhigg, *The power of habit* y esto es lo que encontré: *Los hábitos son la forma en que nuestros cerebros hacen actividades familiares inconscientemente, para ahorrar energía en hacer otras cosas.* Lo que eso significa es que puedes lavar tus dientes mientras piensas qué te vas a poner para ir a trabajar. ¡Lo cual es genial! ¿Quién quiere perder cinco minutos pensando: Cepillo. Quita la tapa de la pasta de dientes. Pon pasta en cepillo. Tapa la pasta. Pon cepillo en boca. Y así? A menos que seas un mimo, en realidad no hay necesidad de pensar cada paso de las cosas una vez que lo repites suficientes veces.

Pero considera este escenario: en camino a tu casa después del trabajo, te detienes en una heladería, que es un pequeño premio que te das cada día. Quizá cuando eras una niña, un helado era el premio de tus papás cuando hacías algo bien en la escuela, así que ahora, haces lo mismo. Lo cual es lindo, ¿no? Porque todos merecemos premios. Excepto que la primera vez, *fue* un premio. Después se hizo algo más regular. Después parte de tu día. Ahora puedes, entre risas, describir el helado como "tu favorito" y a ti misma como "una amante del helado". Porque es como correr o nadar: cuando conscientemente elegiste hacer algo repetidamente que te hace sentir bien (aunque venga de la adrenalina o del azúcar o de algo más), se convierte en un hábito. En este caso, un hábito de helado.

Los hábitos son tan naturales para nuestro cerebro que ni siquiera nos damos cuenta de cuándo perdemos el control consciente de nuestras decisiones. Así que si quieres cambiar la forma en que te sientes, si quieres ser más sana, debes desempacar tus hábitos. Debes despertar de lo que haces hoy y cómo te afecta. Parte de construir nuevos hábitos es tomar mejores decisiones. Y parte de tomar mejores decisiones es entender los lugares en los que hemos dejado de tomarlas, reconsiderar las decisiones pasivas hechas habitualmente y tomar nuevas, conscientes que nos lleven a nuestros objetivos a largo plazo.

Así que me gustaría que dieras un paso atrás en tus hábitos y reconocer los que son DECISIONES. Después, preguntarte si te gusta el resultado de esas decisiones. Si no, no te apaniques, porque las buenas noticias son que una vez que eres consciente de tus decisiones más arraigadas, tienes el PODER DE CAMBIARLAS.

Pero primero, debes hacerte responsable, reconocer cuáles son tus hábitos y si quieres poner en práctica tu disciplina para cambiarlos. Tienes que despertar.

ANTES DE ECHARLE LA CULPA A TU CUERPO, CHECA TUS HÁBITOS

Es increíble pensar que algunas cosas creemos que son totalmente inofensivas o incluso útiles para nosotros, pero nos perjudican. Una y otra vez he visto cómo algunos de mis hábitos diarios y "premios" eran la causa de los síntomas por los que culpaba a mi cuerpo.

Por ejemplo, mi hábito de lácteos. Me encanta el queso. Palitos de queso cheddar, de cabra, parmesano, gouda, feta, azul, doble-triple crema, Brie. Me encanta el queso. Yo siempre pensé que tenían una doble función: darme una dosis de proteínas y calcio y ser un refrigerio delicioso. Y a menudo podías encontrarme tomando leche directamente del cartón. Entonces me presentaron al *latte*, que hacía la leche aún más sorprendente, si era posible. Es cálido, vaporoso, acogedor, tiene cafeína... es exactamente lo que quieres cuando filmas una película en Boston, en el final del invierno. Créeme, amo mi *venti latte*. Era un lujo lácteo recién adquirido que no podía dejar.

Mientras tanto, tenía algunos problemas estomacales. Mi vientre estaba hinchado; tenía gases. Pero esto era normal para mí: muchas veces durante el día me sentía hinchada y con gases. No importa cuántas abdominales hiciera, siempre tenía el vientre hinchado, así que finalmente pensé, bueno, así es como estoy hecha. Así es mi cuerpo. Así soy. Pero lo odiaba. Odiaba sentirme hinchada, con gases. Me hacía sentir fatal y arruinaba mi día. Un día, me formé para pedir un café con leche con una amiga que tiene una mente muy holística. Una hora más tarde, cuando empecé a quejarme de que me sentía terrible, ella hizo la ecuación por mí.

"Es probablemente por tu café con leche", me dijo.

"Para nada", le dije . "Siempre lo bebo. Estoy hinchada."

"Claro", dijo. "Sucede cuando tomas leche."

Eso no tenía ningún sentido. ¿Cómo puede algo tan reconfortante y aparentemente sano dañarme? Si ella tenía razón, ¿qué significaba eso para mí? ¿Tendría que renunciar a mi *lattes*? Pero mi estómago estaba sufriendo. Yo estaba desesperada. Así que dejé el café y por un mes, sólo para ver qué pasaba.

Presté atención a la forma en que mi cuerpo se sentía en el transcurso de la siguiente semana. La distensión abdominal fue significativamente menor sin las bebidas lácteas. Pero como yo estaba poniendo atención, fui capaz de darme cuenta de que cada vez que iba comía queso, se me hinchaba la panza de nuevo. No tanto como con el *latte*, pero lo suficiente para molestar.

Eso me hizo replantearme mi hábito de queso —que fue un gran dolor, ya que siempre fue mi refrigerio favorito. Así que empecé a experimentar. Eliminé completamente el queso y todos los productos lácteos de mi dieta durante dos semanas. Y ahí estaba: vientre plano. Sin problemas. Sin indigestión. Sin gas.

Entonces pensé, *Sólo voy a tomar un latte. Voy a intentarlo. Voy a hacer un experimento.*

Puedes adivinar el resultado. Fue cuando dije: "No vale la pena. Esto *no* vale la pena." Sentirme bien significaba más para mí que comer algo que sabía bien, que necesitaba por comodidad o por sentirme feliz.

EL CÍRCULO DE LOS HÁBITOS

Los hábitos tienen tres etapas: señal, rutina, recompensa. En el capítulo 25 hablamos de cómo un anuncio de comida activa nuestro apetito. Ese anuncio es la señal. Sentarse en el sillón para ver la tele también podría ser una señal; a las señales siguen rutinas, en las que nos dejamos ir con la necesidad que inspira la señal. La recompensa es justo lo que parece: el pago que obtenemos por caer en nuestras rutinas favoritas.

Así es como pasó con mi fijación con el *latte*:

SEÑAL: cuando me daba frío, se me antojaba el calorcito del *latte*.

RUTINA: cómo y dónde obtenía el *latte*, ponerle mis manos encima, tomármelo.

RECOMPENSA: el calor y comodidad que experimentaba mientras lo tomaba y el sentimiento de satisfacción de que me consentía.

Con el tiempo, esa cadena —tener frío, comprar *latte*, sentirme bien— se quedó grabada en mi cerebro. ¿Te acuerdas cómo esas endorfinas se liberan cuando tu cerebro encuentra azúcar, grasa y sal? Bueno, ese mismo sistema neuronal se activaba cada vez que yo completaba el círculo del hábito y me dejaba llevar por el deseo de sentirme consentida.

En el caso del *latte*, una vez que me di cuenta de que no era bueno para mí y quería cambiar el hábito, necesitaba un sustituto. La señal —tener frío, necesitar calorcito— no se iba, por lo menos hasta que se acababa la película. Aún quería la recompensa, el sentimiento que me daba tomar de esa taza, dejar que el calor cubriera mis manos a través de los guantes.

Para cambiar ese hábito, necesité despertarme, ser responsable, usar mi disciplina y desarrollar una nueva rutina. Me despertó una amiga. Me hice responsable, identifiqué qué pasaba cuando hice mi experimento de no lácteos. Y desarrollé una nueva rutina, usé mi disciplina para tomar una decisión diferente cuando tenía frío.

En este caso, la nueva rutina era un *latte* más pequeño con leche de soya. De todas formas satisfacía mi señal. Obtenía mi recompensa. Y al final, obtenía la mejor de todas... desempacar mi hábito, reemplazar una rutina dañina con una que funcionaba mejor para mi cuerpo, hice un nuevo hábito que apoyaba mis objetivos.

COSAS QUE RECORDAR ACERCA DE LOS HÁBITOS

PUEDEN HACERTE TRAMPA: mi hábito cálido, cómodo, acogedor, inflamatorio de tomar *latte* me hizo trampa. Un café con leche, dos, tres, cuatro. Y de golpe, tenía un hábito, sin darme cuenta de qué elegía y cuáles eran las consecuencias de esa elección.

PUEDEN CAMBIAR: cuando me di cuenta de que un hábito me hacía daño, fui capaz de crear uno nuevo: un *latte* más pequeño con leche de soya. Mismo placer, sin efectos secundarios. Porque los hábitos también pueden ser no elegidos o desplazados. Puedes crear una versión modificada de tu viejo hábito que satisfaga tus mismos antojos.

PUEDES ELEGIRLOS: como mi hábito de ponerme protector solar. Yo crecí en la luz del Sol, pero no siempre me puse protector diario. Luego me enteré de lo rápido que el Sol puede dañar la piel, así que me hice más consciente sobre protegerme. Al principio, fue una elección consciente, y tenía que recordarme a mí misma para hacerlo. Así que me aseguré de tener siempre cerca el que me gustaba, para que fuera más fácil aplicarlo. Con el tiempo se convirtió en rutina. Ahora soy una "persona que usa protector solar". Es un hábito. Uno útil, positivo que, de forma acumulativa, si se hace todos los días, me va a proteger de los daños del Sol.

El truco para escapar de tus hábitos nocivos es identificar los que han surgido sin que tú los establezcas y sustituirlos por hábitos saludables que apoyarán tus metas. Hoy, si vas a la cafetería y me preguntas si quiero algo, ni siquiera tengo que pensar. "Claro", digo, "un *latte* con leche de soya, por favor."

Porque tengo un nuevo hábito. Uno que no hace que mi cuerpo se sienta mal. Y eso me hace sentir muy bien.

CAPÍTULO 27

NADA ES GRATIS

RECIENTEMENTE, VI A UN grupo de obreros construir una cubierta en el transcurso de una semana. Primero instalaron los cimientos, después los tablones, luego el acabado. Cuando todo estaba terminado, lo único que podíamos ver era la superficie de madera brillante. Pero la única razón por la que no caíamos a través de la cubierta, una vez que lo probamos, fueron sus bases. La base sostiene la estructura. Si no se hubieran colocado correctamente, fuertes, equilibradas y niveladas, no habría nada sobre qué pararse

La disciplina es como la base para tu vida. Es lo que apoya y proporciona la estabilidad y la estructura de todo lo que haces.

DEFINIENDO LA DISCIPLINA

He conocido a mucha gente que piensa que el mundo les debe algo: un trabajo cómodo, una lujosa oficina, el derecho de reportarse enfermos cuando no tienen ganas de trabajar. No son las personas a quienes respeto. El sentido de tener derecho es el peor rasgo de personalidad en una persona. Si no lo ganaste, no lo mereces.

La gente habla mucho sobre el "secreto" del éxito. ¡Pero el secreto del éxito no es un secreto en absoluto! En el núcleo de cada persona exitosa hay algo común: disciplina. Cuando pienso en cómo defino el éxito en mi vida, sé que la fuerza es importante para mí y ser capaz es importante y sentirme bien es importante. No hubiera conseguido ninguna de esas cosas sin disciplina. Todo lo que tengo viene de la disciplina. Lo que hago me obligo a hacerlo cada día, sin importar si filmo una película o descanso entre proyectos. Porque mi trabajo no es sólo mi *trabajo:* son todas las cosas que necesito para tener la vida que quiero vivir.

No puedo pensar en algo que alguien haya logrado alguna vez sin tener disciplina. Sin saber cómo trabajar por ello. Sin aprender cómo ganárselo. Hablo con mis amigos escritores y les digo: "Bueno, ¿cómo lo hacen?" La mayoría de ellos me dice: "Me siento. Me obligo a sentarme a escribir cada día al menos dos horas. Si algo sale, si escribo 50 páginas o dos, igual me siento a escribir diario. Porque me obligo a hacerlo."

Eso es ética de trabajo. Cualquier persona exitosa en su trabajo, en cualquier negocio, lo es porque ha trabajado por ello. Porque nada es gratis. Si quieres algo, si quieres éxito en cualquier área de tu vida, debes aplicar tu disciplina y tu ética de trabajo. Porque la disciplina te ayuda a hacer las cosas y llegar a tus objetivos. La disciplina es rechazar el sentido de derecho y la expectativa. Es tener una conciencia fuerte de que tus decisiones tienen un impacto y tus acciones hacen la diferencia.

LA DISCIPLINA ES TU MOTOR

El tema principal de este libro es crear una salud completa, claridad mental y disciplina, bienestar físico y fuerza, balance emocional. La forma en que vas a lograrlo es atándote a tu disciplina para poner en acción todo el conocimiento y la conciencia que has ganado, para adoptar decisiones inteligentes acerca de lo que comes y cómo te mueves.

La disciplina no es el estricto decano manteniéndote lejos de tu comida favorita o forzándote a hacer ejercicio cuando querías echar una siesta. La disciplina te da propósito, enfoque, fuerza y determinación para lograr lo que tu corazón deseé. Me refiero a cosas productivas que te hacen sentir bien acerca de ti mismo, cosas sanas que te dan energía y vida, que te *conectan contigo mismo*. No la gratificación instantánea que obtienes por comerte un bote de helado o irte antes de terminar tu trabajo, sino el sentido de poder y felicidad que viene de dedicarte A TI MISMO. Y parte de eso es ver que el trabajo se hace completo.

Mi padre siempre me dijo lo importante que era hacer las cosas bien desde la primera vez para que no gastar tiempo haciendo todo de nuevo. Es una lección enorme que todavía llevo conmigo porque me enseñó a ser consciente de lo que hago, a pensar en cómo hacerlo bien: porque un trabajo no está completo hasta que está bien hecho y a mí no me gusta hacer las cosas dos veces, puedes estar segura.

Mi mamá siempre me dijo que nada es gratis. Me acuerdo una vez, cuando tenía cinco años, y saqué feliz el juguete de una caja de cereal, diciendo: "¡Mira, mamá! Nos dieron esto gratis." Ella me dijo: "Mi amor, eso no es gratis. Tuvimos que comprar esa caja de cereal para que tú tuvieras ese juguete."

Eso siempre se me quedó grabado. Todo lo que tienes exige trabajo. Mis papás trabajaron duro para ganar dinero y comprar esa caja de cereal y el juguete que venía dentro. Yo no tenía derecho a él. Y conforme han pasado los años es su disciplina, su ética de trabajo y sus actitudes en contra de "tener derecho", son lo que me enseñó el valor del trabajo duro, de ganarme lo que tengo. Y eso se traduce a cada parte de mi vida. Especialmente cuando se trata de lo más importante de todo: mi salud.

APLICAR TU DISCIPLINA A TU SALUD

Cada día te levantas y haces cosas. Hay cosas obligatorias como ir al trabajo, a la escuela, cepillarte los dientes, sacar la basura o pasear al perro. Otras cosas quieres hacerlas: leer revistas de moda, estar con tus amigos o salir a cenar.

Si aún dudas en hacer de tu salud una prioridad, quizás debas pensar en todas las cosas en que aplicas tu energía para después entender qué te motiva. ¿Es una conducta habitual en la que ni siquiera piensas? ¿Lo haces por ganar dinero? ¿Por ganar el respeto de tus compañeros? ¿Es algo que te apasiona tanto, con lo que te sientes tan conectada, que no puedes imaginarte NO hacerlo?

Sin importar cuáles sean tus mayores motivaciones, aplica esos mismos principios a la idea de cuidar tu salud, darte la nutrición correcta, integrar el movimiento y el ejercicio de manera regular en tu vida. Si lo que te motiva es la responsabilidad, recuerda que es *tu* trabajo cuidar tu salud. Si te motiva la pasión, recuerda lo *increíble* que se siente sudar.

Y si el dinero te motiva, considera esto: el costo de las enfermedades crónicas causadas por una mala nutrición y falta de ejercicio, es mayor que un par de tenis, comida sana y exámenes regulares con tu doctor.

¡Ya tienes disciplina! Lo sé porque te vistes, alimentas, transportas del punto A al punto B. Si no tuvieras disciplina, no estarías leyendo este libro. La disciplina no es una tierra extraña que necesitas descubrir. Es algo que vive ti, que necesitas *destapar*.

Si puedes emplear tu energía y unirla a tu salud, a las actividades que apoyan tu salud, entonces ser sana se convertirá en otro hábito.

Cuando aceptas que el mundo no te debe nada y que tus decisiones tienen consecuencias, cuando comprendes que la vida toma decisiones *por ti* cuando sueltas el control... entonces es cuando realmente comienza la vida.

¡Eres capaz de esto! Sabes que sí. En lo más profundo de ti sabes que puedes lograrlo. Y debes hacerlo porque, aunque es divertido leer revistas de moda o salir a cenar, no hay nada en la vida más importante que tu salud. NADA.

Tú vales la pena el esfuerzo. Tú vales la pena la energía.

TUS ESTÁNDARES PERSONALES CUENTAN

Mi disciplina empezó con mis padres, quienes siempre me enseñaron a dar lo mejor de mí. De *mí*. No de ti ni de nadie más. Sólo de mí. Lo mismo va para ti. No necesitas ser *el* mejor; necesitas dar lo mejor de *ti*. Tú sabes lo que es eso. Y ser responsable de ese estándar. La disciplina requiere que te exijas. ¡Que te hagas responsable! Porque la disciplina no pregunta: "¿Esto es lo suficientemente bueno para los demás?", sino: "¿Esto es lo suficientemente bueno para mí?"

La disciplina y la responsabilidad se me inculcaron desde muy chica. Y confío en esas bases todos los días. Disciplina significaba mi mamá despertándome en la mañana para hacerme el desayuno y asegurarme de lavar los platos y limpiar mi lugar cuando acababa. Era mi papá enseñándome a ser responsable por mis tareas de cada día en la casa. Eran ambos inculcándome el conocimiento de que, cualquier trabajo que hiciera, era mi responsabilidad. De nadie más.

Más tarde, en mi vida como adulta, aprendí el valor de la disciplina de otras fuentes, como el maestro Cheung-yan Yuen. Mi maestro de kung fu de *Los ángeles de Charlie* me descubrió cómo usar la disciplina para desencadenar el poder de mi cuerpo, nunca terminaré de agradecerle ese regalo.

La disciplina es parte de mí. También puede ser parte de ti. No importa si la aprendiste de niña o de joven, o si aún ahora estás descubriendo su poder: cultiva tu orgullo y tu responsabilidad. Conócete lo suficiente para saber qué necesitas para ser exitosa. Crea un plan a largo plazo que requiera acciones de corto plazo para alcanzar tus objetivos. Sigue el plan al pie de la letra y sé consistente. Todas estas acciones sirven para cultivar la disciplina: identifica qué necesitas hacer, sé clara con tu intención, toma un curso de acción, síguelo al pie de la letra y da lo mejor de ti.

Cuando aceptas que el mundo no te debe nada y que cada elección tiene consecuencias; cuando entiendes que la vida toma decisiones por ti cuando le das el control y quieres trabajar duro para tener ese control de vuelta; cuando identificas lo que son las decisiones correctas y desarrollas la disciplina que te permitirá ser consistente para tomarlas, es cuando en realidad comienza la vida. Porque la disciplina no se trata de quitarte cosas a ti misma, se trata de darte a ti misma. No se trata de perder, se trata de ganar. Cada día que me levanto temprano para ir al gimnasio —aunque es difícil y prefiero quedarme en cama— pienso en lo que voy a ganar si voy y en lo que perderé si me quedo en cama. Nueve de cada 10 veces gano por ir y pierdo si me quedo. La disciplina siempre es una ganancia en la balanza de la vida.

La disciplina construye disciplina. Es como un músculo: mientras más lo usas más fuerte se hace y más lejos puede llevarte.

CAPÍTULO 28

PLANEAR TU NUTRICIÓN

C OMER BIEN ES TU responsabilidad, no importa quién eres o dónde vives. También lo es incorporar el movimiento a tu vida. Cuando trabajo en una película, estoy en el set del amanecer al anochecer. Al mismo tiempo debo ser consciente del movimiento —correr a donde pueda sólo para mantener mi sangre fluyendo y mi energía alta— y atender mi nutrición. Si sabes cómo funcionan las películas, esto puede sorprenderte porque, contractualmente, todos en el set son alimentados. Entonces, ¿por qué necesitaría pensar en lo que voy a comer si hay alimentos disponibles? Bueno las amables personas encargadas de alimentar a todos en el set ponen un bufé del que todo el equipo puede picar a lo largo del día. Y es algo intenso. *Bagets*, *muffins* y donas. Galletas, queso, queso crema, yogur, fruta, más galletas. Dos metros de la comida que es fácil poner en una mesa de bufé. El tipo de comida con el que es fácil entretenerse. El tipo de comida que hace que la gente se queje de cuánto ha comido y lo gorda que se siente. "Cuerpo de banquete", le apodamos en el set.

La mayoría de la gente ni siquiera piensa en eso. No se hace responsable. Sólo come, se siente fatal, gana peso y le echa la culpa a la comida. Es una trampa en la que se cae fácilmente. La comida sido proporcionada para que no pienses en ella, porque cuando estás en el set doce horas al día, debes comer algo. Y aunque normalmente hay opciones sanas en la mesa, es difícil restringir tu apetito cuando hay tanta variedad de cosas. Lo que se servía como una cortesía al equipo, ahora se ha convertido en una bomba de tiempo potencial para la salud de muchos de sus miembros. Cuando trabajas tanto como ellos, te da hambre y hay muy poco tiempo para dar un paso atrás y ser verdaderamente consciente de lo que estás comiendo. Situaciones como ésta crean una atmósfera que se convierte en la tormenta perfecta para los malos hábitos, la mala nutrición y la comida sin conciencia.

Una vez más, se trata de responsabilidad personal. Puedes echarle la culpa al ambiente por tener alimentos tentadores, o aceptar que tú decides qué y cuánto comes; de ser consciente y estar pendiente de la comida que pones en tu cuerpo. No puedes usar la excusa de estar lejos de casa; cuando vas de un lado a otro, es tu trabajo tomar las mejores decisiones posibles. No importa si te llaman a declarar en un juicio, si estás en la oficina, en casa de un amigo o en el set de una película, siempre puedes tomar mejores decisiones. Recuerda: el hambre es tu amiga. Así que planea tu hambre para alimentarla y nutrirla en vez de acallarla temporalmente. Tienes que apropiarte de ella, ser responsable de ella.

EMPIEZA CON EL DESAYUNO

He tenido a la misma maquillista 10 años. Se llama Robin. Como puedes imaginarte, después de una década de ver mi cara personalmente y en primer plano, conoce mi piel muy bien. Con frecuencia, Robin y yo empezamos temprano. Un llamado a las cinco y media de la mañana en el set significa despertarme a las cuatro para bañarme y llegar a las cuatro y media.

Si no tengo tiempo para desayunar antes de sentarme frente Robin, ella se da cuenta en ese momento. Me ve un segundo y me dice: "No has comido todavía." ¡Ella lo sabe!

Y yo le digo: "Ya sé, ya sé, la comida está en camino." Y ella me contesta: "Bueno, vamos a esperar hasta que llegue y comas algo." Se rehúsa a maquillarme hasta que coma porque cuando doy dos o tres mordidas, mi piel cambia. Entonces aguanta el maquillaje. Después, Robin me ve bajo la luz de las lámparas y declara que estamos listas para empezar.

Sabe que el desayuno es la comida más importante del día. Porque mientras dormimos, nuestros cuerpos descansan, se reparan y reposicionan. Cuando nos levantamos y queremos brillar, debemos darle a nuestros cuerpos nutrientes y energía para hacer todo lo que les pedimos. Así que INTE-RRUMPIMOS nuestra noche de AYUNO, comiendo DESAYUNO.

Comer desayuno es esencial porque te ayuda...

- A alcanzar tus requerimientos diarios de nutrición.
- A mantener un peso sano (la gente que se salta el desayuno tiende a comer de más en las otras comidas).
- Construir hábitos sanos que sean la base de otros hábitos nutricionales, porque planear un desayuno sólido cada día requiere disciplina.

Yo siempre planeo mi desayuno porque mientras más rápido prepare mi comida de la mañana, es más fácil para mí mantener este hábito diario. Es lo que quiero para ti: que planees tu desayuno para tener la nutrición que necesitas desde la primera hora del día. No un desayuno lleno de azúcar que comes con prisa, sino un desayuno real, completo que prepares tú misma cuando sea posible. Las mañanas suelen ser el momento más ocupado del día para mucha gente, pero eso no hace que la comida nutritiva sea menos importante. De hecho, la hace mucho más importante.

PREPARARTE PARA EL ÉXITO

Todos nos conocemos lo suficiente para tener una idea de cuándo nos dará hambre durante el día. Tú sabes si tu estómago empieza a rugir al final de la tarde. Tú sabes que un cambio en los hábitos alimenticios —como cenar a las 10 cuando normalmente cenas a las 8— significa que necesitarás un refrigerio para llegar a esa ahora. Sabes que si te tienes que levantar supertemprano para dejar a los niños en alguna actividad, tendrás la tentación de pasar por alguna ventanilla de autoservicio cuando regreses a casa.

Entonces, ¿cómo te preparas para el éxito cuando se trata de tu salud? De la misma forma en que lo planeas cuando empacas para unas vacaciones: si vas a la playa, empacas un traje de baño; si vas a escalar, llevas tus botas. Esto se llama pensar con anticipación, planear, preparar. Lo mismo va para la nutrición. Si empacas una botana sana o un buen desayuno —o si identificas un lugar donde puedas comprarlos— evitas una mala decisión cuando tengas hambre y te darás el combustible para sentirte bien y estar enfocada. Prepararte para el éxito te mantiene consciente de las decisiones en ese momento, para que estés preparada en esos momentos inevitables en que todo tu poder de voluntad debe ser convocado para moverte hacia tu objetivo.

Planear con tiempo es la herramienta más útil cuando se trata de mi nutrición. Me asegura que estaré preparada, sin importar a dónde vaya, con alimentos que alcanzan mis estándares. Me asegura que nunca me atoraré en algún lado, sin más opciones que las *menos* malas en vez de las *más* nutritivas.

COMPRANDO Y COCINANDO PARA LA SEMANA

En mi casa, los domingos me encuentras en la cocina preparando mi comida para la semana. Le digo a mis amigos que no puedo verlos para comer; a mis sobrinos que si quieren estar conmigo, tendrá que ser en mi casa. Me aseguro de no tener juntas o llamadas programadas a esa ahora porque es un tiempo MUY IMPORTANTE para mí; es el tiempo que me preparo para una semana exitosa, para sentirme bien, para saber que estoy cuidándome. Si puedes juntar algunas horas, puedes hacer todas tus compras y cocinar de un jalón. Si no, quizá puedas planear un viaje al súper el sábado y cocinar el domingo; o ir de compras el domingo y cocinar la noche del lunes. Lo que funcione mejor para ti.

Mis amigas vegetarianas probablemente hacen una sopa de verduras, una ensalada de kale que puede quedarse en el refrigerador sin hacerse vieja (para evitar que la ensalada se remoje, no le pongas el aderezo hasta que la comas) y un tazón de lentejas y arroz. De esa forma, siempre tienen lista la comida cuando viene el hambre de visita. A veces preparo todo lo necesario para una ensalada, lo almaceno por separado para que mantenga su frescura, y la compongo la noche anterior o por la mañana. Para obtener proteína normalmente cocino pollo, que puede estar en el refrigerador por unos días maravillosamente; así que hago suficiente el domingo para tenerlo a la mano toda la semana y rebanarlo para mis ensaladas, la comida o calentarlo en el desayuno con huevo, algunas verduras verdes y mi avena. Hay muchos libros de cocina maravillosos y páginas de internet que ofrecen recetas frescas y sanas. Explora un poco y encuentra una fuente que te guste y haz de ese libro o blog tu nuevo mejor amigo.

Sólo recuerda que cada quien planea el éxito a su manera, pero la clave es PLANEAR. Tengo amigos que nunca cocinan con recetas; son el tipo de personas que va a la tienda y echa al carrito montones de verduras. Después llega a su casa y ahí mismo, frente a la tabla de picar, decide qué cocinar. Otras amigas eligen unas cuantas recetas, hacen una lista de lo que necesitan, siguen la lista hasta llenar sus carritos y cocinan una vez que tienen todos los ingredientes. Cuando se trata de hacer tu lista del súper, piensa en lo que quieres lograr y crea una lista que empate con tus objetivos, tu estilo de cocinar y lo que harás en la semana.

PLANEANDO Y COMPRANDO

Cuando te sientes a planear las comidas de la semana y tu lista de compras, aquí hay algunas cosas que puedes considerar:

¿QUE TAN ACTIVA ESTARÁS ESTA SEMANA? Cuando preparo mis comidas de la semana, me gusta considerar cuánta actividad física haré. Si sé que voy a ir al gimnasio cinco días de la semana y me entrenamiento tendrá un nivel alto, entonces planeo mis comidas para acomodarse a ese horario. Pero sí sólo voy a ir al gimnasio a entrenar duro dos días y los demás haré ejercicios ligeros sólo para elevar mi ritmo cardiaco, diseñaré mi nutrición alrededor de las necesidades de mi cuerpo para ese nivel de actividad. Planear con tiempo para tus necesidades nutricionales va de la mano con tu agenda física. Es una ecuación, siempre.

¿VAS A PREPARAR DESAYUNOS? Si has decidido hacer desayunos en tu casa, antes de salir en la mañana pregúntate qué necesitas para la semana; así lo tendrás a la mano y prepararlo la noche anterior. ¿Huevos, plátanos, avena? Asegúrate de que tu cocina esté bien equipada.

¿QUÉ HAY DE LOS GRANOS? ¿Vas a comer quinoa o arroz integral? ¿O quizá un poco de mijo? Preparar los granos con anticipación te salvará cuando estés a mitad de una semana ocupada, porque puedes guardarlos en el refrigerador. Me gusta hacer un par de porciones de diferentes granos para tener variedad. Puede ser una de arroz integral con lentejas negras y otra de quinoa, para alternarlas durante la semana. No te olvides de la proteína. ¿Dónde estará la carne del menú? ¿Pollo, pescado, carne? ¿Vas a comer menos carne esta semana y concentrar tus proteínas en legumbres y arroz? Ten a la mano huevos para proteína rápida. Y recuerda que tu tazón de arroz y lentejas llena tu cuota de proteínas *y* la de granos.

PLANEA TUS FRUTAS Y VERDURAS. ¿Qué vegetales quieres tener a mano para hacer ensaladas, asar, hervir o saltear? ¿Qué frutas para refrigerios? Compra una variedad de frutas y verduras, pero sé estratégica porque los productos frescos no duran tanto como los granos o las proteínas. Si compras kale o jitomates o espinaca para una gran ensalada, será mejor usarlos al principio de la semana. Puedes planear comer vegetales más copiosos, como coles de Bruselas, pimientos o zanahorias más tarde en la semana, porque se mantienen mejor en el refrigerador.

¡NO OLVIDES LOS LIMONES! El jugo de limón es el gran secreto de los chefs. Hay muy pocas cosas que no saben mejor con un poco de jugo de limón, desde carnes y vegetales hasta granos. Me gustan los sabores frescos y el limón siempre hace que todo sea un poco más alegre. Además, la acidez de limón da a la comida un sabor salado.

¿FRESCOS, CONGELADOS O ENLATADOS?

Los vegetales frescos son los mejores. En verano, están en todos lados –desde los mercados sobre ruedas, hasta el súper– pero dependiendo dónde vivas, lo fresco puede no siempre ser lo más accesible. Mientras más fresco mejor, pero si vas al mercado y las verduras se ven un poquito magulladas, no te preocupes. Los vegetales congelados son tu siguiente opción.

Algunos congelados contienen, de hecho, más nutrientes que los frescos porque los recogen en su mejor momento y los congelan en un *flash*, lo que quiere decir que preservan su valor nutricional. A veces, frutas y verduras frescas se recolectan antes de estar maduras porque tienen que viajar lejos para llegar hasta tu mesa. Esto no sólo significa que tienen menos valor nutricional, pero el viaje las expone al calor y la luz, lo que los degrada más fácilmente. Así que no te alejes tanto de lo congelado, sólo asegúrate de que cuando los prepares, los hagas al vapor o salteados, en vez de hervirlos porque así pueden agotar todos los nutrientes solubles en el agua retenida mientras estuvieron congelados. Los vegetales enlatados deben ser tu última opción, porque pierden un gran número de nutrientes durante el proceso y comúnmente se les agrega sal, azúcar y otros conservadores. Evita las comidas enlatadas en la medida de lo posible.

PREPARA TUS COMIDAS

Para mí, el tiempo que dedico a preparar mi comida es muy relajante, es algo que me doy a mí misma. Me permite ser considerada acerca de mi salud y pensar en lo que disfruto comiendo y nutriendo mi cuerpo. Algunas veces preparo mis alimentos de toda la semana con amigas, como una pequeña reunión de fin de semana; todas cocinamos y hacemos cada quien un platillo que pueda dividirse en porciones individuales. O a veces, acordamos hacer porciones extras de algo sano y delicioso para dividirlas y compartir.

Cuando estoy preparando, pongo mis porciones de dos granos diferentes en la estufa, porque pueden dejarse ahí de 20 a 45 minutos en lo que se cocinan. Mientras, lavo mis verduras y las corto en los tamaños que necesito para asarlos, saltearlos, hervirlos o rostizarlos. Después cocino la carne. Normalmente, hago pechugas de pollo; nada elegante, sólo con ajo, sal y aceite de oliva. Las pongo en la parrilla o las aso en el sartén. Mi hábito es hacer los platillos lo más simple posible porque tienen más sabor.

Cuando he preparado todo tomo algunos contenedores y relleno cada uno con una porción de proteína, una de grasas y otra de vegetales.

Empaco uno para cada día y uno extra para esa noche de emergencia cuando me entero de que trabajaré más tarde de lo que pensé. Me siento tan bien cuando todo está preparado y listo para empacarlo en mi hielera o ser transportado al refrigerador en mi trabajo. Sé que cualquier reunión a la que vaya estaré alimentada por los granos, el pollo y las verduras. Sé que si tengo que subirme en un avión, podré decirle a la aeromoza que no necesita la comida congelada porque llevo mi propia comida deliciosa. Sé que planeo con tiempo la forma en que me voy a cuidar, y que todas las decisiones que tome en la semana, serán un poco más fáciles por eso.

PLANEANDO COMER
MENOS AZÚCAR

Identificar todas las azúcares añadidas en las comidas y refrigerios, particularmente si quieres perder peso, puede ser un reto, pero también una recompensa. Regresa y lee el capítulo 7 con cuidado, después revisa tu cocina y tu alacena, y lee las etiquetas. ¿Cuántos de los alimentos que consumes diariamente tienen azúcar añadida que ni sospechabas? ¿Qué intercambios simples puedes hacer para reducir tu consumo de azúcar? Aquí hay 10 ideas fáciles:

- Reemplaza los tés embotellados y los polvos de té helado por bolsitas.
- Aprende a disfrutar tu café o té sin azúcar.
- Compra crema de cacahuate natural, en vez de artificial con azúcar.
- Cambia tu cereal azucarado por uno sin azúcar, o por avena simple.
- Elige yogur natural y añade la fruta fresca, en vez de comprar esos que traen frutas (azucaradas) en el fondo.
- Haz tu propio aderezo mezclando jugo de limón o vinagre con un poco de aceite de oliva, en vez de comprar los que ya vienen en frasco.
- Adiós dulces. Hola frutos rojos.
- Escoge mostaza, vinagre o pesto en vez de cátsup.
- Cambia jitomates enlatados por salsa de espagueti.
- ¡No más refrescos! Mejor añade limón, lima y menta al agua mineral.

Cuando hayas pasado una semana sin azúcares añadidas, prueba un trago de té helado azucarado. ¿A poco no sabe más dulce de lo que te acordabas? Darle a tus papilas gustativas un descanso permite que de verdad pruebes los sabores de la comida de una forma nueva, ¡y te impresionará lo dulce que son los alimentos que has comido!

¡RECUERDA COMER CUANDO TIENES HAMBRE!

Comer cuando tienes hambre es uno de tus trabajos más importantes. Es chistoso cómo se nos olvida. Si lees revistas o tienes mejores amigas que no saben mucho de nutrición, aunque siempre parecen estar "a dieta", es fácil pensar que el hambre es algo con lo que hay que pelear, en vez de adoptar. Como ya hemos visto, es esencial que *alimentes tu hambre*. Recuerda, el hambre no es apetito. Cuando sientas que tu cuerpo te pide combustible, considera lo siguiente:

DEBES SABER QUÉ ES REALMENTE EL HAMBRE. El hambre es una señal de que necesitas comer alimentos ricos en nutrientes para que tu cuerpo funcione. Si acostumbras comer de más, puede llevarte un tiempo ingerir porciones más pequeñas, antes de que tus señales internas te lo indiquen. Confía en ti. Confía en tu cuerpo. Si comiste sanamente, tendrás hambre tres horas después. No esperes estar hambriento para comer algo. Hazlo cuando sientas la primera punzada, y come ligero hasta que esa punzada se detenga y te sientas normal otra vez. No llena. No hambrienta. Sólo satisfecha.

RECONOCE CUANDO ESTÉS LLENA. El término *saciedad* se usa para describir la experiencia fisiológica y psicológica de sentirse llena después de comer o tomar. Cuando tu cuerpo está lleno, dice que le has dado suficiente combustible para mantenerse calmado y seguir funcionando. Una vez que reconozcas ese sentimiento —que es ausencia de hambre más que tener que desabrocharte los pantalones— puedes dejar de comer.

ENFÓCATE EN COMER DE MODO CONSCIENTE. Come sin distracciones (nada de tele, celular, computadora, revista o periódico). Come lento y pon atención a cada bocado. No consumes accidentalmente una bolsa de galletas mientras ves un capítulo de tu programa favorito.

Aquí hay tres pasos para practicar la comida consciente:

1. Antes de la comida: en vez de tomar inconscientemente los alimentos disponibles, espérate para satisfacer tu hambre y escoger comidas que te gustan y te darán el combustible necesario.

2. Durante la comida: come lento y concéntrate en disfrutarla. ¿Cómo es el olor? ¿Cómo sabe? ¿Es crujiente? ¿Suave? ¿Condimentada?

3. Después de la comida: Considera cómo te hace sentir lo que comiste. ¿Te sientes alerta? ¿Perezosa? ¿Con energía? ¿Hinchada? ¿Es un sentimiento que quieres tener otra vez? ¿Es algo que quieres comer otra vez?

Ser consciente de lo que comes empieza con planear y prepararte, continúa con empacar comidas y llevarlas contigo, y se extiende hasta el último bocado que te deja satisfecha, no llena. Porque toda esa planeación tiene un objetivo: que te alimentes bien y fácil en cuanto tengas hambre y tengas la energía necesaria para dar combustible a tu vida y a tu movimiento.

CAPÍTULO 29

ENCONTRAR LA ATLETA QUE LLEVAS DENTRO

ERES UNA ATLETA SÍ. Aun si nunca has corrido un kilómetro, olvídate de un maratón. Si nunca has hecho una lagartija, menos 20. Si nunca has lanzado, pateado una pelota, corrido por una base, anotado una canasta o hecho un *home run*, eres una atleta que aún no ha llegado a su potencial.

¿Sabes qué hace que la gente se sienta atlética? Las actividades atléticas.

Ser una atleta no significa ganar una competencia o un trofeo. Se trata de descubrir la alegría que es mover tu cuerpo, llevarlo a su límite; el triunfo de descubrir esos primeros músculos duros en el brazo que antes se sentían como pudín de vainilla. La sensación triunfante que viene no sólo de ganar sino de trabajar.

Tengo una amiga muy querida que nunca había hecho nada atlético en los 15 años que tengo de conocerla. Un día decidió ir a una clase de *fitness*. Le gustó cómo se sintió después y se inscribió para una más. Y luego otra más. Conforme entrenaba, ganaba fuerza y se daba cuenta de que no podía estar sin ejercicio: le ENCANTABA ese sentimiento de moverse, de hacerse más fuerte. Una vez que se dio la oportunidad de encontrar a su atleta interna, de que la vida es mejor cuando eres activa, tomó la decisión consciente de hacer del ejercicio una prioridad. Ahora, tres años después, se ha vuelto un hábito.

Hace ejercicio cuatro veces a la semana, entrenamientos atléticos realmente retadores que han transformado su cuerpo y su mente; tiene más fuerza emocional y mental que nunca. Y es una mujer ocupada. Tiene un negocio, dos hijos. Siempre ha sido disciplinada y ha tenido ética para trabajar; ahora aplica esa disciplina y esa ética a su propia salud y bienestar. Y está prosperando verdaderamente.

Tomó una decisión y se dio una oportunidad al cambiar las reglas del juego. ¿A poco no quieres esa misma oportunidad?

MUÉVETE

Así es como empiezo cada día: me levanto, tomo agua, me doy combustible y me muevo. En cuanto me lavo los dientes, despierto mi sistema. Tomo un litro de agua para que las cosas empiecen a funcionar. Como algo rápido —algunas sobras de la noche anterior o quinoa con lentejas— sólo para que me dé un poco de combustible y pueda hacer lo que necesito antes de preparar un gran desayuno.

Es lo que quiero que tú hagas: te despiertes, le des combustible a tu cuerpo, te muevas. Si no tienes tiempo para un entrenamiento completo, planéalo para más tarde y dale a tu cuerpo una llamada de atención saltando de arriba abajo hasta que tu cara se sienta caliente, haciendo sentadillas, o manteniendo la posición de tabla por 60 segundos. Puedes salir a la banqueta y correr alrededor de tu cuadra las veces que sean necesarias para que tu sangre fluya. Eso es todo. Sudar en la mañana es ideal, aunque signifique despertarte antes.

Si empiezas tu día con movimiento, tomando una decisión importante diaria, también estás reforzando tu disciplina. Demuestra que puedes hacerlo. Qué deberías hacerlo. Que lo harás.

PLANEAR EL COMPROMISO

Igual que planeas tu nutrición, necesitas planear tu movimiento.

La excusa que más escucho cuando se trata de hacer ejercicio es: "No tengo tiempo." Entiendo que estés ocupada pero a veces no usamos nuestro tiempo de la mejor manera. Cada vez que intentas prepararte, tu idea debería ser: "¿Cómo puedo ahorrar tiempo para alcanzar mi objetivo?" Algunas veces prepararte para el éxito no es glamoroso; significa hacer cosas como sacar tu ropa la noche anterior, empacar tus refrigerios para el próximo día, irte a la cama a una hora decente.

Planearte te ayuda a usar tu disciplina y crear nuevos hábitos, y te asegura que tendrás el tiempo y el equipo necesario para hacer ejercicio. Pensar anticipadamente te ahorra tiempo cuando tratas de que todo quepa en tus horarios. Aquí algunas formas que me ayudan a mantenerme al corriente con mi ejercicio:

APÚNTALO. Cuando tienes una cita con el doctor, una cita romántica o una junta, siempre logras llegar, ¿no? Es porque lo programas, lo tomas en serio y lo apuntas. Hacer ejercicio merece el mismo respeto. Así que planea tu entrenamiento, prográmalo y apúntalo.

SACA TU ROPA. Si vas a entrenar en la mañana, sacas la ropa que usarás para el gimnasio y saliendo desde la noche anterior. Si no vas ir a casa después del entrenamiento, empaca la ropa para bañarte en el gimnasio. Me parece menos frustrante tomar decisiones la noche anterior que a las cinco y media de la mañana. Es inevitable olvidar algo si tomo decisiones a esa hora tan temprana.

PREPARA TU BOLSITA DEL BAÑO. En mi bolsa del gimnasio, guardo una pequeña bolsita que tiene todos los productos para bañarme. Así no tengo que acordarme cada mañana de lo que necesito empacar en mi bolsa del gimnasio. ¡Ya está ahí!

CARGA TODO SI ES NECESARIO. Yo sé, puede ser desesperante cargar una bolsa extra todo el día. Pero lo es menos que saltarte tu entrenamiento porque no tienes tiempo de ir a casa a cambiarte. Si tengo un entrenamiento programado para el final del día, empaco mi bolsa y la llevo conmigo hasta que sea hora de empezar a sudar.

USA LOS ACCESORIOS A TU FAVOR. Si sé que tengo que salir en la noche y voy a ir al gimnasio antes, encuentro una forma de convertir mi atuendo del día en algo apropiado para la noche; llevo un cambio de zapatos, una bolsa pequeña, o joyas que funcionen. De esa forma, mi bolsa del gimnasio no me abruma. En días así también trato de que mi maleta del gimnasio sea más bien una bolsa grande, así sólo yo sé que llevo mi ropa sudada a un restaurante elegante.

LLEVA ROPA INTERIOR EXTRA. Siempre llevo un par de calzones y un brasier limpio en mi bolsa. ¡Son las cosas más fáciles de olvidar cuando empacas! Los necesitarás cuando tu ropa interior esté sudada después del entrenamiento y quieras cambiarte de ropa. Te agradecerás este acto particular de planeación en algún momento, te lo aseguro.

Planear te ayuda a usar tu disciplina y crear nuevos hábitos, y te asegura que tendrás el tiempo y el equipo necesario para hacer ejercicio.

¿QUÉ LENGUAJES APRENDERÁ TU CUERPO?

Parte de lo increíble que es mover tu cuerpo y explorar de lo que es capaz es que hay posibilidades infinitas. Es como aprender un nuevo idioma y una vez que tu cuerpo lo habla fluido, querrás hablarlo todo el tiempo.

Desde que descubrí que mi cuerpo puede hablar "kung fu" en el set de *Los ángeles de Charlie,* he encontrado nuevos idiomas que aprender. En la primera parte de la película aprendí a hacer *snowboard;* en la secuela, a surfear. Reconecté con mi pasión infantil de correr y escalar. Y aprendí que mientras más lenguajes enseñe a mi cuerpo, más fácil será aprender nuevos. Ser fluida en tantos idiomas me ha dado la oportunidad de tener diversas experiencias. Puedo participar en muchas cosas diferentes porque tengo la fuerza y la base del conocimiento de mi cuerpo.

Si pretendes ser consistente con tu programa, es importante que tus actividades atléticas combinen con tus intereses y tu estilo de vida. Cuando pienses qué tipo de programa de ejercicio puede ser bueno para ti, hazte estas tres preguntas:

¿QUE AMBIENTE TE INSPIRA? Personalmente, me encanta el gimnasio. Me encanta estar rodeada de personas sudadas que llevan sus cuerpos al límite, enfocados en los mismos objetivos. Me encanta estar en un grupo así. Cuando pasas mucho tiempo haciendo ejercicio con gente que piensa como tú, conocerás a otros que quieran patear colectivamente sus traseros.

¿EN QUÉ ACTIVIDADES DEPORTIVAS ESTÁN TUS AMIGAS? ¿Tienes amigas que les encanta jugar tenis? Qué cosa tan divertida hacer en una tarde de sábado: ver a tus amigas para respirar aire fresco y jugar tenis. O ve a la clase de yoga con tu vecina. Los compañeros de ejercicio son los mejores. Escoge al tuyo inteligentemente: trata de trabajar con alguien más o menos en tu nivel de condición física, que te presione, que es confiable y no te dejará plantada. Y siempre ten un plan B para esas ocasiones en las que tu pareja cancele. Si tu pareja de tenis tuvo un conflicto de último minuto, ve a correr. Su excusa no puede ser la tuya.

¿QUÉ HAY CERCA? ¿Qué actividades hay disponibles en tu comunidad? ¿Vives cerca de un lago? ¿Cerca de una alberca? ¿Alguna montaña? ¿Algún parque con gimnasio el aire libre? Emparejar tu entrenamiento con la disponibilidad local te ayuda a mantenerte comprometido y a conocer a tu comunidad un poco mejor.

¿CUÁNTO QUIERES GASTAR? Algunas personas hacen lo que sea para venderte su rápido remedio milagroso, siempre y cuando pases tu tarjeta de crédito. Pero estar en forma no tiene que costarte nada. Cualquiera puede hacer una lagartija. ¡Tú puedes hacer una ahora! No tienes que pagar nada. Y aunque las bicicletas, las pesas y las elípticas son útiles, en realidad no las necesitas. No necesitas nada; sólo tu cuerpo y el deseo de que las cosas sucedan.

ESTAR EN FORMA

Estar en forma es divertido; lograrlo no es fácil, pero puede ser tan fantástico e inspirador como retador. Cuando pienses en empezar un programa de entrenamiento, busca una actividad que DISFRUTES. No escojas algo porque te promete resultados dramáticos, porque está de moda o se ve *cool*. Si no te gusta, no seguirás con ello, así que nada de eso importa. Escoge algo que te haga sentir juguetona o atrevida. O algo que te haga sentir social, prendida, conectada, orientada a tu comunidad. Algo que se sienta personal, expresivo, en paz, meditativo y que recargue tu mente. No importa cómo quieras ser en la vida, debes escoger una actividad física que refleje esas mismas preferencias.

Cuando eras una niña, tal vez jugabas en la liga de *softball*. Bueno, ¿por qué dejaste de jugar? Si recordar cuando llegabas a la tercera base te hace feliz, considera que hay muchas ligas para adultos. Parte de empezar a entrenar es dejar de verlo como un trabajo y en cambio como tu hora de juego; cuando dejas que tu cuerpo se mueva, tus niveles energía suben, tu corazón se acelera, algo te emociona... todo eso que dabas por hecho cuando eras más joven. Así que piensa las cosas que te daban felicidad e incorpórarlos a tu vida ahora.

O intenta algo nuevo.

Intentar algo nuevo puede ser intimidante. Ninguna quiere sentirse fracasada la primera vez que corre o comete un error frente a toda la clase de yoga. Pero, ¿a quién le importa? Por lo menos estás allá afuera y lo intentas. Siempre he creído que el eslogan de Nike es genial: *sólo hazlo*. Es genial por su simplicidad. Aplica para todo lo que tu cerebro trata de disuadirte de probar. Me lo digo todos los días por lo menos cinco veces. De verdad, es la respuesta a cualquier cosa que quieras hacer: *sólo tienes que hacerlo*.

Como tu trabajo. ¿Cómo aprendiste a hacer tu trabajo? Si es escribir reportes, decorar pasteles o poner casas en renta, tuviste que aprenderlo en algún lado. No naciste sabiendo acerca de leyes, fondant o bienes raíces. La única forma en que has aprendido esas habilidades, es *sólo haciéndolo*. Quizá no fuiste el primer lugar cada vez, o llegaste hasta la final. Pero ése no es el punto. Si puedes hacerlo ahora, es porque seguiste haciéndolo.

En serio, piénsalo: para llegar a la adultez, todos tuvimos que aprender muchas cosas. Quizá tuviste que estudiar para entrar a la universidad, así que repasaste tus lecciones y apuntes una y otra vez hasta pasarlos para continuar aprendiendo. O tal vez tuviste que aprender inteligencia callejera: cómo sobrevivir caminando de tu casa a la escuela todos los días sin que alguien que quería perjudicarte te atrapara. Enseñarle a tu cuerpo a moverse funciona de la misma manera: tienes que hacerlo y una y otra vez hasta que se convierta en tu segunda naturaleza. Tuviste que aprender las cosas que te llevaron adonde estás ahora y ahora debes aprender las que te llevarán adonde quieres estar mañana. En cuanto empieces a usar tu cuerpo, verás cómo responde. Cómo salta para crear nueva fuerza y entender nuevas formas de moverte y de ser.

MÁS BUENAS RAZONES PARA MOVERTE

No importa lo bien que creas que te ves en tus *jeans*, igual tienes que entrenar. Ser talla dos no significa que tu composición corporal sea esbelta o tengas la fuerza muscular y ósea para envejecer sin problemas. Si eres alguien que ya hizo un esfuerzo para ir de pesada a flaca (¡bravo!), sabes que tienes que seguir sudando para mantenerlo. No importa qué tan joven seas, qué tan flaca o cuánto te diga tu novio que le gustas con un poco más de piel en tus pompas: tienes que moverte. Esto no sólo se trata de cómo te ves un vestido o la cara que pone tu novio cuando llenas el brassier. Se trata de tu salud física. Tu fuerza. Tu fortaleza. Y un millón de cosas más que quizá no has considerado.

AFICIONADAS AL SUEÑO: cuando sacudes lo que te dio tu madre regularmente, verás que duermes más profundo y descansas más.

SABELOTODO: cuando estás activa, le das a tu cuerpo lo que necesita para hacer sus trabajos más importantes, como circular oxígeno en tu sangre para llevar a todas las partes de tu cuerpo, especialmente a ese gran cerebro tuyo para que pienses más claramente y seas más productiva.

JUNKIES DEL CAFÉ: a algunas personas le preocupa que hacer ejercicio las canse, y si no obtienes la nutrición correcta para apoyar tus movimientos, ése puede ser el caso. Pero si le das a tu cuerpo la comida y los fluidos correctos para mantener tu movimiento, entrenar es como un cohete de energía.

FANS DE LA SALUD PREVENTIVA: ¿tienes familiares que sufren de enfermedades crónicas, como diabetes tipo 2 y trastornos cardíacos? El ejercicio regular disminuye el riesgo de éstas y otras enfermedades.

FLAMAS APAGADAS: hacer ejercicio hace que te sientas eufórico, con un mejor humor y reduce la incidencia o severidad de la depresión y la ansiedad. ¡Es verdad! Moverte te hace fuerte, ¡y te hace FELIZ!

LOS QUINCE MINUTOS MÁS IMPORTANTES DE TU DÍA

Me gusta que hacer ejercicio sea lo primero para mí en las mañanas: me pone en el camino correcto y me da un empujón para el resto del día. Si sólo tengo 20 minutos, corro alrededor de mi cuadra. O me pongo mis audífonos y mis tenis y bailo en la sala. Sé que si desayuno sanamente y sudo en las mañanas, me lanzo al día con energía y no con bostezos en medio de mis reuniones. Al aire libre o adentro, aunque sean 15 minutos de movimiento me dan un brinco de energía y me recuerdan lo bien que se siente moverme.

Porque moverse no se trata de cómo te *veas*. Se trata de cómo te *sientes*. ¡Me impresiona que la gente se olvide de eso! Si pasaras un tiempo escuchando las conversaciones ajenas en los restaurantes, las tiendas de ropa y las fiestas, escucharías a las mujeres quejarse constantemente de cómo se ven y de cómo deberían hacer más ejercicio para arreglar eso. Siempre hablamos de

---

No importa lo bien que creas que te ves en tus jeans, igual TIENES QUE ENTRENAR. Ser talla dos no significa que tu composición corporal sea esbelta... moverse no se trata de cómo te veas. Se trata de cómo te *sientes*.

---

cómo nos vemos, pero ésa no es la verdadera razón para movernos. Es un imperativo para TODOS los que quieren ser fuertes y sanos, quieren vivir el resto de sus años en un cuerpo que pueda aguantar la vida, en vez de enfermarse y hacerse débil.

Así que por favor considera empezar tu día con movimiento. Sólo 15 minutos si es todo lo que tienes. Usa tu disciplina para darte ese momento, para empezar bien el día. De acuerdo con quienes escribieron el libro de la fuerza de voluntad, Roy Baumeister y John Tierney (autores de *Willpower*), ésta es más fuerte en las mañanas para la mayoría de la gente. Así que, ¿por qué no planeas moverte a la hora que, con más seguridad, podrás terminar lo que te propongas?

Aquí hay una gran forma de empezar las mañanas: crea una *playlist* de 15 minutos que te haga bailar. Ponte tus audífonos. Brinca de arriba abajo, mueve tus brazos, toca tus pies, corre en círculos, lo que sea que tu cuerpo quiera hacer para moverse, ¡pero no te detengas hasta que acabe la música! Haz eso todos los días hasta que te enoje que se acaben los 15 minutos musicales. Y cuando llegue ese momento (y llegará), conviértela en una lista de reproducción de media hora, después de 45 minutos, después de una hora. Y con cada 15 minutos adicionales, ¡tú y yo chocaremos las palmas! Porque cada incremento es una oportunidad para chocar palmas. ¡Toma cinco, linda señorita! ¡Buen trabajo! ¡Sigue así!

AHORA SÍ TIENES TODO BAJO CONTROL

EN ESTE LIBRO NO tienes que alcanzar ningún objetivo en 7 días o 30 o 365. Aquí, el objetivo es para siempre. No es un remedio rápido, se trata de longevidad. Y lo que aprenderás no se mide en gramos o en centímetros perdidos, sino en lo que ganas: una mente más clara y aguda: un cuerpo que le da poder a las acciones que tu mente sueña; una confianza que viene de conocerte a ti misma, de cuidarte, de respetarte. Las recompensas son continuas y evolucionan; el trabajo es diario. Se trata de usar tu disciplina para tomar decisiones consistentes que impulsan tu progreso hacia un objetivo que *tú* has elegido. Y el objetivo último, para todas nosotras, es una vida larga, fuerte, feliz y sana.

Pensar en esto no es lo mismo que tomar acciones reales. Debes comprometerte con esto. Debes quererlo. Y después, debes ir por ello. Cada vez que tomas una mejor decisión, fortaleces tu disciplina y cambias tus hábitos. Estos pequeños cambios en la conciencia te permitirán crear más y más hábitos sanos que te mantendrán el resto de tu vida.

La buena salud empieza con la conciencia y depende de la responsabilidad personal. Se trata de traducir la intención en acción. Espero que lo que hayas aprendido de nutrición y ejercicio haya profundizado tu conocimiento y entendimiento de cómo funciona tu cuerpo y qué necesita para sobrevivir y prosperar.

Aun con todo el conocimiento de salud en el mundo, los hábitos son un cambio duro, especialmente cuando hay una caja de donas rellenas en el escritorio de tu compañero.

Así que te dejo algo para que tengas en mente: justo como te ha llevado tiempo tener los hábitos que tienes hoy, tomará tiempo cambiarlos. Y la única forma en que puedes encontrar éxito es siendo amable contigo misma. Parte de tomar responsabilidad por tu salud es ser amable, linda y comprensiva contigo misma. Parte de convertirte en alguien disciplinado es motivarte a levantarte y seguir adelante. Hay un balance que debes lograr: necesitas hacerte responsable de ti misma sin sentirte culpable si las cosas no salen perfectas todo el tiempo.

Sigue pasos para conectar tu cuerpo y tu mente, para desarrollar una conciencia de cómo te hacen sentir tus acciones y consistentemente camina con firmeza hacia ellas, para que te sientas verdaderamente bien por dentro y por fuera. Haz de esas acciones un hábito. Construye y refuerza tu ética de trabajo en pro de tu salud, cada día.

Un ser humano come cinco veces al día. Un ser humano debe sudar al menos una vez al día. Eso te da seis momentos al día, cada día de tu vida, para elegir ser consciente o inconsciente. Para elegir despertar o seguir viviendo en la tierra de los sueños.

Así que, despierta. Ámate. Cuídate.

Tu cuerpo es lo más hermoso que tienes.

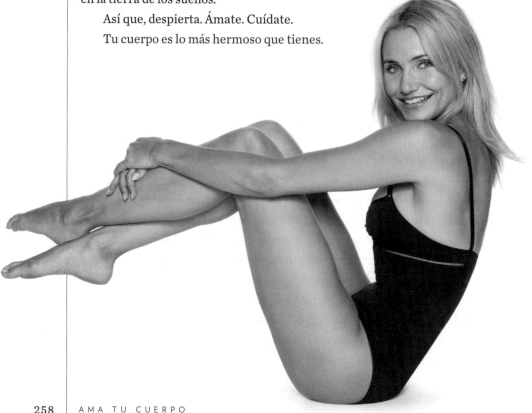

AGREDECIMIENTOS

AQUÍ ES DONDE ME toca agradecer a todos los que hicieron este libro posible.

Primero, mis padres...

Hay demasiadas cosas que agradecerles a mamá y papá; por TANTAS lecciones increíbles y herramientas que me han dado a través de mi vida; por TANTOS ejemplos de lo que es ser una buena persona, con corazones enormes y que dan amor, por la devoción hacia los que aman. Soy el resultado de su amor, dedicación, diligencia, cuidado, confianza, alimentación, paciencia, guía y sabiduría.

Y quisiera agradecerle a mi mami por todas las horas enriquecedoras que hemos pasado juntas en la cocina. Ha sido uno de los regalos más grandes que me has dado. Me enseñaste cómo incorporar amor por la familia y los amigos en la comida que les das. Atesoro cada momento que hemos pasado juntas cocinando. Cada comida que hemos compartido juntas con nuestra familia y nuestros amigos, incluso cada conversación que hemos tenido en torno a nuestro amor por la comida. ¡Por el amor de Dios, pasamos casi tanto tiempo hablando de comida como comiéndola! Todos esos platillos cocinados, compartidos y sobre los que fantaseamos no sólo alimentan mi alma, también mi alma y mi corazón.

¡Te quiero, mami! ¡Eres la mejor en el negocio!

ÉSTAS SON LAS PERSONAS QUE LITERALMENTE HICIERON POSIBLE ESTE LIBRO

Jesse Lutz por ser el jefe, mi jefe, por usar tu magia cada segundo para mantener la máquina en movimiento. Y por todo tu amor, tu enriquecimiento, tu humor, tu guía, tu observación aguda y tu cerebro brillante, todos fueron inmensamente útiles para este libro. Y claro, por ser la mejor esposita que una chica podría tener.

Ricky Yorn, eres mi piedra. Gracias por siempre creer en mi. Con tu guía y tu visión me has ayudado a navegar siempre por el camino correcto. Me siento muy bendecida de tenerte como mi compañero, mi hermano y por estar al otro lado, para recibir ese gran y hermoso corazón que tienes. Gracias por ayudarme a ver este libro terminado.

Sandra Bark, ¿qué puedo decir? Sin ti este libro no existiría como tal. Entendiste lo que quería que significara, y te agradezco por hacer todo el trabajo pesado. Tu sabiduría, facilidad con las palabras y el entendimiento de los demás, así como tu habilidad para ser honesta, fue la fórmula perfecta para encender tu talento y hacer la visión de este libro realidad. Aprendí TANTO de ti. No podría pedir una mejor compañera o maestra. ¡¡O chef personal!! :)

Julie Will, por creer en este libro y saber exactamente qué cortar y que incluir. Tu conocimiento y experiencia fueron invaluables para darle forma a este libro y tu espíritu está incorporado en su contenido. Gracias por tu compañía.

Brad Cafarelli, ¡¡NADIE lo hace mejor que TÚ, B-Caf!! Ves todo, entiendes todo, navegas con gracia e integridad. Gracias por tu guía para traer este libro al mundo. Como siempre, entiendes el panorama completo, siempre estás a punto, y lo haces todo del corazón, con amor y consideración.

Marcy Morris, gracias por siempre ser justa. Por tu fuerza y tu guía. Siempre tomas las decisiones por las razones correctas. Tu amor y dedicación han sido una bendición en mi vida.

Nick Styne, aunque no fuiste una parte directa de este libro, tu amor, apoyo y espíritu alegre y amoroso se sintieron en este viaje. Eres la llave de todo.

Jennifer Rudolph Walsh, tu experiencia y guía trajeron a la gente correcta a este proyecto. Gracias por hacer que todo pasara.

HUBO TANTA GENTE INCREÍBLE QUE SE DEDICÓ A ESTE PROYECTO, COMPARTIÓ SU TIEMPO Y SU ENERGÍA PARA QUE TODO ESTO SUCEDIERA…

Muchísimas gracias a todos los expertos que respondieron a mis preguntas y compartieron su conocimiento. La Dra. Kathleen Woolf nos dio una preparación profunda en la nutrición humana y repasó nuestro material una y otra vez. La Dra. Aurelia Nattiv compartió su experiencia en ejercicio y bienestar físico y leyó sobre nuestros hombros para que todo fuera lo más exacto posible. La Dra. Diana Chavkin nos enseñó mucho acerca de nuestras partes femeninas y se aseguró de que la información sobre la salud femenina fuera útil y correcta. El trabajo del Dr. David Kessler acerca del apetito me inspiró al igual que la conversación que tuvimos acerca de su proyecto. El Dr. Brian Wasnik fue gentil hablando con nosotros acerca de sus estudios en la conducta alimenticia y el Dr. Martin Blaser y la Dra. Maria Gloria Dominguez-Bello nos invitaron a sus oficinas para compartir su investigación acerca de la microbiota humana.

También quiero agradecer a los profesionales increíbles que compartieron su experiencia y se dedicaron a este proyecto: Karen Rinaldi, VP Senior de HarperWave; Paul Kepple y su equipo en Headcase Design; el ilustrador Patrick Morgan; nuestra publicista en Harper, Leslie Cohen; la gerente de diseño, Leah Carlson-Stanisic; y Kathy Schneider y Leah Wasielewski en el equipo de *marketing* de HarperCollins; y, por supuesto, Marissa Benedetto, Scooter Kaplan, Jen Rudin y Lisa Sharkey.

Y a las mujeres que ofrecieron su tiempo (¡y sus cuerpos!) para ser parte de nuestra portada del libro: ¡Muchas gracias! ¡Me encantó conocerlas a todas!

A QUIENES ME ENSEÑARON SOBRE MI MENTE Y MI CUERPO, QUE ME IMPULSARON Y ME APOYARON EN ESTE VIAJE DE APRENDIZAJE...

Barry Michael, por tu sabiduría, guía, experiencia y herramientas y por prestar tu conocimiento para este proyecto.

Master Cheung-yan Yuen, gracias por darme el regalo más increíble: la conexión entre mi mente y mi cuerpo. A Daxing Zhang y Tiger Hu Chen, por ayudarme a entender las enseñanzas del maestro Cheung-yan Yuen y por ayudarme en el proceso.

Teddy Bass por enseñarme a mantener mi mente, cuerpo y espíritu fuerte consistentemente los últimos catorce años. En todas las mañanas y los cambios de horario, me has ayudado siempre a asegurarme de que entrene un poco. Gracias por ser mi entrenador, mi compañero de ejercicio, mi amigo.

Y a todos mis maestros, mentores y compañeros en la diversión y el bienestar, ¡ustedes saben quiénes son!

LA GENTE QUE HA ESTADO AHÍ A LO LARGO DEL CAMINO, GRACIAS POR EL APOYO Y LA INSPIRACIÓN...

A TODAS mis amigas, gracias por las gloriosas conversaciones acerca de ser mujer, por el amor y la motivación que recibo de ustedes y que me permiten brindarles. Su sabiduría, visión, humor, honestidad, fuerzas y debilidades son lo que hace mi vida real. Y amo los viajes diferentes que he tomado con todas y cada una de ustedes. Aprendo de ustedes y me inspiran cada día. Quisiera especialmente agradecer a mi amiga Elizabeth Berkley. Gracias por incluirme en una de tus excursiones especiales. El trabajo tan importante que haces con Ask Elizabeth me inspiró a hablarle directamente a las mujeres. Tu belleza interior brilla tanto como la exterior.

A mi hermana, tu fuerza y fortaleza me han inspirado desde que tengo memoria. Eres una madre, hija, esposa y hermana increíble; todas las cosas más difíciles de ser. Gracias por todo tu apoyo. Y por siempre creer en mí. Siempre has estado en el centro de todo lo que he hecho en mi vida.

C. E. E. C., me inspiras cada día a dar conocimiento al mundo, para que sea un mejor lugar para ti. Quiero que tengas tanta información como puedas, porque no hay nada que quiera más en este mundo que te sientas con poder, que seas lo mejor y seas lo mejor que TÚ puedes ser. Te quiero con todo mi corazón.

A toda mi familia y amigos, su amor, apoyo, risas, cuidado y habilidades para comer mantienen prendida la llama de mi alma.

¡Y UN *GRACIAS* ENORME A TODAS LAS MUJERES QUE COMPRARON ESTE LIBRO!

Mis papás me inculcaron confianza en mí misma. Parte de por qué escribí este libro es porque ellos siempre creyeron en mí. Como resultado de su confianza, tengo confianza en mí misma. Y yo, a la vez, quiero darte esa confianza a ti, porque lo que siempre recuerdo que me dijeron mis padres, cuando tenía cualquier tipo de reto, fue que todo lo que tenía que hacer era dar lo mejor de MÍ, no de ALGUIEN MÁS, sólo lo mejor y más personal de mí. De esta forma, nunca competí con nadie, el reto no era ser mejor que alguien más, porque nunca podría ser alguien más que yo, y eso es lo suficientemente bueno, sin importar de lo que los demás sean capaces.

Esas palabras de apoyo son lo que me ha permitido lograr todo en mi vida, porque NO EXISTE EL FRACASO SI ESTÁS DANDO LO MEJOR DE TI, EN CUALQUIER MOMENTO, BAJO CUALQUIER CIRCUNSTANCIA. Pero también me enseñaron que si decía que lo haría de la mejor forma y no lo hacía, entonces conocería la verdad, y es mejor ser honesta contigo misma antes que con nadie más; no puedes esconderte de ti misma y siempre sabes si te estás engañando. Así que lo mejor es sólo hacer tu mejor esfuerzo la próxima vez que tengas una oportunidad. Es por eso que escribí este libro: quiero que sepas qué es lo mejor de TI. Y que sepas que en el momento que lo des, estarás teniendo éxito.

Espero que la información contenida en este libro sea una herramienta útil para ti en el momento que quieras dar lo mejor de ti para cuidar de tu increíble cuerpo. Gracias por dejarme compartir esto contigo.

REFERENCIAS

21 eso también va para los niños: "Childhood Obesity Facts," www.cdc.gov/healthyyouth/obesity/facts.htm, consultado julio 29, 2013.

21 la primera generación: S. Jay Olshansky et al., "A Potential Decline in Life Expectancy in the United States in the 21st Century," *New England Journal of Medicine*, Marzo 17, 2005, DOI: 10.1056/NEJMsr043743, consultado julio 29, 2013.

24 Una breve historia de la comida: *The Food Timeline*, www.foodtimeline.org, consultado julio 29, 2013.

25 ensaladas que contienen más de mil calorías: "20 Salads Worse Than a Whopper," http://eatthis.menshealth.com/slideshow/print-list/186355, consultado julio 29, 2013.

38 aún son esenciales: "Vitamins and Minerals," www.cdc.gov/nutrition/everyone/basics/vitamins, consultado julio 29, 2013.

41 La verdad acerca de los granos integrales: Jeannine Stein, "The Whole Story on Whole Grains," *Los Angeles Times*, Mayo 31, 2010, http://articles.latimes.com/print/2010/may/31/health/la-he-whole-grains-20100531, consultado julio 29, 2013.

41 una semilla tiene varias partes: Grain Foods Foundation, "Whole Grain," Go with the Grain, www.gowiththegrain.org/nutrition/whole-grains.php, consultado julio 29, 2013.

44 cien gramos de fibra: Robert H. Lustig, *Fat Chance: Beating the Odds against Sugar, Processed Food, Obesity, and Disease* (Nueva York: Hudson Street Press, 2012).

45 detergentes de ropa: Mary Roach, *Gulp: Adventures on the Alimentary Canal* (Nueva York: Norton, 2013).

47 al menos diez veces: Ibid.

49 cuando ingieres sacarosa: Ibid.

50 45 kilos... 80 kilos: Stephan Guyenet, "By 2606, the US Diet Will Be 100 Percent Sugar," Whole Health Source, February 18, 2012, http://wholehealthsource.blogspot.com/2012/02/by-2606-us-diet-will-be-100-percent.html, consultado julio 29, 2013.

50 gramos de azúcar: "How Much Sugar Do You Eat? You May Be Surprised!" www.dhhs.nh.gov/DPHS/nhp/adults/documents/sugar.pdf, consultado julio 29, 2013.

51 Cómo el azúcar se convierte en azúcar: Robert L. Wolke, *What Einstein Told His Cook: Kitchen Science Explained* (Nueva York: Norton, 2008).

52 inflamación crónica: Mark Hyman, "Is Your Body Burning Up with Hidden Inflammation?" Huffpost Healthy Living, Agosto 27, 2009, www.huffingtonpost.com/dr-mark-hyman/is-your-body-burning-up-w_b_269717.html, consultado julio 29, 2013.

52 Ser sedentario: Thomas Yates et al., "Self-Reported Sitting Time and Markers of Inflammation, Insulin Resistance, and Adiposity," *American Journal of Preventive Medicine* 42, no. 1 (Enero 2012): 1—7.

54 variedades de las que debes estar al pendiente: "How to Spot Added Sugar on Food Labels," Harvard School of Public Health, www.hsph.harvard.edu/nutritionsource/added-sugar-on-food-labels/#1, consultado julio 29, 2013.

57 luz solar: "Protein Plays Role in Helping Plants See Light," Phys.org,http://phys.org/news/2011-10-protein-role.html, consultado julio 29, 2013.

57 El viaje de aminoácidos: *MedlinePlus*, "Amino Acids," www.nlm.nih.gov/medlineplus/ency/article/002222.htm, consultado julio 29, 2013.

58 ¿Qué tanto es suficiente?: Basado en las pautas de la Dosis Diaria Recomendada (RDA) para la ingesta de proteína en mujeres de más de diecinueve años.

66 grasas poliinsaturada: "The Truth about Fats: Bad and Good," *Harvard Medical School Family Health Guide*, ww.health.harvard.edu/fhg/updates/Truth-about-fats.shtml, consultado julio 29, 2013.

66 grasas monoinstarudas: Mayo Clinic staff, "Dietary Fats: Know Which Types to Choose," www.mayoclinic.com/health/fat/NU00262, consultado julio 29, 2013.

67 aceite de coco: Pina LoGiudice, "The Surprising Benefits of Coconut Oil," *The Dr. Oz Show*, www.doctoroz.com/videos/surprising-health-benefits-coconut-oil, consultado julio 29, 2013.

73 en vez de un vaso de leche: Laura Schocker, "Surprisingly Calcium-Rich Foods That Aren't Milk," *Huffington Post*, abril 25, 2012, www.huffingtonpost.com/2012/04/25/calcium-food-sources_n_1451010.html#slide=903353, consultado julio 29, 2013.

74 Fabricantes de hueso: Instituto de Medicina, *Consumo de Referencia Alimenticio de Calcio, Fósforo, Magnesio, Vitamina D, y Fluoruro* (Washington, DC: National Academies Press,1997); y Instituto de Medicina, *Consumo de Referencia Alimenticio de Calcio y Vitamina D* (Washington, DC: National Academies Press, 2011).

75 deficiencia de D: "5 Tips for a Happier Life," *The Dr. Oz Show*, www.doctoroz.com/videos/5-tips-healthier-life, consultado julio 29, 2013.

76 obtener suficiente B12: Kate Geagan, "End Your Energy Crisis with Vitamin B12," *The Dr. Oz Show*, www.doctoroz.com/videos/end-your-energy-crisis-vitamin-b12?page=3#copy, consultado julio 29, 2013.

77 Los creadores de la sangre: Instituto de Medicina, *Consumo de Referencia Alimenticio de Tiamina, Riboflavina, Niacina, Vitamina B6* (Washington, DC: National Academies Press,1997); y Instituto de Medicina, *Consumo de Referencia Alimenticio de Vitamina A, Vitamina K, Arsénico, Boro, Cromo, Cobre, Yodo, Manganeso, Molibdeno, Níquel, Silicón, Vanadio y Zinc* (Washington, DC: National Academies Press, 2011).

78 ácido fólico: Oficina para la Salud de la Mujer, Departamento de Salud y Servicios Humanos, "Folic Acid Fact Sheet," http://womenshealth.gov/publications/our-publications/fact-sheet/folic-acid.cfm, consultado julio 29, 2013.

78 Radicales libres: Jeanie Lerche Davis, "How Antioxidants Work," *WebMD*, www.webmd.com/food-recipes/features/how-ntioxidants-work1, consultado julio 29, 2013.

79 Los antioxidantes: Instituto de Medicin, *Consumo de Referencia Alimenticio de Vitamina C, Vitamina E, Selenio, y Carotenoides* (Washington, DC: National Academies Press, 2000); y Instituto de Medicina, *Consumo de Referencia Alimenticio de Vitamina A, Vitamina K, Arsénico, Boro, Cromo, Cobre, Yodo, Manganeso, Molibdeno, Níquel, Silicón, Vanadio y Zinc* (Washington, DC: National Academies Press, 2011).

80 la niacina ayuda: "Vitamin B3 (Niacin)", University of Maryland Medical Center, http://umm.edu/health/medical/altmed/supplement/vitamin-b3-niacin, consultado julio 29, 2013.

81 Las vitaminas de la energía: Instituto de Medicina, *Consumo de Referencia Alimenticio de Tiamina, Riboflavina, Niacina, Vitamina B6, Ácido fólico, Vitamina B12, Ácido Pantoténico, Biotina, and Colina* (Washington, DC: National Academies Press, 1998).

83 Los (electrolitos) hidratantes: Instituto de Medicina, *Consumo de Referencia Alimenticio de Agua, Potasio, Sodio, Cloruro y Sulfato*

(Washington, DC: National Academies Press, 2005).

84 indol: Susan C. Tilton, "Benefits and Risks of Supplementation with Indole Phytochemicals," Linus Pauling Institute, *Research Newsletter*, Spring—Summer 2006, http://lpi.oregon-state.edu/ss06/indole.html, accessed July 30, 2013.

91 golpe de sabor: Mary Roach, *Gulp*.

93 ATP: "Cellular Respiration," Departamento de Biología, Universidad de Indiana-Universidad de Purdue, Indianápolis, www.biology.iupui.edu/biocourses/N100/2k4ch7respira-tionnotes.html, consultado agosto 1, 2013.

96 gases: Mary Roach, *Gulp*.

100 células bacteriales: Carl Zimmer, "How Microbes Defend and Define Us," *New York Times*, julio 12, 2010, www.nytimes.com/2010/07/13/science/13micro.html?_r=2&pagewante-d=all, consultado agosto 2, 2013.

100 goma de un lápiz: "Bacterial Infection," *MedlinePlus*, www.nlm.nih.gov/medlineplus/bac-terialinfections.html, consultado agosto 2, 2013.

100 colonización: Nathan Wolfe, "Small, Small World," *National Geographic*, enero 2013, http://ngm.nationalgeographic.com/2013/01/125-microbes/wolfe-text, consultado agosto 2, 2013.

101 dos y medio: Antonio González y Yoshiki Vázquez-Baeza, "The Assembly of an Infant Gut Microbiome Framed against Healthy Human Adults," Knightlab, Universidad de Colo-rado—Boulder, www.youtube.com/watch?v=Pb272zsixSQ, consultado agosto 2, 2013.

102 algunas bacterias: Fernanda Mozzi et al., *Biotechnology of Lactic Acid Bacteria* (Hoboken, Nueva Jersey: Wiley-Blackwell, 2010).

102 Vacas en penicilina: "Beef Procedures: Antibiotic Use," Universidad del Estado de Dakota del Sur, extensión Veterinaria, www.sdstate.edu/vs/extension/beef-procedures-antibiot-ics.cfm, consultado julio 29, 2013.

102 científicos investigan: Conversación con el Dr. Martin Blaser, director del Programa de Microbiota Humana, de la Universidad de Nueva York, febrero 19, 2013.

103 *Bifidobacterium infantis*: "Supplements for IBS: What Works?", *WebMD*, www.webmd.com/ibs/features/supplements-for-ibs-what-works, consultado julio 29, 2013.

104 Metchnikoff: Thomas J. Montville y Karl R. Matthew, *Food Microbiology: An Introduction* (Washington, DC: American Society for Microbiology, 2008).

105 *Lactobacillus delbrueckii bulgaricus* y *Streptococcus thermophilus*: Ibid.

105 cincuenta mil millones de *L. acidophilus* activos: "Probiotics FAQ," *Bio-KPlus*, www.biok-plus.com/en-us/about-probiotics/probiotics-faq#19n3585, consultado julio 29, 2013.

112 en el trabajo: Timothy S. Church *et al.*, "Trends over 5 Decades in U.S. Occupation-Related Physical Activity and Their Associations with Obesity," *PLOS One*, mayo 25, 2011, www.plosone.org/article/info%3Adoi%2F10.1371%2Fjournal.pone.0019657#s1.

112 cuidarse en casa: Edward Archer et al., "45-Year Trends in Women's Use of Time and Household Management Energy Expenditure," www.plosone.org/article/info%3A-doi%2F10.1371%2Fjournal.pone.0056620#ack, consultado julio 30, 2012.

118 Los beneficios del esfuerzo físico: Alyssa Shaffer, "Power Surge: The Hidden Benefits of Exercise," Revista *Fitness*, www.fitnessmagazine.com/workout/motivation/get-started/power-surge-the-hidden-benefits-of-exercise, consultado agosto 2, 2013; y Gretchen Reynolds, "Moderation as the Sweet Spot for Exercise," Well, *New York Times*, junio 6, 2012, http://well.blogs.nytimes.com/2012/06/06/moderation-as-the-sweet-spot-for-exercise, consultado agosto 2, 2013.

125 Obesidad y diabetes: Jerry N. Morris *et al.*, "Incidence and Prediction of Ischaemic Heart Disease in London Busmen," *Lancet* 288, no. 7463 (September 10, 1966): 553—59; Frank B. Hu *et al.*, "Television Watching and Other Sedentary Behaviors in Relation to Risk of Obesity and Type 2 Diabetes Mellitus in Women," *Journal of the American Medical Association* 289, no. 14 (abril 9, 2003): 1785—91; Frank B. Hu et al., "Physical Activity and Television Watching in Relation to Risk for Type 2 Diabetes Mellitus in Men," *Archives of Internal Medicine* 161, no. 12 (junio 25, 2001): 1542-48; and David W. Dunstan, Bethany Howard, Genevieve N. Healy, and Neville Owen, "Too Much Sitting—a Health Hazard," *Diabetes Research and Clinical Practice* 97, no. 3 (septiembre 2012): 368-76, 2013.

126 riesgos de salud para diabetes: David W. Dunstan *et al.*, "Breaking Up Prolonged Sitting Reduces Postprandial Glucose and Insulin Responses," *Diabetes Care* 35, no. 5 (mayo 2012): 976—83.

127 Cuando entrenas y pierdes peso: E. V. Menshikova, "Characteristics of Skeletal Muscle Mitochondrial Biogenesis Induced by Moderate-Intensity Exercise and Weight Loss in Obesity," *Journal of Applied Physiology* 103, no. 1 (julio 2007): 21-27, www.ncbi.nlm.nih.gov/pubmed/17332268.

128 Todos tienen diez minutos: Carol Ewing Garber *et al.*, "Quantity and Quality of Exercise for Developing and Maintaining Cardiorespiratory, Musculoskeletal, and Neuromotor Fitness in Apparently Healthy Adults: Guidance for Prescribing Exercise," American College of Sports Medicine Position Stand, *Medicine & Science in Sports & Exercise* 43, no. 7 (julio 2011): 1334—59.

144 Células miocardicas: Charles R. Morris, *The Surgeons: Life and Death in a Top Heart Center* (Nueva York: Norton, 2007).

144 el oxígeno es alimento para el cerebro: Maria Chiara Gallotta, "Effects of Varying Types of Exertion on Children's Attention Capacity," *Medicine & Science in Sports & Exercise* 44, no. 3 (marzo 2012): 550—55.

148 Hueso por hueso: "Human Body & Mind," *BBC Science*, www.bbc.co.uk/science/human-body, consultado agosto 2, 2013.

154 músculos cardíacos : Morris, *Surgeons*.

180 apoptosis: Natalie Angier, *Woman: An Intimate Geography* (Nueva York: Anchor, 2000).

184 tríada atlética femenina: Aurelia Nattiv *et al.*, "The American College of Sports Medicine Position Stand on the Female Athlete Triad," *Medicine & Science in Sports & Exercise* 39, no. 10 (octubre 2007): 1867—82, http://journals.lww.com/acsm-msse/

Fulltext/2007/10000/The_Female_Athlete_Triad.26.aspx, consultado agosto 24, 2013.

184 locura por los carbohidratos: Judith Wurtman, "You Can Prevent PMS from Destroying Your Diet," The Antidepressant Diet, *Psychology Today* blog, www.psychologytoday.com/

blog/the-antidepressant-diet/201008/you-can-prevent-pms-destroying-your-diet, consultado julio 30, 2013.

186 alergias, asma: "C-Section May Raise Child's Risk of Allergies, Asthma: Study," *U.S. News & World Report*, February 25, 2013, http://health.usnews.com/health-news/news/articles/2013/02/25/c-section-may-raise-childs-risk-of-allergies-asthma-study, consultado agosto 30, 2013.

186 childhood obesity: Genevra Pittman, "Babies Born via C-Section Linked to Child Obesity," *Reuters*, mayo 24, 2013, http://news.msn.com/science-technology/babies-born-via-c‑sections-linked-to-child-obesity, consultado julio 30, 2013.

190 banquero cansado: Sam Ashton, "Dozy Banker Sleeps on Keyboard, Transfers £190M," junio 4, 2013, *MSN Money*, http://money.uk.msn.com/trending-blog/dozy-banker-sleeps-on-keyboard-transfers-%C2%A3190m, consultado julio 30, 2013.

190 estudios de estudiantes médicos: DeWitt C. Baldwin Jr. y Steven R. Daugherty, "Sleep Deprivation and Fatigue in Residency Training: Results of a National Survey of First-and Second-Year Residents," *Sleep* 27, no. 2 (2004), www.journalsleep.org/ViewAbstract.aspx?pid=25943, consultado julio 30, 2013.

195 Tu sueño: "Why Do We Sleep, Anyway!" Escuela de Medicina de Harvard, http://healthysleep.med.harvard.edu/healthy/matters/benefits-of-sleep/why-do-we-sleep, consultado julio 30, 2013.

223 Este es tu cerebro con la comida: David Kessler, *The End of Overeating: Taking Control of the Insatiable American Appetite* (Nueva York: Rodale, 2009).

231 El círculo de los hábitos: Charles Duhigg, *The Power of Habit: Why We Do What We Do in Life and Business* (Random House: Nueva York, 2012).

LISTA DE LECTURAS COMPLEMENTARIAS

Angier, Natalie. *Woman: An Intimate Geography.* Nueva York: Houghton Mifflin Harcourt, 1999.

Ariely, Dan. *Predictably Irrational: The Hidden Forces That Shape Our Decisions.* Nueva York: Harper Perennial, 2010.

Baumeister, Roy F. y John Tierney. *Willpower: Rediscovering the Greatest Human Strength.* Nueva York: Penguin, 2012.

Boston Women's Health Book Collective and Judy Norsigian. *Our Bodies Ourselves.* Nueva York: Simon & Schuster, 2011.

Duhigg, Charles. *The Power of Habit: Why We Do What We Do in Life and Business.* Nueva York: Random House, 2012.

Fallon, Sally y Mary Enig. *Nourishing Traditions: The Cookbook That Challenges Politically Correct Nutrition and the Diet Dictocrats.* Warsaw, Indiana: New Trends Publishing, 1999.

Kahneman, Daniel. *Thinking, Fast and Slow.* Nueva York: Farrar, Straus and Giroux, 2011.

Kessler, David A. *The End of Overeating: Taking Control of the Insatiable American Appetite.* Nueva York: Rodale, 2009.

Lovegren, Sylvia. *Fashionable Food: Seven Decades of Food Fads.* Chicago: University of Chicago Press, 2005.

Lustig, Robert H. *Fat Chance: Beating the Odds Against Sugar, Processed Food, Obesity, and Disease.* Nueva York: Hudson Street Press, 2012.

Pollan, Michael. *The Omnivore's Dilemma: A Natural History of Four Meals.* Nueva York: The Penguin Press, 2006.

Roach, Mary. *Gulp: Adventures on the Alimentary Canal.* Nueva York: W. W. Norton & Company, 2013.

Thaler, Richard H. y Cass R. Sunstein. *Nudge: Improving Decisions About Health, Wealth, and Happiness.* New Haven, Connecticut: Yale University Press, 2008.

Wolcke, Robert L. *What Einstein Told His Cook: Kitchen Science Explained.* Nueva York: W. W. Norton & Company, 2008.

Wansink, Brian. *Mindless Eating: Why We Eat More Than We Think.* New York: Bantam, 2007.

www.foodtimeline.org.

AMA TU CUERPO

Esta obra se terminó de imprimir en Junio de 2014
en los talleres de Impresora Tauro S.A. de C.V.
Plutarco Elías Calles No. 396 Col. Los Reyes
Delg. Iztacalco C.P. 08620. Tel: 55 90 02 55